根拠がわかる
解剖学・生理学 要点50

著 川畑龍史・濱路政嗣

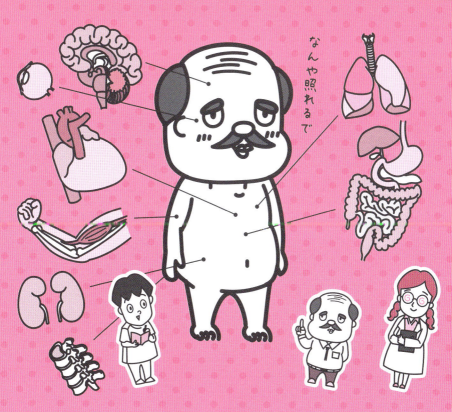

MC メディカ出版

まえがき

　本書は、表向きは（いや、真剣に）医学の基礎『解剖学・生理学』を解説したものです。"表向き"と表現したのには訳があります。その理由を以下に述べます。

　解剖学や生理学というのはとにかく難しいし、学習者の悩みの種です。「勉強しないと」と頭ではわかっていても、覚えることが多い、授業がわからない（そして指導者も落ち込む）、そういった姿は教育現場では日常茶飯事です。書店では、基礎医学や看護コーナーにこの分野に関する本が所狭しと並んでいます。良書がたくさんあり、私もずいぶんお世話になりましたが、"最後まで"読み通せたことがほとんどありません。性格が飽きっぽいから、それも理由の一つですが、いかがでしょう、医療系の読者の方であれば、同じような経験を持つ方も多いのではないでしょうか。苦にならず"最後まで"学べる（ついでに記憶に残る）ことの鍵は何かと考えたとき、それは「おもしろい」かどうか、これに尽きるとの考えに至りました。

　全国で講義をする機会に恵まれ、その都度、授業後に学生達とよく話をしました。そんな中、あることに気付きました。それは、「方言の力」です。私は京都で生まれ育ちましたから関西弁を使います。以前は関西以外の場所で授業をするとき、自分の関西弁を胸中で恥ずかしく思っていました。ただ、"自分の言葉"を大切にしたい思いから、とくに変えずそのまま話をしていました。しかし、恥ずかしいという思いは杞憂でした。関西弁はむしろ強烈な存在感とインパクトを残し、学生の記憶にしっかりと焼き付けられる武器なのだと思うようになりました。なかでも「関西弁＝おもしろい」という印象は、万人ではないものの少なからずあるようです。それは上方お笑い芸人を中心に関西弁で笑いをとる番組が関西地方以外でも放映されていることなどが影響しているからでしょう。

　こうした経験を通じ、「会話」と「方言（関西弁）」の良さを生かした、巷で出版されている本とは一線を画した、風変りな作品をつくりたいと

考えるようになりました。この思いを知人であり尊敬する関西出身の現役医師（呼吸器外科）の濱路政嗣氏に相談したところ、即賛同し、著者にもなってくれました。

　本書で登場するのは、関西弁の先生、助手、学生の3人＊です。この3人の会話形式で展開していきます。文字だと関西弁独特のイントネーションが伝わらず、威力としてはやや弱いですが、特有の言い回しやアイコンなどにより文にリズム感やコントラストが生まれ、おもしろくなったと思います。掲げた50のテーマ（要点）は、学生達との膨大な対話から"発見"したものです。正直、50個に絞ることは非常に難儀な作業でしたが…。

　また本書は、特に（看護師などの）医療従事者またはそれを目指す人向けに書いた本ですが、おもしろいと感じてもらえればどなたでも読んでいただけるものと自負しております。ヒトの体の仕組みは医療従事者に限らず、一般の方でも自身および周りの方の健康を考える上で大切な知識になると思います。

　それではちょっと異質な、良く言えばおもしろい、悪く言えばふざけている、そんな一風変わった解剖学・生理学の旅へあなたをお連れしたいと思います。この書を通じ、少しでも皆さんそれぞれの進む道のお役に立てることが出来れば著者として望外の喜びです。

　最後に、趣旨を理解し、発刊を快く引き受けてくださった(株)メディカ出版の方々、また関西のおっちゃんのイメージを見事なまでに描写してくれたWATANABE Illustrationsの方々に深く感謝いたします。

　＊本書の内容はフィクションです。登場する人物は実在のものとは何ら関係ありません。

　2018年8月

執筆者代表 川畑 龍史

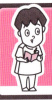

目次

まえがき ………………………………………………………………… ii

第1章　解剖生理学導入　001

❶ はじめに（解剖学用語） ………………………………………… 002
❷ 体細胞分裂と減数分裂 …………………………………………… 011
❸ ATPは「エネルギー通貨」……………………………………… 017
❹ 人体4組織の中の結合組織 ……………………………………… 025

第2章　血液・免疫　033

❶ 貧　血 ……………………………………………………………… 034
❷ 血液細胞（血球）とその寿命 …………………………………… 040
❸ 血液型の遺伝と輸血の原理 ……………………………………… 047
❹ 一度かかった病気は二度とかからない ………………………… 056
❺ 5種類の抗体 ……………………………………………………… 064

第3章　消化器系　069

❶ 消化酵素による加水分解 ………………………………………… 070
❷ 消化酵素（消化液）の分泌調節 ………………………………… 080
❸ 消化のその後〜吸収〜 …………………………………………… 087
❹ 消化器と自律神経の関わり ……………………………………… 094
❺ 肝臓で作られる血漿タンパク質の役割 ………………………… 099
❻ 腸間膜、腹膜そして大網 ………………………………………… 104

第4章　呼吸器系　111

① 胸腔、胸膜腔、そして肺胞腔 ………………………………………… 112
② 肺の栄養血管と機能血管 …………………………………………… 117
③ 肺を動かす仕組み ………………………………………………… 123
④ 胸水と肺水腫 ……………………………………………………… 129
⑤ ヘモグロビンの酸素飽和度と酸素解離曲線 ……………………… 137
⑥ 肺胞でのガス交換 ………………………………………………… 145

第5章　循環器系　153

① 動脈なのに静脈血が流れる ………………………………………… 154
② 心音と心拍 ………………………………………………………… 159
③ 心雑音 ……………………………………………………………… 167
④ リンパ管と血管の違い ……………………………………………… 174
⑤ 血栓症と塞栓症 …………………………………………………… 181
⑥ 終動脈や門脈 ……………………………………………………… 189
⑦ 脳底部の輪状血管構造 …………………………………………… 196

第6章　泌尿器　203

① 腎臓の中の構造〜血管・尿路〜 …………………………………… 204
② 尿の生成〜濾過〜 ………………………………………………… 210
③ 尿の生成〜再吸収・分泌〜 ………………………………………… 217

第7章　神　経　223

① 神経細胞の興奮 …………………………………………………… 224
② 神経の分類法 ……………………………………………………… 230
③ 自律神経の拮抗的分業 …………………………………………… 236
④ 心臓死、脳死および植物状態 ……………………………………… 242

⑤ プールに浮かぶ脳・神経 …………………………………………… 252

⑥ 脳の発生と神経細胞数 …………………………………………… 258

⑦ 神経の伝導路 …………………………………………………………… 265

第8章 内分泌 273

❶ 内分泌と外分泌 ……………………………………………………… 274

❷ 血漿浸透圧と尿量の関係 …………………………………………… 282

❸ 血中のカルシウム濃度 ……………………………………………… 288

❹ ホルモンの分泌調節～フィードバック機構～ ………………… 293

❺ 内分泌系と自律神経系による体内恒常性維持 ……………… 300

第9章 生殖器系 305

❶ 卵子と精子の作られ方 ……………………………………………… 306

❷ 胎児循環 ………………………………………………………………… 313

第10章 感覚器 319

❶ 視覚の遠近調節と立体視 …………………………………………… 320

❷ 音と聴覚器 ……………………………………………………………… 329

第11章 運動器 335

❶ 造血機能 ………………………………………………………………… 336

❷ 等尺性収縮と等張性収縮 …………………………………………… 340

❸ 筋組織と収縮機構 …………………………………………………… 343

● 参考文献 ………………………………………………………………… 350

● 索 引 …………………………………………………………………… 351

● 著者紹介 ………………………………………………………………… 361

CHAPTER 1

第 1 章
解剖生理学導入

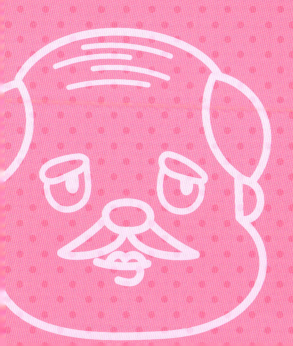

CHAPTER 1

1 はじめに(解剖学用語)

- 初めまして、私は看護学科2年生の浜田と申します。先生の研究室兼ご自宅にお邪魔できるなんて光栄です。
- よろしゅうな。ところで何しに来たんや？
- (いきなり何しにってヒドイ) はい。先生は解剖学がご専門で教えるのがお上手と風のうわさでお聞きしましたのでやってきました。僕は解剖生理学に苦労しています。ですので、ぜひお教えいただきたいなと思いまして。
- 詳しいかどうかはわからんで。昔は専門学校や大学で解剖学を教えとったけど、もうだいぶん前の話や。今はもう現役を引退して隠居しとる。気楽なもんや。
- じゃあ先生は今は何もされてないのですか？
- ん、まあ、知り合いに頼まれた非常勤講師の仕事をちょこちょこ。それと、趣味程度の執筆活動やな。
- ぜひ僕にもご教示いただきたいです！
- まあええやろう。最近の若いもんにしては積極的やしな。
- 先生は関西出身の方ですか？
- え！わかるか？ あまり表に出さへんようにしてるんやけどな。
- まるわかりです。"出さへん"とおっしゃる時点でわかります。
- とりあえず暇があったらうち来たらええわ。あ、紹介するわ。ワシの助手の坂本さん。実は彼女、バリバリの現役解剖教員。ときどきワシの執筆を助けにきてくれるんや。ホンマに有能なお人やで。
- よろしくね。
- よろしくお願いいたします。

解剖生理学とは

🐶 ほなら早速、浜田君に質問してみよっかな。解剖学や生理学って何を学ぶ学問や？

👦 先生、僕をバカにしないでくださいよ。いくら何でもそれはわかります。**解剖学は人体の構造、生理学は人体の機能を学ぶ学問**です。

🐶 さすがやな。めっちゃ優秀やん。もう何も教えることないわ。

👦 いやいや、そんなこと言わないでくださいよ。本当に僕、解剖生理学が苦手なのです。もうすぐ実習が始まるのでそれまでに基本的な知識は身に付けておきたいです。

🐶 真面目やな〜。まあそのうちボロが出てくるやろう。ほな、次に、解剖生理学と医療職種の関係について聞いてみよか。なんで医療系の職に就くのに解剖生理学を学ばなあかんのや？

👧 カリキュラムに定められているからです。

👩 それもそうだけど、それだけではモチベーションわかなくない？ 臨床現場で必要な知識だから学ぶのじゃない？ さっき実習に行く前に身に付けたいって言ってたじゃない。

🐶 そうや。やらされてたんでは勉強は嫌になるだけや。解剖生理学ってのはな、確かに学校で定められた必修科目で臨地実習でも必要、疾患の理解にも必要、各専門領域の基礎にもなり、さらに国家試験にも出題される。でもな、人体の構造と機能というのは、本来ワシらに備わってる体について学ぶ学問や。自分の体が病気になったら嫌やし、病気にならんようにそれとなく気にかけてる。暴飲暴食はやめようとか、タバコはやめようとか、早寝早起きしようとか。まあどこまで意識できるかは個人差あるけどな。

👩 先生はアルコールがやめられませんのよ。

🐶 ほっといてんか。酒はワシの生きがいや。まあそれはともかく、やっぱり自分の体のことって気になるやん。せやから人間って潜在的に体のことに興味持ってると思うねん。解剖生理学、ワシはすごく好っ

きゃで。だから浜田君みたいな意欲的な学生に教えるのも好きやで。
なんか照れるじゃないですか〜。
（先生の口車に乗せられるなんてかわいい学生さんね）

基礎知識：用語の確認

よっしゃ。まず解剖生理学を勉強するにあたっていくつか前提知識を入れとこか。解剖学特有の用語とか漢字があるからな。

そしたら、まずは、**図1.1-1**に描かれている人の絵を見てな。前向き後ろ向きあるけど、まずこのポーズ、「解剖学的正常位」または「解剖学的正位」っていうんや。この体位は解剖学の方向を示すときの基準になるからしっかり覚えといてな。っていうてもポイントは簡単や。

手掌を前に向けるかどうかがポイントね。

次に人体を大きく区分けしよか。まず**体幹**と**体肢**に大別する。体幹はさらに、頭（トウ、あたま）、頸（ケイ、くび）、胸（キョウ、むね）、腹（フク、はら）、背（ハイ、せ）、骨盤（コツバン）に細分されて、体肢は上肢（ジョウシ）と下肢（カシ）に分けられる。

腕の部分は上肢、つまり肢（あし）の一部とみなすのですね。

せや。あと、絵の中にいろいろ解剖学用語出てきとるやろ？　全部

図 1.1-1 解剖学的正常位と人体の主な名称

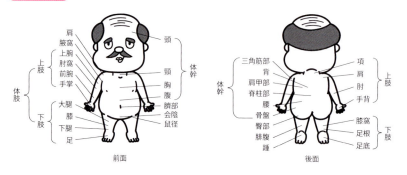

読めるか？ 読めへんものあるか？

肘窩って…？

肘窩か？ これは「チュウカ」って読むんや。よく女子高生が言うとるやん。「ちゅうかさ〜、ヒドくなーい？」って。それや。あと、「中華」そばの「ちゅうか」と間違えんといてな。読み方は一緒やけど肘窩は食べられへんからな。

ははっ。なんかよくわかりませんが楽しそうですね、先生。

せやろ。勉強は楽しくせないかん。でも今回だけやでこんな話するの。あとの漢字は読めるか？ 項（うなじ）、手背（シュハイ）、会陰（エイン）、鼠径（ソケイ）、腋窩（エキカ）、膝窩（シツカ、シッカ）、側腹部（ソクフクブ）、臍部（サイブ）、下腿（カタイ）、腓腹（ヒフク）、踵（かかと、ショウ）、これくらいかなややこしいのは。

ほんなら次は、体の方向を表す用語をみとこか（**図1.1-2**）。まず、「**上方**」「**下方**」「**前方**」「**後方**」、これらは読みも意味も大丈夫や

図1.1-2　人体の方向

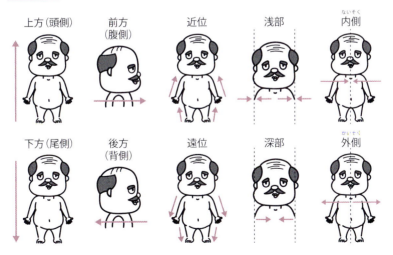

近位と遠位の区別に慣れよう

わな。
ええ、まあ。
ほな、「近位（キンイ）」と「遠位（エンイ）」、これわかるか？　これはある基準となる場所（四肢の場合は体の中心（体幹））から近い位置にあるのか遠い位置にあるのかを区別するための用語や。
例えば、「指は肘の遠位にある。大腿は下腿の近位にある」みたいに使ったり、あるいは大腿骨の遠位端といえば大腿骨の下方（膝側）を、近位端といえば上方（股側）を指すのよ。
「浅部（センブ）」と「深部（シンブ）」、意味はそのまんまやけど読み方に注意やな。

あと「内側（ナイソク）」と「外側（ガイソク）」も注意。これは体の正中面（体を左右対称に分ける面）に近い側か遠い側か、例えば、「目頭は眼の内側、目尻は眼の外側に位置する」みたいに使うんや。
解剖学用語は音読みが多いのよ。内側を「うちがわ」と呼んではダメよ。「ナイソク」よ。
次は、解剖学って体の断面を見ることが多いんやけど、その断面つまり切り方がいくつかあってな、次の3つは重要や。矢状面（シジョ

図 1.1-3　人体の断面

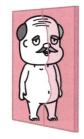
a．矢状面
（左右対称に分ける面を正中矢状面という）

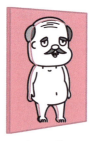
b．冠状面
（前頭面、前額面）

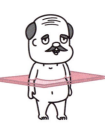
c．水平面

ウメン）、冠状面（カンジョウメン；前額面（ゼンガクメン）、または前頭面（ゼントウメン））、水平面（スイヘイメン）。切り方は図の通りや（図1.1-3）。

矢状面を「ヤジョウメン」って読んでしまいそうです。

そりゃあかん。「シジョウメン」やな。あとはな、漢字の読みと意味に注意や。「窩」と「顆」はいずれも「カ（か）」と読む。けど、意味は真逆や。「窩」はくぼみという意味、「顆」はでっぱりという意味や。「孔」「口」「腔」、いずれも一般には「コウ」って読むけど、解剖学ではちょっと違って、口腔を「コウコウ」じゃなく「コウクウ」と読むんや。解剖学では「腔」を「クウ」って読むんや。

それと、運動器で出てくる体の動きを表す用語も大切ね。「外転」と「内転」、「屈曲」と「伸展」、「回内」と「回外」、「内旋」と「外旋」などがよく使われるわ。

次な、人体の中にはいくつか腔所（くうしょ）があって、中に大切な臓器や神経組織を納めているんや。腔所を大別すると、背側腔（はいそくくう）と腹側腔（ふくそくくう）というのがある。

背と腹にある腔？

せや。さらに背側腔は「頭蓋腔（とうがいくう）」と「脊柱管（せきちゅうかん）」とに分けられ、前者は脳を、後者は脊髄を収めるスペースなんや。これによって脳と脊髄は守られとるわけやな。

あと腹側腔ですね。

これはな、胴体の中の「胸腔」「腹腔」（p.107）という2つの大きな腔のことで、胸腔なら胸部の臓器を、腹腔なら腹部の内臓を収めるスペースになってるんや。ちなみに、この胸腔と腹腔を隔てる"膜"は何かわかるか？

それは僕でもわかります。横隔膜でしょ。

正解！　ハラミや！

ハラミ好きです。

いや、そうやなくて、牛の横隔膜がハラミなんや。バラは肋骨周辺

の肉や。
- 生々しいですね。ってか、僕ハラミ好きですけど、実は横隔膜のことだったのですね。
- そうや。次は、よく間違える漢字について紹介していくわな。
「頸」と「頚」、「脛」と「胫」はすべて「ケイ」って読む。でも意味が違う。
- ややこしい〜！！
- 《「頸」と「頚」》は両方「くび」、《「脛」と「胫」》は両方膝の下の「すね」を意味するんや。
- 《　》の中の2つに違いはありますか？
- 頚は頸の、胫は脛の"略字体"や。当然同じ意味なわけや。ただ、教科書によってどっちを使うかわからんから両方知っとく方がええわな。
- あと、解剖学で使われる漢字はとにかく「月」が付くものが多いのよ。胃、腎、肝、脳、骨、筋、脾、膵、胆、腸、膀胱、肛門、股、肩、肘、腕、膝、背、腹、胸、肢など全部「月」が含まれているのね。
- そうやな。肋骨（ろっこつ）を助骨と書く学生が必ずクラスに1人はおる。これも「月」！をしっかり叩き込んでたらミスを避けれたかもしれんのにな。

人体の階層性

- 最後に、人体の「階層性」の話をして終わろうか。ほな、坂本さん頼むわな。
- はい。人体って、約60兆個の「細胞」からできていると言われているのだけど、ただ細胞が無造作に密集しているわけではないのよ。細胞は同じ細胞同士が集まって「組織」を構成するの。人体の組織は大きく4つのグループに集約されるのだけど、その4つの組織がいろいろな割合で組み合わさって、「臓器」や「器官」を形成するの。そして同じ機能をもつ臓器や器官がグループとなり「器官系」を作るの。

表 1.1-1 器官系（臓器系）と器官（臓器）

器官系	器官
消化器系	食道、胃、小腸、大腸、肝臓など
呼吸器系	鼻、喉頭、気管、肺など
循環器系	心臓、動脈、静脈、リンパ管など
泌尿器系	腎臓、尿管、膀胱など
自律神経	交感神経・副交感神経
内分泌系	下垂体、甲状腺、副腎など
免疫系	リンパ節、脾臓、胸腺、扁桃など
生殖器系	男性の精巣・精管、女性の卵巣・子宮・腟など
骨格系	骨、軟骨、関節など
筋 系	全身の骨格筋、腱など
神経系	中枢神経(脳、脊髄)、末梢神経
感覚器系	眼、耳、皮膚など

器官系は何種類くらいあるのですか？

分類方法にもよるんやけど、循環器系、消化器系、呼吸器系など
を含めて全部で10種類以上ある（**表1.1-1**）。それでこれらの器
官系のすべてを結集させた完全版が「個体」、つまり1人の人体に
なるわけやな。

逆にミクロの世界に目を向けると、細胞の中にはいくつかの「細胞
内小器官」が観察できるわね。そしてそれらは突き詰めれば「分子」
や「原子」で構成されているの。

ということは、人体は個体を頂点として原子まで、つまりマクロから

ミクロまで各階層に分けて考えることができるわけですね。

そういうことよ。個体→器官系→器官（臓器）→組織→細胞→細胞内小器官→分子→原子ね。

よっしゃ。ようまとめてくれた。解剖というのは、細かく分ける作業やからどの階層の話なのかを意識して学ぶことが大事やな。それじゃあ、解剖生理学の世界にレッツゴー！

あ、ちょっと待ってください。

なんや？　せっかく気合い入れたのに。

先生のお名前は？

ワシか？　ワシは竹田 修（おさむ）や。子供の頃のあだ名は"おっさん"や。昔はごっつう嫌やったけど、今はもうそんな歳になってもうたんやなとしみじみ思うわ。

竹田先生、これからもレッスンよろしくお願いしまーっす！

まとめやで！

はじめに（解剖学用語）

- ☑ 解剖学は人体の構造を、生理学は人体の機能を学ぶ学問である。
- ☑ 解剖生理学は医学の基礎であり疾患や臨床の理解に必要となる。
- ☑ 用語の正確な理解と記憶が解剖学マスターへの近道である。

CHAPTER 1

 2 体細胞分裂と減数分裂

- 先生、細胞分裂には体細胞分裂と減数分裂があると習ったのですが、体細胞分裂って、生殖細胞以外のすべての細胞で起こっているのですか？
- 頻繁に起こっているものもあれば、必要なときだけ起こるもの、ほとんど起こらんものといろいろや。
- 毎日体を洗っていても垢（あか）がでるでしょ。垢の正体は皮膚の表皮の最外層にある角質層が脱落した細胞成分よ。つまり、常に新しい細胞が皮膚の深層から供給されていることになるわね。
- それはつまり、細胞分裂によって供給されているわけですね。
- そうよ。ほかにも、髪の毛の生え変わりや皮膚にできた切り傷が治ることなど、修復にも細胞分裂が関わるのよ。
- ワシの髪の毛はなかなか生え変わらんけどな。
- それはどうしてですか？
- 先生の場合、毛包にある毛を作るもとの細胞の分裂が止まっているからよ。
- なんや二人でワシをネタにそんなに盛り上がらんといてくれるか！なんやしらんけどワシの毛包は分裂期になかなか入らへん休止期の状態や。まあ、それはええとして、皮膚は細胞分裂が盛んに起こってるところやな。
- ほかの場所の分裂はどんな感じですか？
- 例えば、今出てきた皮膚細胞をはじめ、腸管の上皮細胞、骨髄の造血細胞では常に細胞分裂が起こっとる。ところが、脳の神経細胞はほとんど分裂せえへん。せやから、もし脳組織に一度大きなダメー

ジが加わると、もとの組織に戻るのは非常に困難なんや。そこは皮膚細胞とは大きく異なるところやな。

細胞によって随分違うのですね。全然知りませんでした。だから「脳血管疾患」が死因の上位になるわけだ。ところで、今話しているのは細胞分裂でも「体細胞分裂」のことですよね？

そうや。ほなら、この体細胞分裂は一日にどのくらい起こっとるかわかるか？

きっと想像を絶する数なのでしょうね。ちょっとわからないです。

細胞分裂の回数を考えるには、細胞の死ぬ数を考えたらええわな。ヒトの場合、一日に死ぬ細胞は約1兆個っていわれとる。

え――！！　ヒトの体は約60兆個の細胞でできていますから、かなり多くの細胞が死んでいるわけですね。

最近の研究では、ヒトの細胞の総数は約37兆個ともいわれてるのだけどね (Annals of Human Biology, Volume40, Issue6, p463-471, 2013)。いずれにしても死ぬ細胞がそれだけあるということは、少なくともそれと同数の細胞が分裂しないと体形が維持できないわけだから、細胞分裂も相当な数ね。まさに"スクラップ・アンド・ビルド（scrap and build）"ね。

体細胞分裂

じゃあ先生、まず体細胞分裂はどのように起こるのですか？

細胞分裂を考える際にすごく大事な概念で「細胞周期」っていうのがあるんや。それは、DNA合成準備（G_1）期、DNA合成（S）期、分裂準備（G_2）期、分裂（M）期の4期で構成されとるんや（図1.2-1）。M期以外の時期は、見た目の細胞の変化が見られへんから、これらをまとめて間期といったりする。実は間期が細胞周期のほとんどの時間を占めてるんやけどな。

細かく分かれているのですね。ところで先生の毛は細胞周期のどこの時期で止まっているのですか？

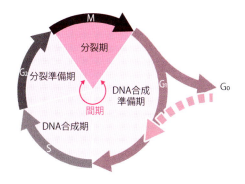

図 1.2-1 細胞周期

- 先生の毛包の細胞は、細胞周期から逸脱したG_0期にあるのよ。
- もう一度先生の毛包の細胞がG_1期に入っていけばいいですね。で、M期に入った細胞はこの後どういった動きが生じるのですか？
- M期は、S期で2倍に複製（合成）されたDNAが分裂する時期のことなんやけど、形態から「前期、前中期、中期、後期、終期」の5段階に分かれとる。この分裂は、細胞内の核が分裂する時期やから「核分裂」とも呼ばれることもあるし、または微小管っていう糸状のものが染色体に張り付いて分裂する側にそれぞれ引っ張ることから「有糸分裂」とも呼ばれとる。残りの細胞質（核以外の細胞内成分）は核の後に遅れて分裂するんや（細胞質分裂）。この辺は細胞分裂の醍醐味やからテストに出やすいで。
- なるほど。細胞分裂は、核が最初に、細胞質が後に分裂するのですね。
- そや。体細胞分裂で大事なことは、分裂前後で染色体の本数つまりDNA量が変わらんことや。ヒトの染色体は全部で46本（$2n$）やったやろ？　一旦2倍に複製された後に均等に半分に分かれるから、結局46本ずつ染色体をもった娘（じょう）細胞が2個できることになるわけや。

減数分裂

🧑 よくわかりました。では、減数分裂っていうのは一体？

🐶 そうやな。まず、体細胞分裂と減数分裂の違いの一つは分裂が起こる場所や。

　減数分裂は**生殖細胞（配偶子）を生み出すための分裂**やから、女性は卵巣、男性は精巣のみで起こるんや。

🧑 減数分裂が起こる場所がかなり限定されていますね。

🐶 そういうことや。それと、分裂の仕方もちゃう。ポイントとしては、分裂完了後、《体細胞》は46本（$2n$）の染色体をもつのに対して、《生殖細胞》は**半分**の23本（n）になることや。これは将来、23本の染色体をもつ《卵子》と《精子》が受精したときに体細胞と同じ46本の染色体をもつ細胞を生み出すためやな。

👧 でも、単純に半分に分かれるのではなくて、体細胞と同様、1回複製されてから分裂するのよ。

🐶 減数分裂は一見複雑やけど、基本的には体細胞分裂の様式と似とる。生殖細胞の大もとの細胞は女性なら卵母（祖）細胞、男なら精母（祖）細胞というのがそれぞれ卵巣と精巣にあってな、これらの細胞が分裂して、**卵子・精子**になるわけや。

🧑 卵子・精子の大もとの細胞がいるのですね。

🐶 そう。ほなら、実際の分裂の話にいこか。まず、DNAが複製されて46本あった染色体が倍になる。染色体の本数としては $[n, n]$ から $[2×n, 2×n]$ になる。ここまでは体細胞分裂と同じや。けど、次のステップからちょっと変わってくる。

　染色体ももとを辿れば、父由来の染色体と母由来の染色体（併せて相同染色体という）があるやろ？　それらが互いに相同な領域同士仲良く並ぶ「**対合**（ついごう）」というのが起こるんや。

🧑 対合？

👧 そう。お父さんとお母さんペアが身を寄せ合うイメージよね。このペ

アは**キアズマ**と呼ばれる部分でしっかりと結ばれるの。まるで子の生殖細胞の中でかつての父母のロマンティックな場面が再現されているのね。

僕にはよくわかりませんが…。

どしたんや坂本さん、今日はえらい盛り上がっとるな。まぁあんまり突っ込んだらあかんな。

それでやな、対合した染色体はこの後分裂するんやけど（第1減数分裂）、対合した相同染色体間で遺伝子の部分的な交換が起こるんや。その結果、一部が組み変わった［2×n］本の染色体をもつ細胞が2つできる。

組み換えまたは**交差**という現象ね。離れたくても離れられないカップルのようね。

なるほど。せっかく対合（ペアリング）したからそのまま別々に分かれるのじゃなく、部分的に交換するわけですね。そしたら、もともとあったお父さん由来、お母さん由来の染色体がモザイク状にごちゃ混ぜの染色体になってしまうのですか？

そういうことや。両親からもろうた染色体とは異なる新たな構成を持つ染色体になるわけや。それでな、続けざまに2回目の分裂が起こる（第2減数分裂）。ここでは複製も組み換えも起こらんから注意してな。結果的に［n］本の染色体をもった細胞がそれぞれ2個できることになる。つまり、当初2n本の染色体を持った1個の細胞が減数分裂を経ることで、染色体の本数を半分（n本）持った細胞が4個できることになるわけや。

だから、減数分裂っていうのですね。なるほどなるほど。でもどうしてDNAの配列は一部組み換わる必要があるのでしょうか。

それは、単純に父または母の染色体上に記された遺伝子のみを子へ移すという"偏り"をなくし、多様な遺伝情報を持った子孫を生み出すことで、来たる環境の変化に耐えられる**多様性を生み出す**ためと考えられとるんや。

いいとこどりですか？

いいとこかどうかは、その時の生活環境や自然環境によっても変わるから一義的には決められへんわ。より環境に適した遺伝子の組み合わせを持つ生物（つまり子孫）を生み出すためには多様性は必要なことなんやろな。

すごいですね生物って。自分自身の生存のみならず、子孫を残すための仕組みも巧妙ですね。

最後に、減数分裂によって産生される生殖細胞やけど、実はその数は男女によって異なるんや。精巣内で作られる精子は基本的には生涯産生される。しかし、卵巣内で作られる卵子のうち、最終的に排卵される卵子の数は大体500個くらいなんや。排卵が止まる閉経を迎えると、卵巣内の卵子は0（ゼロ）になる（p.306〜）。

生殖能力は男女ですごく違いますね。不思議ですね。今日もよくわかりました。ありがとうございました。

まとめやで！

体細胞分裂と減数分裂

☑ 体細胞分裂は生殖器以外の組織で起こっており、分裂前後で染色体数（DNA量）は変わらない。

☑ 細胞周期は、DNA合成準備（G_1）期、DNA合成（S）期、分裂準備（G_2）期、分裂（M）期で構成され、M期以外を間期と総称する。

☑ 分裂期は、前期、前中期、中期、後期、終期に細分され、核が分裂する。

☑ 細胞質分裂は核分裂の後に起こる。

☑ 減数分裂は配偶子（卵子と精子）を形成するための分裂で、分裂前後で染色体数（DNA量）が半分になる。

3 ATPは「エネルギー通貨」

🧑‍🎓 先生、よくATPは「エネルギー通貨」といわれますが、これはどういう意味なのですか？

👨‍🏫 せやなぁ。じゃあまず、「通貨」の意味について考えていこか。
　通貨は、今の時代いろんな形があるけど、一般的には紙幣や硬貨のことを指す場合が多いわな。

🧑‍🎓 はい。その国々が発行するいわゆるお金ですね。

👨‍🏫 そや。お金っていうのは、ただ持っているだけでは何の生産性もなくて、何かと交換したとき、つまり欲しい物が手に入るまさにその瞬間がお金の価値を発揮するときなわけや。

🧑‍🎓 確かにそうですね。お金を持っているだけだったら単なるコレクションですね。

👨‍🏫 そや。通貨っていうのは、品物と交換できる、労働を生み出す、いつでもどこでも使える、貯蔵できる、使いやすい、再生できるからすごく便利で使い勝手がええわけや。

🧑‍🎓 確かにそうですね。では先生、次にエネルギーについてお聞きしますが、エネルギーというのは言葉としてよく出てくるものの、具体的に目で見えるものじゃないのでちょっとわかりにくいです。

👩‍🏫 エネルギーというのは「変化を起こさせる能力」、もっと具体的にいうと、仕事、熱産生、移動、同化（生合成）を行う原動力になるものと解釈されているわ。エネルギーにも種類があって、光エネルギー、熱エネルギー、化学エネルギー、放射エネルギー、運動エネルギー、位置エネルギーなど様々な形で表されているのよ。

🧑‍🎓 そんなにいろいろあるのですね。ところで、生体内で使われるエネル

ギーはどれに該当しますか？

🐶 その前に、生体内で使われるエネルギーというのは、言い換えればヒトの細胞が行う仕事に利用されるものと解釈されるから、細胞レベルでの主な仕事を3つ挙げとくわな。

　　①化学的な仕事（例：単量体から重合体を合成）
　　②輸送の仕事（例：物質の濃度勾配による拡散運動に逆らって物質を移動）
　　③力学的な仕事（例：線毛の鞭打ち運動、筋細胞の収縮、細胞増殖時の染色体の運動）

の3つは覚えといてほしい。

👧 このどれもが**ATPの加水分解から得られるエネルギーを利用している**のよ。つまり、**ATPというのはエネルギーを保持する化合物**といえるわね。

👦 ATPって確か「アデノシン三リン酸」のことですよね。

🐶 そや。だから、さっきの浜田君の質問に答えるとすると、生体内で使われるエネルギーは「化学エネルギー」となるわけやな。

👦 「生体エネルギー」＝「化学エネルギー」ですね。ATPってすごく大切ですね。

ATPの構造

👦 では、どうしてATPはエネルギーを生み出すことができるのですか？

🐶 その疑問に答えるにはATPの構造を勉強せなあかんな。

👧 ATPは、ヌクレオチドの一種で、「アデニン（塩基の1種）＋リボース（五炭糖の1種）＋3つの連鎖したリン酸」からなるのよね（**図1.3-1**）。

👦 一見、普通の物質ですけど、どうしてこれがエネルギーを発生できるのですか？

🐶 3つのリン酸基（α、β、γ）に注目してや。これまで加水分解っていってたのは、実は3つのリン酸基のγ-β間を切断することなんや。

図 1.3-1 ATP

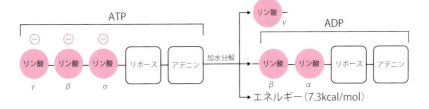

このときATP1molあたり7.3kcalのエネルギーが放出される。

ATP + H₂O →（加水分解）→ ADP + リン酸 + 7.3kcal

🧑‍🦰 ATPのように、リン酸基の加水分解によってエネルギーを放出する物質を「高エネルギーリン酸化合物」っていうのよ。

👦 ん〜〜、僕がまだ納得いかないのは、このATPという構造がどうしてエネルギーを生み出す？　放出？　できるのか、その理由が知りたいのです。

🧑‍🦰 中学の理科で習ったと思うけど、マイナスの電気同士は反発し合うっていうのはいい？

👦 はい。逆に、プラスとマイナスの電気が引き合いますよね。

🐶 このATPをよく見るとな、3つのリン酸基はすべて負（マイナス）に帯電しとる。すると、リン酸基のα、β、γは互いに反発し合ってるからATP分子のこの領域はごっつう不安定や。喩えるなら、ATPの三リン酸部分は圧縮したバネみたいな状態といえるわけや。

👦 バネはバネでも"化学的バネ"ですね。ということは、そのバネの圧縮を外せば、ビヨーンと伸びる。

🐶 そうや。伸びるだけじゃなく、実際リン酸基1個が出ていく。もともとATPという1個の化合物の一部が勢いよく飛んでいくわけやから、これがエネルギーになるわけやな。

👦 なるほど。それがエネルギーの正体というわけですね。だからATPが"エネルギー通貨"と呼ばれるわけだ。

ATPの合成法

🧒 じゃあ、先生。ATPはどうやって合成されるのですか?

🐼 それは細胞の中で起こる代謝を勉強せなあかん。代謝過程を経てATPは作られるんや。

👩 <u>代謝</u>というのは**物質の合成と分解**、つまり、**同化**（物質の合成）と**異化**（物質の分解）のことよ。一般に、同化を起こすにはエネルギーを必要（ATP消費）とし、異化が起こるときはエネルギーが生成（ATP合成）されるのよ。

🐼 なんで異化が起こったらATPができるかいうとな、まず<u>異化というのは、サイズが大きく多くのエネルギーを持つ物質が、サイズが小さく少ないエネルギーを持つ物質に分解される</u>ことなんや。それに伴ってこのとき放出されるエネルギーがATP合成に利用されるってわけやな。

$$\text{エネルギー大の物質} \xrightarrow{\text{異化}} \text{エネルギー小の物質} + \underline{\text{放出エネルギー}} \Longrightarrow$$

$$\text{ADP} + \text{リン酸} + \underline{\text{放出エネルギー}} \longrightarrow \text{ATP}$$

🧒 なるほど。そういうことですね。逆に<u>同化が起こるにはエネルギーの高い物質を作ること</u>だから、エネルギーを消費しないと起こらないわけだ。ところで、実際に多くのエネルギーを持つ物質というのは何ですか?

👩 それが三大栄養素よ。つまり、糖質、脂質、タンパク質。

🐼 その三大栄養素の主な物質の具体例を挙げれるかな?

🧒 はい、それは任せてください。糖質はデンプンが代表で、ごはんやパン、そして僕の大好きな麺類の主成分です。脂質はいわゆる油（脂）のことで、植物由来・動物由来がありますが、食物中のほとんどが中性脂肪のトリアシルグリセロールです。タンパク質は肉や魚、大豆に多く含まれている成分です。

👩 素晴らしいわね。それらの構成単位はわかる?

🧒 はい、食べ物のことはバッチリです。デンプンは多糖類で、グルコースという単糖が構成単位となって多数結合したものです。トリアシルグリセロールはグリセロール（グリセリン）骨格に3つの脂肪酸が結合したものですから、構成単位とは脂肪酸とグリセロールとなりましょうか。タンパク質の構成単位はアミノ酸ですね。

🐶 素晴らしい。よう勉強しとるな。感心したわ。食べ物以外のことも興味持ってほしいけどな。それで、いまいうてくれた構成単位がどうやってATPになるかや。三大栄養素が代謝される過程を見ていこう（図1.3-2）。

🧒 先生、頭がクラクラしてきました。

👩 まず基本は、糖の代謝（ここでは異化）をスタンダートとしてしっかり理解することが大事よ。なぜかというと、図をよく見ると、どの栄

図 1.3-2　三大栄養素のATP合成経路

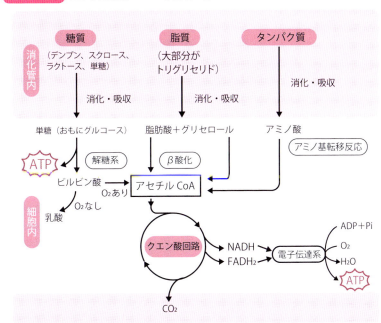

養素も共通の中間産物として、「アセチルCoA」というのがあるでしょ？　このアセチルCoAから先は3つの栄養素すべてに共通した道筋になっているわね。

そういうこっちゃ。　上の3つのルートはすごく簡略化してるんやけど、ポイントはまず糖の代謝をマスターして、そこからアミノ酸や脂肪酸の代謝を理解することが大事なんや。

　　ほな、この図を眺めるとATPが2か所で合成されてるのがわかるな？

はい。「解糖系」と「電子伝達系」というところにあります。

このいずれもADP（アデノシン二リン酸）にリン酸を1つ結合させてATPにするんやけど、それぞれATPができる環境条件とできる個数が異なるんや。

といいますと？

「解糖系」では、酸素がない環境下でもATPを合成できる。でも、その個数はグルコース1分子あたり**わずか2個**や。一方、「電子伝達系」では合成できるATPの数はグルコース1分子あたり30個以上も作られるんや！　ただし、**酸素が必要**なんやけどな（**表1.3-1**）。

ちなみに、「解糖系」は細胞の中の細胞質で、「クエン酸回路」と「電子伝達系」はミトコンドリアの中で反応が起こるのよ。

ATPのできる個数が全然違いますね。無酸素下でもATPはできるけど、個数は少ない。でも有酸素下だとたくさんATPができる。だから僕たちはいつも酸素や栄養素を必要としているわけですね。「ミト

表 1.3-1　ATPの合成数（グルコース1分子あたり）

	ATP合成数	酸素の必要性
解糖系	2個（4個合成、2個消費）	無
電子伝達系	30個以上	有

コンドリアがATPを合成する」って今まで漠然と暗記していましたが、その意味がやっとわかりました！
🐶 わかってくれてうれしいわ。でも本来は解糖系、クエン酸回路、電子伝達系の詳しい説明をせないかんのやけど、それはまた生化学の勉強の時に紹介するわな。
👦 はい、ぜひそうしてください。

生物がATPをエネルギー通貨として使う理由

👦 じゃあ先生、根本的な質問になるのですが、そもそも生物がATPをエネルギー通貨として使う理由って一体何なのでしょう。別に他の化合物だっていいわけでしょ？
🐶 結構深い質問やな、それは。確かにATP以外にも多くの高エネルギーリン酸化合物はある。でも、ATPがもっぱら使われる。その理由は、ATPが放つエネルギーの大きさが、①他の高エネルギーリン酸化合物が放つエネルギーのおよそ中間であること、②生体内の化学反応に必要なエネルギーより若干大きいことが挙げられる。
👦 どういうことですか？
🐶 この中間とか若干というのがポイントや。エネルギーを消費したら再生せなあかん。再生するのに大きなエネルギーが要るんやったら効率よく再生できひん。それと、相手が必要とするエネルギーにちょうどいい大きさのエネルギーを供給することも大事なわけや。
👧 つまり、生体のエネルギー源の理想は、消費と再生が容易で、ほどよい大きさのエネルギーであることが大事なわけね。このように消費と再生が交互に繰り返される反応を「ATPサイクル」と言うのよ。
🐶 ただ、このATPにも"弱点"がある。ATPはすべての生命活動に利用されるエネルギー源なんやけど、しかしやな、化学的に不安定で長時間貯蔵できひんのや。せやから細胞はより安定な化合物であるグリコーゲンや脂肪という形で蓄えて、必要に応じてATPを生合成し、使用する必要があるわけや。

なるほど、貯蔵する物質とエネルギー源としてすぐに使える物質を分けているのですね。まるで預金と現金みたいですね。ATPってすごい！勉強になりました。

まとめやで！

ATPは「エネルギー通貨」

☑ ATPは高エネルギーリン酸化合物の一種である。

☑ ATPの加水分解（ATP→ADP＋リン酸）によりエネルギーが発生する。

☑ ATPはエネルギーを必要とする多くの化学反応にエネルギーを与える。

☑ ATPの消費と生成は比較的容易であり、エネルギー通貨と呼ばれる。

CHAPTER 1

4　人体4組織の中の結合組織

🧑 先生、今日の解剖学の授業で「結合組織」っていうのが出てきたのですが、どうもこれが曲者(くせもの)で、僕達のやる気を喪失させるためだけに存在するのだと思うのですが、一体何なんでしょう。

🐼 確かに結合組織は人体を構成する4組織の中で一番難しいし、そもそもイメージできひんわな。

👦 でしょ、でしょ。

👩 私も学生の頃はとても苦労したわ。今でもよくわからないかもしれない。

🐼 よっしゃ。まず、人体を構成する4組織から復習しよう。組織4つ、挙げられるか？

🧑 上皮と……。

👩 表面を覆う「**上皮組織**」、支える「**支持組織**」、運動を生じる「**筋組織**」、他の細胞をコントロールする「**神経組織**」の4つね。

🧑 人体がたった4つの組織で成り立っている、なんか不思議ですね。

🐼 そうやな。まあ、組織っていうのは生体の原材料みたいなもんや。それで、この原材料のいくつかが一定の割合で混ぜ合わさってできるのが1つ上の階層「器官（臓器）」ってわけやな。

🧑 なるほど。では先生、結合組織っていうのはどこに当てはまるのですか？

🐼 教科書によって若干分類の違いがあるんやけど、さっき言うた4組織の1つ「支持組織」をもう1段階細かく分類すると、「**結合組織**、骨組織、軟骨組織」の3つに分類される。つまり、結合組織は支持組織の中の一員なわけや（**図1.4-1**）。

図 1.4-1 人体を構成する組織

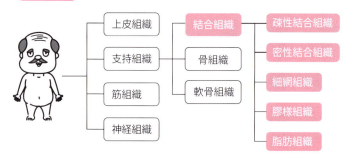

- 👧 そこに結合組織が隠れていたのですね。
- 🐶 まず、支持組織を難しくしている原因の1つに、細胞成分以外の物質がぎょうさんあることが挙げられるな。上皮組織も筋組織も神経組織も基本的にはそれを構成する細胞集団を指す。でも、支持組織はその機能からして必ずしも細胞成分のみではなく、細胞以外の成分もいろいろ登場するっちゅうわけや。
- 👦 「組織」＝「細胞集団」って理解していると混乱しますね。
- 🐶 そういう細胞以外の成分で、でもちゃんと人体の構成成分の一種となっている部分を「**細胞間質（間質）**」（または細胞外基質、**細胞外マトリクス**）っていう。
- 👧 もちろん細胞間質のなかにも"まばら"ではあるものの細胞も存在することを忘れないでね。
- 🐶 細胞間質の基本成分は、水分、無機質、糖質、タンパク質などでこれらはゲルまたはゾル状になってるんや。
- 👧 ゲルの定義は「ゾルがゼリー状に固化したもの」で、ゾルは「液体を分散媒とするコロイド」とされています。わかりやすいのは、スジ肉や魚のあらを炊いた後の状態がゾルで、それが冷えて固まったものがゲルね。

支持組織の中の結合組織

- 支持組織の概要が分かったところで、もう少し細かく見ていこか。
- ほどほどにお願いします。
- リクエストにお答えして、支持組織の中の結合組織とは何か。

　結合組織は、「**線維**」「**細胞**」「**基質**」の**三要素を主**として、それらの存在割合によって多様な種類が存在するんや。

- **疎性結合組織**、**密性結合組織**、**細網組織**、**膠様組織**、**脂肪組織**などね（**図1.4-1**）。
- そう。三要素の中の「線維」は、コラーゲンでできた膠原線維や細網線維、エラスチンでできた弾性線維などがある。

　「細胞」は、線維芽細胞を主として、マクロファージ、肥満細胞、形質細胞、その他白血球などが含まれるんや。

　「基質」は、グリコサミノグリカンと呼ばれる巨大な糖とタンパク質が結合したプロテオグリカン、その他糖タンパク質や組織液などで構成されとるんや。

- うわー、なんかたくさんあるのですね。組織が4つしかないっていうので楽観していた自分が恥ずかしいです。

　先生、ギブアップ寸前ですが、「**疎性結合組織**」から説明お願いします。

- うむ。まず、疎性の「疎」というのは「まばら」という意味やな。このイメージが大事で、疎性結合組織に含まれる膠原線維の束は方向性や規則性がなくまばらで網目状、細胞成分はさっき言った細胞が一応一通り含まれとる。中に血管が通ってることが多く、基質部分はその血管からしみ出した液体成分が豊富に含まれとってな、まあいわばスポンジのような構造や。
- それは体のどこに存在するのですか？
- 皮膚や粘膜の下部にある。いうてみれば**組織間の空間を埋める接着剤**のような役割やな。

さすが"結合"組織ですね。

では、「密性結合組織」はどこで何をしているのですか?

密性の「密」は密集の密やからまさに疎の反対やな。とにかく膠原線維が密で束になって方向性や規則性も持つから、かなり強い外力や張力にも耐えれる。例えば、腱や靭帯などの構成成分になっとる。

確かに、腱や靭帯はかなり強くないとダメですよね。

腱はいわゆる「すじ」のことで、牛の腱なんかはスジ肉といっておでんやカレー、にこごりなんかで使われるわね。手を力いっぱい広げ「パー」にすると手背(手の甲)にスジが出るわね。これが腱よ。

ちょっと生々しいですね。

「細網組織」というのはこの字の通り、網目状の組織やな。その網目のもとになるのが、細網細胞っていう線維芽細胞と、この細胞が分泌した細網線維や。主な存在場所は、脾臓やリンパ節などのリンパ性器官、それと骨髄のような造血組織などやな。網目の中には、リンパ球やマクロファージ、そして**造血系の細胞が常在**しとる。

マクロファージは白血球の仲間で異物や老廃物の貪食を行う細胞ね、リンパ球は獲得免疫っていう免疫の一種に関係する細胞よ。

細網組織…、すごいですね。ところで先生、血液は結合組織に入るのですか?

ええ質問や。血液も結合組織の1つと考える見方もある。けど、常に移動してるから完全な結合組織とはいいがたいわな。血液は血球と血漿で構成されるけど、その血漿の中にフィブリンっていう線維性の成分が含まれとる。この線維を細胞外基質とみなせば血液も結合組織となるわけや。

そうだったのですね。残りは、膠様組織と脂肪組織ですね。

まず、「膠様組織」っていうのは、お母さんの子宮の中にある胎盤と胎児を結ぶ**臍帯の中に含**まれていて、弾力性と強さを兼ね備えたゼリー状構造の特殊な結合組織や。ゼリー状になるのは基質成分であるグリコサミノグリカンが豊富に含まれているからなんや。

この結合組織は発見者にちなんで、"ワルトンのゼリー"って呼ばれているのよ。

最後に、「**脂肪組織**」。なんとなく脂肪組織というのは想像つくと思う。皮膚の下部つまり皮下と内臓や内臓周囲にあって、前者を皮下脂肪、後者を内臓脂肪っていう。この組織は、脂肪細胞が多く集まった網目状やから、細網組織の一種と考えられていたこともある。役割は、**エネルギーの貯蔵庫**として働いたり、その柔らかさから、**衝撃や振動を和らげるクッション**となったり、皮下脂肪はとくに**体熱の放散を防い**でくれる、など結構大事な働きがあるんや。特に、エネルギーの貯蔵庫としての役割は、飢餓のときのエネルギー源となるから、生きていくことに直結するすごく大事な機能やな。

体の中にいっぱい脂肪があるのは嫌ですけど、大事な役割があるからある程度は必要なのですね。ありがとうございます。だいぶ結合組織のイメージができました。

骨組織と軟骨組織

先生、話は戻りますが、確か結合組織は支持組織の中の1つでした。支持細胞はこの他、骨組織と軟骨組織があったと思いますが。

結合組織の説明でかなり疲れとるやろうから、**骨組織**と**軟骨組織**は簡単に説明するわな。骨組織と軟骨組織のポイントは、硬さと弾力や。**骨組織は硬さが命**で、**軟骨組織は弾力性が命**や。両方とも基本成分は、「細胞」「細胞が分泌する線維」そして「基質」の三要素で構成される。

結合組織とまったく同じですね。

成分の構成要素の詳細は表にまとめるとわかりやすいな（**表1.4-1**）。

なんとなく似てますが、基質成分が全く違いますね。

そうや、そこが硬さと弾力性の違いを示すポイントや。骨組織では、**ハイドロキシアパタイトの結晶**が太い膠原線維の束に沿って沈着す

表 1.4-1	骨組織と軟骨組織の成分の違い	
	骨組織	軟骨組織
細胞成分	骨細胞	軟骨細胞
線維成分	膠原線維	膠原線維と弾性線維
基質成分	リン酸カルシウムや炭酸カルシウムなどで形成されるハイドロキシアパタイト（水酸化アパタイト）	コンドロイチン硫酸やケラタン硫酸などのグリコサミノグリカンが大量に密集して形成されるゲル状物質

から硬さと強靭さを発揮する。軟骨組織が弾力性を発揮するのは、弾性線維と基質の影響が大きいってわけやな。

骨の存在場所は大体わかるのですが、軟骨はどこにあるのですか？

まず、軟骨というのは大きく3分類されるんや。

硝子軟骨、弾性軟骨、線維軟骨よ。

また分類ですね。うんざりです。

今はここまで細かく覚えんでもええけど、要するに、同じ軟骨の中でも若干の成分の違いがあって用途も異なるから複数種存在するわけや。「硝子軟骨」は、関節、肋骨と胸骨の間（肋軟骨）、喉頭、気管、鼻などにみられる最も一般的な軟骨や。「弾性軟骨」は、耳（耳介）や喉頭蓋などにある。「線維軟骨」は、椎間円板、恥骨結合、関節半月（半月板）などでみられるんや。

骨と軟骨の違いでもう1つ重要なことがあって、それが何かというと血管の分布よ。

せやな。骨は血管や神経の分布がむちゃくちゃ豊富なんやけど、実は、軟骨の中は基本、血管や神経がない。せやから、軟骨が損傷した場合は治癒がすごく遅い。一方、骨は骨折しても酸素や栄養素を運ぶ血管が豊富にあって、基本的には治癒が比較的早い。あと、

骨組織の中には骨芽細胞と破骨細胞というのがあってな。

まだ細胞がいるのですか…。

骨組織の中は骨芽細胞と破骨細胞による破壊と新生がダイナミックに起こってるんや。成長期はもちろんのこと、成人しても骨の"入れ替え"が活発に起こり老朽化した骨をリニューアルしているわけや。

でも、この能力も加齢によって低下していくのだけどね…。

ヒトの体って本当に複雑にできていますね。でも、場所や役割によって細胞や基質成分を変えて、適材適所に配置されるところはすごいなと感じました。

もしよかったら鶏の手羽元とか手羽先を解剖してみたらどうや？　今日勉強したほとんどの結合組織を目で確認できるで。

おもしろそうですね。今度やってみます。今回もたくさん勉強になりました。ありがとうございました。

どういたしまして。実物を見ること、つまり観察は解剖学をマスターするための近道やさかいな。あと、人体の4組織の他の3つ、つまり上皮組織、筋組織、神経組織もしっかり復習しといてな。

まとめやで！

人体4組織の中の結合組織

☑ 人体は、上皮組織、支持組織、筋組織、神経組織の4つで構成される。

☑ 支持組織は、結合組織、骨組織、軟骨組織で構成される。

☑ 結合組織は主に、細胞成分、線維成分、基質の三要素で構成される。

☑ 結合組織は、構成要素の違いから、疎性結合組織、密性結合組織、細網組織、膠様組織、脂肪組織に細分される。

CHAPTER 2

第 2 章
血液・免疫

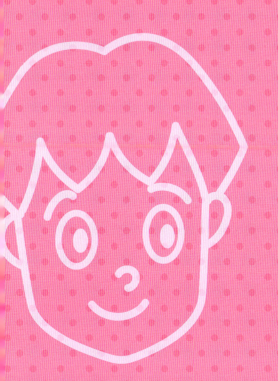

CHAPTER 2

1 貧血

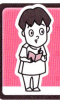

- 先生、貧血という言葉をそのまま解釈すると、「血が乏しい」つまり血の"量"が不足しているみたいなイメージがわいてくるのですが、実際には…。
- 違うのよね。私も学生時代よく勘違いしたわ。
- 確かに、試験で貧血について出題すると結構間違う学生は多いな。貧血は血が少ないのではなく「赤血球またはヘモグロビンが基準範囲以下になっている状態」のことなんやけどな。
- そこがややこしい。あと、貧血のことを単に「フラフラする」って症状を示す言葉だと解釈している人も多いと思います。そうじゃないってことですよね。で、その貧血の基準というのは？
- 赤血球数は、成人男性が410万〜550万個/μL、成人女性が380万〜500万個/μLで、ヘモグロビン量は男性が14〜18g/dL、女性が12〜16g/dLよ。
- 男女差があるのは不思議ですね。では、どうして赤血球が少なくなることがあるのですか？

赤血球

- それにはまず**赤血球**がどうやって作られるのかを知らなあかんな。
- また前置きの話ですね。
- 成熟赤血球は直径約7〜8μm、厚さ約2μmの真ん中がくぼんだ円盤構造をしてる。赤血球に限らずあらゆる血球は、骨髄に存在する（多能性）造血幹細胞が分化してできるんや。赤血球、白血球の中の顆粒球、そして血小板は造血幹細胞から少し分化した「骨髄系

幹細胞」が大もとになる。赤血球の分化を中心に話せば、「骨髄系幹細胞」が腎臓から分泌されるホルモン（エリスロポエチン（EPO））にさらされれば前赤芽球となる。その後、好塩基性赤芽球→多染性赤芽球→正染性赤芽球へと分化・成長していくわけやな（図2.1-1）。

この分化段階は特に分裂のためのDNA合成が盛んに行われるため、DNA合成に必須の栄養素であるビタミンB₁₂および葉酸が必要よ。

その後、正染性赤芽球の核が取れ（脱核）し、赤芽球は幼弱な網（状）赤血球となって血中を循環し、やがて成熟した赤血球に分化する。網赤血球は血中に循環する赤血球の約0.2〜2%含まれとる。

さっき出てきたヘモグロビンはどうやって作られるのですか？

ヘモグロビンの生合成（作られ方）は生化学で詳しく学ぶからここでは簡単に。ヘモグロビンの構造は、「ヘム」という色素と「グロビン」というタンパク質が結合したものが4個会合（四量体）したもので、ヘムの中央には鉄がある。酸素分子はこの鉄と結合することで運搬されるんや。動脈血は、酸素と結合したヘモグロビン（オキシヘモグロビン）が多く含まれ、鮮紅色をしとる。静脈血は、動脈血と比べて酸素が乖離したヘモグロビン（デオキシヘモグロビン）が多く含

図2.1-1 赤血球の分化

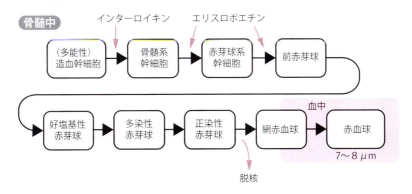

まれ、暗赤色をしとる。これが、動脈血と静脈血の色の違いとして外から観察できるわけや。

🧑‍🦰 血が"赤い"のはヘモグロビン中に鉄が含まれるからなのよ。

🧑 つまり、赤血球とは造血幹細胞から分化して、中にヘモグロビンを含む細胞というわけですね。さっき出てきた「脱核」というのは？

🐶 赤血球の分化段階で核がとられ、しかもミトコンドリアや小胞体などの細胞内小器官もなくなる。

🧑‍🦰 その理由は例えば癌化を防ぐなど諸説あるのだけど、基本的には赤血球は（細胞が生存するための生命線である）酸素を送り届ける役割に徹するからじゃないかな。

🧑 なるほど、おもしろいですね。

貧血

🧑 じゃあ先生、**貧血**ってなぜ起こるのですか？

🐶 今説明した赤血球ができる過程をもう一度思い出してな。赤血球が新生されるには、造血幹細胞の存在と分化に関わる因子や栄養素が必要やった。ほなら、もし、鉄が不足すればどうなる？

🧑 鉄はヘモグロビンに含まれている元素ですから、ヘモグロビンが合成できませんね。

🐶 そうや。鉄不足になると、ヘモグロビンの合成量が減って、ついには赤血球のサイズも小さくなってしまう。これが貧血の中でも特に「**鉄欠乏性貧血**（小球性貧血）」って呼ばれる疾患や。ほな、次。もし、ビタミンB_{12}と葉酸が不足すればどないなると思う？

🧑 確か、赤血球の分化段階で分裂のためのDNA合成が盛んな時期があって、ビタミンB_{12}と葉酸が必要でした。つまり、この2つが不足すると細胞分裂や分化が低下し、結果的に赤血球の数が減ってしまいます。

🐶 そういうこっちゃ。ビタミンB_{12}や葉酸の不足は分裂に支障をきたすから、サイズが大きく幼弱な細胞ができて、正常赤血球が減ってし

まう。これが貧血の中でも特に「巨赤芽球性貧血（大球性貧血）」って呼ばれる疾患やな。

- 先生、ではどうしてビタミンB$_{12}$や葉酸の不足が起こるのですか？
- ビタミンB$_{12}$は胃液に含まれる（胃の壁細胞から分泌される）「内因子」というタンパク質と結合してはじめて吸収されるんや。せやから例えば、胃癌で胃を切除された患者さんはビタミンB$_{12}$不足になる。

  あと、どういうわけか胃の内因子を出す細胞が自己免疫による攻撃を受けたり、内因子に対する抗体ができることでその作用が奪われてしもうて、ビタミンB$_{12}$不足を起こすことがあるんや。
- 特に自己免疫によるビタミンB$_{12}$不足で起こる貧血を「悪性貧血」と呼ぶのよ。
- 胃は消化機能のみならず、造血にも関係しとるってこっちゃな。

腎不全と貧血

- ほな、次。腎不全の患者さんはよく貧血症状が出るけど、これは一体なんでや？
- ……。どうして腎臓の悪化が血液に影響するのでしょうか。もしかして血尿ですか？
- それもあるけど、腎臓から出るホルモンを思い出して。
- そういえば、骨髄系幹細胞から前赤芽球に分化する際にエリスロポエチン（EPO）が出てきましたね。じゃあ、腎不全になると、腎臓からのエリスロポエチンの分泌不足が起こることによって赤血球数が低下するっ！
- 当たりや！　エリスロポエチンの不足が起こると当然、赤血球の新生能力が落ちる。こうして起こる貧血を「腎性貧血」っていうんや。
- へぇ〜、いろいろあるのですね。他にも貧血の原因はあるのですか？
- そうねー、あと私の経験上、「再生不良性貧血」と「自己免疫性溶血性貧血」の理解は最低限必要ね。
- そやな。再生不良性貧血というのは骨髄機能の低下、つまり造血幹

細胞の分化能力そのものの低下が原因やな。それにこの疾患の厄介なところは、赤血球に限らず、白血球と血小板の低下も合併するんや。原因がわからんことが多いから指定難病の一つにされてる。

骨髄はあらゆる血球を供給しますから、それは大変ですね。あと、自己免疫…。

自己免疫性溶血性貧血のことやな。これは自己免疫が原因のⅡ型アレルギーの一種で、これも難病指定されてる疾患や。いわゆる赤血球に対する原因不明の自己抗体ができてしまう。その抗体は赤血球を破壊する。赤血球が壊れれば、低下を招き貧血になるってわけや。

赤血球の破壊が亢進する程度によっては黄疸が現れることもあるのよ。

結構やっかいですね（**表2.1-1**）。やっぱり先生、解剖生理学は大事ですね。結局貧血の病態メカニズムは赤血球の新生過程がベースですものね。

ええこと言うやんか。それ、後輩にも聞かせたってな。では、今日はここまでにしとこか。

表 2.1-1　貧血の原因

貧血の病名	原因
鉄欠乏性貧血	鉄の欠乏
巨赤芽球性貧血(悪性貧血含む)	ビタミンB_{12}または葉酸の不足
腎性貧血	慢性腎不全
自己免疫性溶血性貧血	抗赤血球抗体の出現による溶血促進
再生不良性貧血	造血機能の不良

まとめやで！

貧 血

- ☑ 貧血とは、赤血球またはヘモグロビンがある基準値以下に低下した状態をいう。

- ☑ 赤血球数は男性が410万〜550万個/μL、女性が380万〜500万個/μLであり、ヘモグロビン量は男性が14〜18g/dL、女性が12〜16g/dLである。

- ☑ 赤血球の新生の過程には、分化・成熟に必要な各種栄養素やホルモンが必須である。

- ☑ 貧血は、鉄欠乏性貧血、巨赤芽球性貧血（悪性貧血を含む）、自己免疫性溶血性貧血、再生不良性貧血など原因によって様々な種類が存在する。

CHAPTER 2

2 血液細胞(血球)と その寿命

白血球

👦 先生、血球は本当にいろいろ種類がありますね。特に白血球は多種類あります。寿命もやっぱり種類によりますか？

🐶 そうやな。ほんとにいろいろあるわな。

👧 解説するわね。血中の**白血球数は4,000〜9,000個/μL**、白血球は大きく分けて、**顆粒球**、**リンパ球**、**単球**の3種類が存在するの。顆粒球はここから、**好中球**、**好酸球**、**好塩基球**の3つに、リンパ球もまた、**T細胞（Tリンパ球）**と**B細胞（Bリンパ球）**の2つに分類されるの（**表2.2-1**）。

🐶 よっしゃ。ほな坂本さん、大体の存在割合を説明してあげてくれるか。

👧 はい。好中球は白血球全体の40〜60％、好酸球は2〜5％、好塩基球は0〜2％、リンパ球は20〜40％（うち、T細胞は約75％、B細胞は約25％）、単球は3〜6％といった具合ね。ちなみに血管内の単球は、血管外に出ると、**マクロファージ（大食細胞）**へと分化し、この細胞の寿命はまちまちで数日から数か月または数年生存しているものもあるのよ。この他にも白血球には種類があって、例えば**NK細胞（ナチュラルキラー細胞）**や**NKT細胞**などもあるのよ。

👦 どうして白血球だけこんなに種類があるのでしょうか。赤血球や血小板は1種類だけなのに。

🐶 やはり生体防御を担ってるからやろな。どんな異物にも負けないよう様々な機構を備えておかなあかんからな。

👧 具体的な白血球の役割は、外から侵入してきた異物・病原体等、

表 2.2-1 血液の成分

血液	血漿	水	
		固形成分	タンパク質、糖質、脂質、ミネラル、老廃物、アミノ酸、ホルモンなど
	血球	赤血球	
		血小板	
		白血球	顆粒球
			好中球
			好酸球
			好塩基球
			リンパ球
			Tリンパ球(T細胞)
			Bリンパ球(B細胞)
			単球
			単球(血中) マクロファージ(組織中)

体に害を及ぼす因子から身を守る役割（免疫）の他、体内で発生する老朽化した細胞、破壊された細胞、寿命を迎えた細胞、異常細胞などを処理する働きがあるのよ。

白血球はそれぞれ役割も異なるのですか?

もちろん。それぞれ独自の役割をもって、やがて寿命がきたら細胞たちは死滅して分解されていく。

その寿命ですが、血球に寿命ってあるのですか?

そりゃそうや。長期間死なずに体内で生存し続ける細胞もあれば、ほんの数日いや数時間の寿命しかないものもある。

あとで出てくるメモリー細胞は数十年間体内で生息するのよ。白血球の寿命は、**好中球が数時間、好酸球が数時間～1日、好塩基球**

は数日間、リンパ球は細胞によってまちまちで3〜4年、5〜6年もあれば長いもので20年くらい生存する細胞もあるわ。

赤血球

🐶 次は赤血球の話をしょっか。まずは、赤血球の数は知っとるか？

👦 確か、男女で違いがあるものの約450万〜500万個/μLといった感じでしょうか。

🐶 そうそう。そんなもんやけど正確にはp.34の「貧血」を参照してや。で、赤血球の寿命は？

👦 それはわかります！　成熟赤血球の寿命は約120日です。

🐶 OK！　で、役目を終えた赤血球はその後どうなるんや？

👦 その後…、知りません。

🐶 老朽化した赤血球は弾力性が乏しくなり、脾臓などの細網組織（結合組織の一種）に詰まってしまって、その周囲に存在するクッパー細胞（マクロファージの仲間）に捕食されるんや。

👦 すごい！　僕の体の中で、細胞が他の細胞を食べるなんて、細胞の世界にも弱肉強食ってあるのですね。それで赤血球は分解されて終わりですか？

🐶 いやいや、クッパー細胞は古くなった赤血球を食べて、その後しっかり供養してくれるんや。

👦 供養！？

🐶 赤血球の中にはヘモグロビンがいっぱい詰まってるというのは覚えとるやろ？　まず、このヘモグロビンが分解され、ヘムとグロビンになる。

👦 ヘモグロビンは前回出てきましたね。確か、ヘムは血色素、グロビンはタンパク質でしたね。

🐶 そう。グロビンはこの後、アミノ酸まで分解され栄養素として再利用される。ヘムはこの後、鉄とビリルビンに分解される。このときのビリルビンは「間接型ビリルビン（または非抱合型ビリルビン）」って

いうて、血中にあるアルブミンと結合して肝臓に運ばれるんや。
🧒 ややこしいですね。グロビンはアミノ酸に、ヘムはビリルビンと鉄に分解されるのですね。
🐼 そや。分解で生じた鉄はトランスフェリンという血中タンパク質と結合して、骨髄まで運ばれて新たな赤血球の新生に再利用されよる。
🧒 すごくエコですね。無駄なく再利用するなんて。
🐼 まだ続きがある。肝臓に運ばれた間接型ビリルビンは肝細胞の働きかけでグルクロン酸（糖質の一種）と結合（これを「**抱合**」という）し、「**直接型**（または**抱合型**）**ビリルビン**」になるんや（**図2.2-1**）。
👧 この「直接型ビリルビン」が胆汁の一成分となって、消化液として十二指腸に放出されるのよ。
🧒 え〜！すごい！　ここでも物質を余すことなく再利用するのですね！

図 2.2-1　ヘモグロビンの分解とビリルビンの代謝

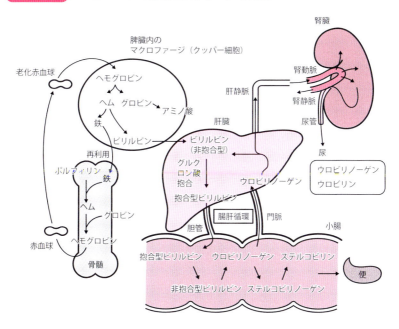

それで先生は"供養"って言ってたわけですね。

胆汁の役割は消化器のところで学習するけど（p.83）、①食物中の脂肪を乳化させリパーゼの働きを助ける、②分解された脂肪などを「ミセル」化し、腸管の細胞に取り込まれやすくするのよね。

まだ再利用系が働くで。胆汁のその後の行方は、①便として排出される（便の色は胆汁由来）、②腸管から吸収され、門脈を通り再び肝臓に運ばれ胆汁合成のため再利用される（腸肝循環）、③腎臓に行き、尿の成分として排出される（尿の色は胆汁由来）のいずれかの道をたどる。

もう体の中ってすごすぎです！

便の色ってすごく大事で、もし灰色っぽい便が出たら、うまく胆汁が出ていないというシグナルだからただちに対処しないといけないわね。

黄疸

ところで、黄疸という症状は知ってるか？

なんとなくですが、肝臓が悪くなると現れるとか。

そう。黄疸は、血中のビリルビン量が基準よりも高くなると、皮膚・眼球（白目の部分）などが黄色くなる症状や。その原因やけど、大きく分けて①肝臓の手前、②肝臓そのもの、③肝臓の後ろのどこかが異常になることによって生じる。

「肝臓の手前」とか「肝臓の後ろ」というのは空間的な意味ではなく、機能的な意味を指すので注意してね。

①肝臓の手前が原因というのは、例えば赤血球が寿命よりも早く破壊されまくって、中のヘモグロビン（分解されてビリルビンになる）が大量に出てくるというものや。つまり、「間接型ビリルビン」が多くなる。これは「貧血」のところで紹介した「自己免疫性溶血性貧血」が1つの原因やな。

②肝臓そのものが原因というのは、例えば肝炎などで肝臓組織が

破壊され血液に胆汁（ビリルビン）が混入してしまうこと。

　ほんで、③肝臓の後ろが原因というのは、例えば胆汁が流れる管（胆管）のどこかに腫瘍や石（結石）などができて胆汁の流れが阻害され、行き場をなくした胆汁が仕方なく肝臓に逆流して結果的に血中ビリルビン値が高くなるっちゅうわけや。この場合は、「**直接型ビリルビン**」が多くなるわな。

間接型と直接型で大きな症状の違いはあるのですか？

ええ質問や。黄疸の症状が現れることは共通しとる。せやけど、実は尿にその違いが出てくるんや。間接型ビリルビンはアルブミンと結合しとるから腎臓の中の糸球体で濾過されへん（つまり、尿に出ない）。逆に直接型ビリルビンは濾過されてしまうから、**黄染**といって**尿にビリルビンの色が出**てきてしまう。こんな違いがあるんや。

なるほど。血漿タンパク質のアルブミンは腎臓の糸球体を濾過できない物質ですからね。やっぱり解剖生理学の知識って大切ですね。

血小板

最後に「血小板」について話して終わろか。ほな、坂本さん、基本情報をお願いできるかな。

はい。**血小板**は2〜4μmの不定形円盤状の無核細胞で、血中に15万〜40万個/μL存在。面白いのが、血小板は巨核球が破壊されたその断片由来ということ。**寿命は3〜10日**よ。

ということは厳密には細胞ではないのですか？

いや、無核で細胞が破壊された断片構造でも一応1つの血球細胞として分類されてる。

確か、役割としては血を固めることでしたよね。

そう。血管が傷ついたときにまず血小板が固まって血流の漏出を防ぐ**一次止血**に関与するんや。他にも血小板は**生理活性物質を出す**役割もあるんや。

今日もたくさん勉強になりました。いろいろ血液中には細胞があり、

役目もあって、しかも合理的・経済的に無駄なく材料を再利用しているのですね。すごいですね、体って。

まとめやで！

血液細胞（血球）とその寿命

☑ 血液は血球と血漿に大別できる。血球は白血球、赤血球、血小板で構成される。

☑ 白血球はさらに、顆粒球、リンパ球、単球（分化してマクロファージとなる）に細分できる。

☑ 赤血球の寿命は120日、血小板は3〜10日、白血球は数時間から数か月、長いもので数十年のものもある。

☑ 赤血球の分解産物は再利用される。

CHAPTER 2

3 血液型の遺伝と輸血の原理

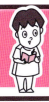

- 先生、僕の血液型はO型なのですが両親の血液型はA型とB型なのです。どうしてO型が生まれるのですか？ A型とB型の親の子は、A型、B型、AB型のいずれかじゃないのですか？ もしかして、僕は何か訳ありの子なのでしょうか？
- 何をそんな心配しとるんや。ええか、A型とB型の両親の間の子は、すべてやないけどO型が生まれる可能性は…ある！！
- これを理解するには遺伝の法則を勉強する必要があるわね。
- ということは、血液型は遺伝子で決まるということですか？
- 「遺伝子型」のことやな。それもある。ただ臨床を考える場合、遺伝子型だけではあかん。「表現型」も含めて考えなあかんのや。
- 遺伝子型と表現型…。あ〜、遺伝学で出てきたような。でもよくわかりません。

遺伝子型と表現型

- 遺伝子型というのは、その人がどの遺伝子のセットを持っているかを示すもので、父と母から受け継がれる遺伝子の組合わせのことね。表現型というのは、その人の体に実際現れる姿や形、性質（形質）をいうの。血液型でいえば、「A型」「B型」「O型」というのは表現型。そしてA型となる遺伝子のセット「AA」または「AO」が遺伝子型よ。ちなみに、遺伝子型と表現型という用語そのものは血液型に限らず、遺伝学で一般に使われているのよ。
- なるほど。ここまでは理解できました。
- ほんなら、血液型の表現型と遺伝子型の関係について見ていこ。ま

ず次の**表2.3-1**を見てくれるか？

表 2.3-1 血液型の表現型と遺伝子型

表現型	遺伝子型
A（型）	AA、AO
B（型）	BB、BO
O（型）	OO
AB（型）	AB

先生、なぜA型とB型に「O遺伝子」が含まれているのに表現型がA型とB型になるのですか？　Oの存在が無視されていますよ。

優性の法則ね。

どういうことですか？

ABO式血液型の場合、A遺伝子とB遺伝子、そしてO遺伝子があり、父と母からそれぞれどの遺伝子を受け継ぐかによって血液型が決まる。しかし、A・B・O遺伝子の強さ、つまり形質の現れ方（表現型という）には差があるんや。

形質の現れ方？　それが優性とか劣性という概念ですか？

そうや。具体的には、A遺伝子とB遺伝子はO遺伝子に比べて形質が現れやすい、つまり優性遺伝子や。

なるほど。でも先生、その形質についてですが、一体何が現れやすいのですか？

そうや、そこ、ポイントや。ABO式血液型を区別する形質は、

　　①赤血球の表面抗原（凝集原）と

　　②血漿中の抗血清（抗体、凝集素）や。

抗原と抗体だから、①と②はセットで考えないといけなさそうですね。

そうや。また次の**表2.3-2**を見てくれるか。

表 2.3-2 血液型の表面抗原と抗血清

表現型 （血液型）	遺伝子型	表面抗原（凝集原）	抗血清（凝集素）
A（型）	AA、AO	A抗原	抗B抗体
B（型）	BB、BO	B抗原	抗A抗体
O（型）	OO	なし	抗A抗体、抗B抗体
AB（型）	AB	A抗原、B抗原	なし

血液型と表面抗原がほぼ同じだ！　それとO抗原と抗O抗体がない……。

よう気付いたな。O型は「O」（オー）＝「0」（ゼロ）（何もない）と考えた方が分かりやすい。つまり、O抗原というのはないんや。だから当然、結合相手、つまり抗O抗体もないわけや。

この表を眺めると、各血液型は自身がもつ抗原以外の抗体を持っていますね。

素晴らしいわ！　よくそれに気付いたわね。

ほんまやな。今浜田君が言ってくれたことのついでに言うとくと、抗原と抗血清の組み合わせを見ると、どの血液型も必ず「A」と「B」のアルファベットを1つずつ含むのがわかるな。

本当ですね。それ、テストのときに役立つかも。ところで先生、僕がなぜO型なのかまだ分からないのですが。

え？　分からんか？

　じゃあな、例えば、父親の表現型がA型で母親の表現型がO型の場合を想定しよか。このとき、父親の遺伝子型は《AA》か《AO》のいずれかで、一方の母親の遺伝子型は《OO》の1通り。せやから、父親がどのタイプの遺伝子型を持つかによって子の遺伝子型は《AO》か《OO》の2通り生まれる可能性がある。B型やAB型の子

が生まれることは原則ない。

🧑‍🦰 ややこしいけどわかる？　こういうことよ（**図2.3-1**）。

図2.3-1　遺伝子型

①父の遺伝子型が《AA》のとき　　②父の遺伝子型が《AO》のとき

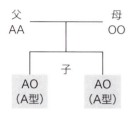 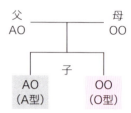

🐶 別の例で、表現型がB型同士の両親であれば、B型の遺伝子型は《BB》か《BO》のいずれかやから、子の表現型はB型かO型のどちらかが生まれる可能性がある。なお、祖父母の代まで遡ると、両親の遺伝子型が決定することもある。B型の父親の場合、その両親（祖父母の代）の血液型がO型とB型であれば、必然的に子（父親）の遺伝子型は《BO》と断定できるわけや。

🧒 おもしろいですね。じゃあ、僕の場合は、両親の血液型がA型とB型で、かつ遺伝子型がそれぞれ《AO》と《BO》であれば、O型が生まれる可能性がありますね。

🧑‍🦰 そうね、確率的には4分の1（25%）よ。

🧒 よかった（涙）！！

🐶 よかったな〜。ところで日本人のABO式血液型の割合は、A型：O型：B型：AB型＝4：3：2：1となっとる。外国やと割合はまた異なるんやけどな。

🧒 僕はO型だから3割の中に入りますね。意外に多いですね。あ、先生、ABO式血液型以外にも血液型があると聞いたのですが、他にはどんなものがあるのですか？

🧑‍🦰 血液型の決め手となる表面抗原にはいろいろ種類があって、ABO以外に**Rh**、MN、Luなどがあるのよ。

🧑 Rhは聞いたことあります。あとはよく知らないです。
👩 輸血を考える上ではABOとRhが特に重要よ。

血液型の判定

🧑 そうなんですね。では実際にどうやって血液型は判定されるのですか？ 遺伝子型を調べるのですか？

🐼 いいや。血液型の判定には、「**オモテ試験**」と「**ウラ試験**」（**図 2.3-2**）っていうのを行って決めるんや。どちらも、血球と血漿（抗血清）を混ぜ合わせてその反応を見て判定するんや。**オモテ試験は被検者の血球を利用し、ウラ試験は被検者の血漿を利用**する。

👩 つまり、血液型が既知の血液と未知の血液とを混ぜる（反応させる）ことで判定するってわけ。

🐼 ほんなら、血液型がA型の人の場合で考えてみよか。
　A型の血液（そもそもはA型と分かっていないが）は、オモテ試験（被検者の血球を利用）では、抗B血清（抗B抗体を含む血清（試薬））の混合では凝集せず、抗A血清で凝集する。

👩 ちなみに、凝集とは、抗原と抗体が結合し、大きな複合体を形成す

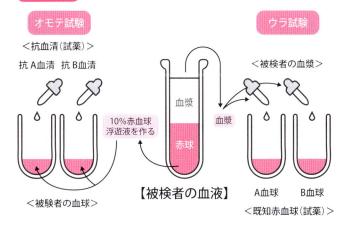

図 2.3-2 血液型の判定

表 2.3-3 血液型の判定における凝集

	オモテ試験		ウラ試験	
	抗A血清	抗B血清	A血球	B血球
A型	(＋)	(－)	(－)	(＋)
O型	(－)	(－)	(＋)	(＋)
B型	(－)	(＋)	(＋)	(－)
AB型	(＋)	(＋)	(－)	(－)

(＋)：凝集あり　(－)：凝集なし

　る反応のことよ。見た目は点状の塊が確認できるわ。

🐶 次に、A型の血液は、ウラ試験（被検者の血漿を利用）ではA抗原（A型赤血球（試薬））で凝集せず、B抗原（B型赤血球（試薬））で凝集する。

😵 複雑すぎて頭が混乱しそうです。他の血液型はどのようになりますか？

🐶 B型もA型と同様に考えればわかると思うで。O型の血液は、オモテ試験は抗A・抗Bいずれの抗血清でも凝集せえへんけど、ウラ試験ではA・Bいずれの抗原でも凝集する。AB型の血液は、オモテ試験では、抗A・抗Bいずれの抗血清でも凝集するけど、ウラ試験ではA・Bいずれの抗原も凝集反応せえへん（**表2.3-3**）。わかったかな？

😅 いや〜、僕のようにウラ街道をたどってきた人間にはよくわからないです。

血液型と性格

🧒 ところで先生、よく血液型は性格に影響を及ぼすみたいな話が言われますが、実際どうなのでしょう。

🐶 表面抗原の違いによって血液型が決まるわけやけど、実はこの抗原の差というのは細胞表面のあるタンパク質に結合する糖鎖の構造の違いなんや。この違いが性格に影響するかどうかといえば、現在の

ところ明確に科学的に証明されているわけではないので、「血液型と性格は関係ない」といったところやな。

🧑 ちょっと残念ですね。なんとなく血液型と性格は傾向があるように思ったのですが。

Rh式血液型

🧑 では先生、ABO式血液型と同様に輸血の際に重要なRhというのはどのようなものですか？

🐶 **Rh式血液型**は多くの抗原が存在する。D、C、c、E、eの5種類が基本となっとって、その中でも特に輸血や妊娠時など臨床上重要なのは**D型の抗原**や。D型抗原を有する場合をRh（＋）、有さない場合をRh（－）と表記する。**日本人はほとんど（約99.5％）がRh（＋）**なんや。

🧑 ABO式よりもすごく割合が偏っていますね。では、Rhがどのように輸血と関係があるのですか？

🐶 輸血はほんの少しのミスでも命に関わる重大な事故につながるから、慎重に進められる。そして医療従事者はこのことをしっかり理解しておく必要があるわな。輸血の条件は、供血者側の血液型と受血者側の血液型の特にABO式とRh式の血液型を一致させること。万が一の不一致の輸血の事故を防ぐため、両者の血液を使って反応しないこと（適合する）を確かめる「**交差適合試験（クロスマッチテスト）**」をあらかじめ行う必要があるんや。

👧 交差適合試験にも、「**主試験**」と「**副試験**」の2つがあるのよ。血液型のオモテとウラのようにね。

🐶 そう。これはABO血液型抗体と血球の反応を見るために行う試験なんや。主試験は《受血者側の血清》と《供血者側の血球》の反応を、副試験は《受血者側の血球》と《供血者側の血清》を混ぜ合わせ、凝集反応が起こらないこと（陰性）を確認する。さらに、主試験・副試験で陰性を確認した後、受血者（患者）の血清中にABO血液

型抗体（IgM）とは別の抗体（臨床的に意義のある不規則抗体）を検出する試験（間接抗グロブリン試験）も行われる。これらの試験が不適合輸血を避ける大切な工程になるんや。

　輸血には全血、赤血球、血小板輸血などがあるけど一般に輸血といえば赤血球などの成分輸血が基本で、全血輸血は今ほとんど行われてへんのや。

AB型血液の不足

🧑 ときどき街中で「献血にご協力ください」っていうのを見かけますけど、大体「AB型が不足しています」って書いています。それはどうしてですか？

🐶 AB型はさっきの存在割合で話したように、日本人の1割（10%）しかおれへんからな。10人に1人や。その上Rhまで考慮した場合、Rh（－）型の存在割合が0.5%やから、「AB型であり、かつ、Rh（－）の人」の割合っていうのは、0.1×0.005＝0.0005となり、なんと1万人中5人つまり2千人中1人という確率や。

🧑 そんなに少ないのですね。

Rh式血液型不適合妊娠

👧 それと、Rhに関しては「Rh式血液型不適合妊娠」について押さえておく必要があるわね。

🐶 血液型がRh（－）の女性とRh（＋）の男性の間で妊娠した場合、Rh遺伝子は優性やから、ほとんどの胎児の血液型はRh（＋）となるわな。この時点では、母体の中で特に問題なく第一子は子宮の中で育まれる。

　ところがや。特に分娩の際、経胎盤的に胎児の血液が母体内に入ってしまう。体内に侵入した胎児由来赤血球表面抗原Rhは、母体にしてみたらはじめて侵入してきた抗原であり異物やから免疫系が作動する。すると、Rh抗原に対する抗体（抗Rh抗体）が母体内

で作られるわけや。ありゃまー、しかもその抗体の種類はIgGや。

IgGといえば胎盤を通過するタイプの抗体じゃないですか！

そうなんや。問題は次や。第二子を妊娠した時に問題が生じる。第二子も第一子と同様に血液型はRh（＋）となるわな。母体内にはすでに作られた抗Rh抗体があって、しかもその抗体は胎盤を通過できるIgGやから、臍の血液を通じて胎児の中へと抗体が入っていく。するとやな、胎児の赤血球表面のRh抗原に母体由来の抗Rh抗体が結合し、やがてその赤血球を破壊させる。結果、胎児の中には重度の貧血が生じ、胎児が危険な状態となるわけや。

ええー!!　そんなの気の毒すぎます!!　じゃあ、Rh（−）の女性は第一子しか妊娠できないのですか？

気が早いやっちゃな〜、まあ待ちいな。今は治療法があるんや。その方法としては、第一子出産後遅くとも72時間以内に抗D抗体（抗Dヒト免疫グロブリン）を注射し、胎児由来のRh（＋）抗原（D抗原）を母体内で働かなくするっていう方法があるんや。そうすると第二子も問題なく妊娠できるわけや。

奥が深いですね。今日は遺伝の勉強やら血液型、輸血や妊娠の話までいろいろ勉強になりました。ありがとうございました。

まとめやで！

血液型の遺伝と輸血の原理

☑ ABO式血液型では、A遺伝子とB遺伝子は優性、O遺伝子は劣性である。それらの組み合わせにより表現型＝血液型が決まる。

☑ 各血液型は赤血球の細胞表面抗原（凝集原）と血清中の抗体（凝集素）によって区別される。

☑ 輸血にはABO式以外にRh式血液型も重要となる。

☑ 輸血の際はクロスマッチテスト（主試験と副試験）を経て反応しないことを確認することが重要である。

CHAPTER 2

 4 一度かかった病気は二度とかからない

免疫

🧑 先生、一度かかった病気は二度とかからないと言いますが、僕の弟は毎年のようにインフルエンザにかかっています。実際には何度でも同じ病気にかかるのですか？

🐶 う〜ん、それはなかなか難しい問題やな〜。じゃあ、浜田君、風疹とかおたふく風邪にかかったことあるか？

🧑 はい。小さいころにおたふく風邪に一度かかりました。

🐶 その後、再びかかったか？

🧑 いえ、おたふく風邪は1回きりです。かれこれもう15年くらい経っています。

🐶 せやろな。もちろん、今後おたふく風邪にかからんとは断言できひんけど、一度ある病気にかかったら、体の中でその病原体に対する免疫ができて、二度とかからんような仕組みがあるんや。

🧑 まるで体が病原体を記憶しているみたいですね。そんな免疫とはどういう仕組みなのですか？

🐶 免疫とは、疫（やまい）を免（まぬが）れる仕組みのことで、空気中や水中、食べ物の中には目に見えへん様々な病原体がおるわけやけど、それら**異物（抗原、非自己）を排除する仕組み**のことや。

👩 体外から侵入してくる病原体もそうだけど、体内で発生した異物や老朽化した細胞、異常細胞、移植された他人の臓器なども異物とみなされ、それを除去・処理する仕組みも免疫の仕事よ。

🧑 へ〜〜、いろいろ仕事があるのですね。

で、その免疫は一見有益なシステムなんやけど、メリットばっかりあるわけやない。デメリットもあるんや。免疫系が過剰に働く「アレルギー」、自己の体内の一部または全身組織が異物とみなされ攻撃を受ける「自己免疫疾患」っていう厄介な病気をまねく場合もあるんや。

まさに両刃の剣ね。

免疫は、大きく「**自然免疫**」と「**獲得免疫**」という二大システムで構成される。どちらも病原体を排除する仕組みという意味では同じやけど、それなりに違いもある。

ちなみに、獲得免疫は我々ヒトなどの脊椎動物だけがもつシステムで、その他の生物は自然免疫だけで生存しているのよ。

え!そうなんですか。では、この2つの違いとは?

自然免疫は、生まれつき備わる（先天性）免疫で、**反応が速く、反応強度が小さく、特異性が低い**。獲得免疫は、生まれた後に獲得する（後天性）免疫で、反応が遅く、反応強度が大きく、**特異性が高い**。ざっとこんな感じや。あと、同じ病原体が再び体内に入ってきたとき、その病原体に対し反応強度がさらに高くなる（二次免疫応答）のは獲得免疫の特徴や（**表2.4-1**）。

それが二度同じ病気にかからない仕組みのことですね。

表 2.4-1　自然免疫と獲得免疫の違い

	反応速度	反応強度	特異性	終生免疫（2回目以降の反応）	関与する主な細胞
自然免疫	速い	弱い	低い	同じ	好中球 マクロファージ など
獲得免疫	遅い	強い	高い	2回目の反応の方が強い	リンパ球 抗原提示細胞

獲得免疫

🐶 ほな、獲得免疫の概要（特異的免疫）を見ていこか。

　まず、ここに出てくる抗原（免疫の対象となる物質）は、外界から侵入してきた細菌・ウイルスなどの病原体そのもの、または病原体が産生する毒素など攻撃対象となる異物をいう。その異物が体内に侵入すると、マクロファージのような貪食細胞が異物を取り込んで消化する。おもろいことに、その後マクロファージは、近くのリンパ節または脾臓へ移動し、T細胞の1つであるヘルパーT細胞にその取り込んだ異物の断片（抗原）を提示するんや。

👧 異物断片というのがポイントね。これを「抗原提示」というのよ。

🐶 一方で、ヘルパーT細胞側は提示された抗原を自身のT細胞レセプターで認識する。するとヘルパーT細胞はキラーT細胞やマクロファージにその抗原を持った異物を攻撃せよと指令を出す。指令を受けた細胞たちは活性化して異物を攻撃するわけや。主にキラーT細胞は、ウイルスに感染した細胞（細胞内にウイルスが存在）を攻撃するのが得意なんや。

👧 キラーT細胞、つまり細胞そのものが免疫の主役になるこの免疫を「細胞性免疫」って呼ぶのよ。

🐶 続けて、ヘルパーT細胞はもう1つ仕事をしよる。リンパ球の一種、B細胞を刺激するんや。ほんなら最初に抗原提示を受けた抗原に対し特異的に結合する抗体を持つB細胞が分化して、形質細胞にレベルアップする。形質細胞は抗体を放ち（分泌）、それが血中をたどって異物のところまで達して、抗原（異物）を攻撃するってわけや。抗体は主に血液中に存在するから血液中の病原体への攻撃を得意とするんや。

👧 抗体というのはタンパク質の一種で液性因子だから、これによる免疫を「液性免疫」って呼ぶのよ。

👦 つまり、獲得免疫には細胞性免疫と液性免疫があり、どちらも特異

的に敵を攻撃するというわけですね。

🐶 そうや。で、ここからがスゴイ。今回の抗原刺激を受けたヘルパーT細胞やB細胞の一部は、原則、何十年もその人の体内に居続けるんや。で、もしまた別の日に（数年後であっても）同じ抗原が入ってきたら、その抗原に即座に反応し、直ちに攻撃をしかけることができる。ワシらには全く自覚症状なく知らん間に済まされるんや。

👩 これら体内で長年生存し続ける細胞のことを「メモリー細胞」って呼ぶのよ。「一度かかった病気に二度かからない」のはこの細胞の存在のおかげね。

👦 すごいですね、基本的に白血球の寿命って短いものが多かったと記憶していますが、メモリー細胞は何十年と生き続けるわけですね。

👧 ちなみに、HIV（ヒト免疫不全ウイルス）という病原体は、獲得免疫の主役であるヘルパーT細胞を破滅していくという恐ろしい病原体ね。

👦 ヘルパーT細胞が機能しないと、獲得免疫が壊滅状態になりますね。怖い病気です。

🐶 せやから、HIVの感染経路もしっかり覚えとこな。

ワクチン

🐶 ところで、この獲得免疫システムを医療にうまいこと応用したものに「ワクチン」がある。

👦 聞いたことあります。エドワード・ジェンナーの天然痘が有名ですね。

👧 そう、よく知ってるわね。牛痘の感染歴をもつ牛の搾乳師が当時かなり恐れられていた天然痘にかからないという事実に着眼した話だったわね。

🐶 ワクチンには、「弱毒生ワクチン」「不活化ワクチン」「トキソイド」と性質の違いによっていくつか種類があるんやけど、基本原理はどれも同じなんや。

　体に異物（抗原、ワクチン）を注入することで疑似的に感染した

状態を作り、体は病原体の侵入と解釈して獲得免疫システムを動かせる。そしてメモリー細胞を出現させる。これが免疫として定着できれば、いざ本物の病原体が入ってきても軍備は十分、真っ先に攻撃できるというわけや。

「弱毒生ワクチン」は、**生きた病原体だけど感染症を引き起こすほどの強いものではない病原体**のことで、例えば、BCGワクチン（結核）、麻疹ワクチン、風疹ワクチン、ムンプスワクチン（おたふく風邪）などがあるわ。

「不活化ワクチン」は、**完全に死滅させた病原体そのもの**のことで、例えば、最近やっと日本でも保険適用されたポリオワクチンの他、B型肝炎ワクチン、A型肝炎ワクチン、インフルエンザワクチン、百日咳ワクチン、狂犬病ワクチン、コレラワクチンなどがあるわ。

「トキソイド」は、病原体が産生する**毒素を化学処理して抗原性は保持したまま無毒化した**もので、例えば、ジフテリアトキソイド、破傷風トキソイドなどがあるわ。

どのワクチンも、本物そっくりの病原体もどきで、体の中で免疫系を作動させるダミーよ。

でもなんか、生ワクチンって怖いですね。できたら不活化ワクチンの方を選びたいですけど。

まあそういう気持ちもわかる。実際、以前生ワクチンとして使用されていた経口ポリオワクチンは副作用も出て、身体運動の不自由が生じることもあった。せやけど、生ワクチンには生ワクチンの利点がある。弱毒ながら生きている抗原やから、ワクチン接種した病原体は血液に存在するものもいれば、細胞内に侵入するものもある。もちろん、悪さはせえへん弱い抗原やけどな。そこで、血液にいる抗原に対しては液性免疫が、細胞内に侵入して外に出てこない抗原には細胞性免疫が働く。つまり、生ワクチンは、液性・細胞性免疫の両方を作ることができるわけや。

一方、不活化ワクチンは完全に死んでる抗原やから、細胞の中に

侵入できひんから細胞性免疫は作動せえへん。つまり、不活化ワクチンは生ワクチンと比べて弱い免疫になるわけや。
- なるほど！　そういう理由があったのですね。
- あと、ワクチンでは、1回の予防接種で1種類のワクチンを接種することもあるけど、中には1回に複数のワクチンを同時に接種することもある。理由としては、特に子供なんかは嫌がる注射をいっぺんに済ませておきたいとか、予防接種の後しばらく期間を置かな別の予防接種（複数回接種を要するワクチンの場合は次の予防接種）ができひんとかやな。
- 麻疹と風疹の二種（MR）ワクチンや、ジフテリア・破傷風・百日咳の三種（DPT）混合ワクチンなどがありますね。
- でも先生、僕の弟は予防接種してるのにインフルエンザにかかりました。それはなぜですか？
- それはインフルエンザウイルスの性質によるもんや。インフルエンザの原因はウイルスで、このウイルスは遺伝子の一部を変えることでいとも簡単に自身の構造を変えることができる。ということは、せっかく予防接種でインフルエンザウイルスに対する免疫を体内で蓄えとっても、本物のウイルスは怪人二十面相のごとくすぐに顔つきをかえよるから、免疫からうまいこと免れよるんや。

　ちなみに、インフルエンザワクチンは「今年はこのタイプのウイルスが流行するだろうな」と予想して作られる。でもその予想が外れたり、ウイルスの形が変わったりすると、せっかくワクチンでつけた免疫でもうまく作動せえへんわけや。
- なるほど、それはやっかいですね。それでもやっぱり獲得免疫のすごさには驚きです。

自然免疫

- ところで先生、自然免疫は獲得免疫のように複雑なのですか？
- 自然免疫は、獲得免疫と違ってターゲットとなる病原体は決まって

図 2.4-1　自然免疫と獲得免疫

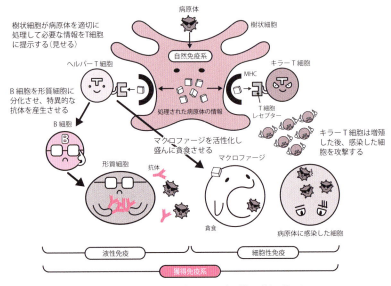

獲得免疫系の反応は特定の抗原（この図では病原体）に対して起こる

おらず、非特異的に異物を攻撃するのが主な仕事や。好中球、マクロファージ、NK（ナチュラルキラー）細胞などの細胞が担当して、獲得免疫よりもすばやい攻撃が可能や。まあ、自然免疫と獲得免疫はそれぞれの弱点を補うようにうまく働いているわけやな（図2.4-1）。

🧑‍🦰 ちなみに、NK細胞っていうのは、体の中で発生した腫瘍細胞やウイルスに感染した細胞をその細胞ごと壊すのよ。

🧑 自然免疫も奥が深そうですね。

🐼 そやな、これはこれでいろいろドラマがある。自然免疫の詳細やアレルギー、自己免疫疾患についてはまたの機会にしよう。

🧑 ありがとうございます。免疫って本当にすごいです。

まとめやで！

一度かかった病気は二度とかからない

- ☑ 免疫系は先天性の自然免疫と後天性の獲得免疫に大別される。
- ☑ 獲得免疫は細胞性免疫と液性免疫に分けられる。
- ☑ ヘルパーT細胞の指令のもと、キラーT細胞が細胞性免疫を、B細胞（分化して形質細胞）が液性免疫を担当する。
- ☑ 一度獲得免疫が作動すると長年体内で生存し続けるメモリー細胞が出現し、二度目の感染症を防止する。
- ☑ ワクチンは、生ワクチン、不活化ワクチン、トキソイドなどがあり、接種により獲得免疫を作動させ、感染症の予防となる。

CHAPTER
2

血液・免疫

4 一度かかった病気は二度とかからない

CHAPTER 2

5　5種類の抗体

🧑‍🎓 先生、抗体にはいくつか種類があるように習いました。なぜこんなに種類があるのですか？ やっぱり用途が異なるからですか？

🧑‍🏫 まず、抗体を産生する細胞は知ってるかな？

🧑‍🎓 はい。リンパ球の一種、B細胞ですよね。

🧑‍🏫 そうや。抗体は血液中のγ-グロブリンの仲間で**免疫グロブリン**とも呼ばれる。免疫グロブリンはその頭文字をとって（免疫はImmuno、グロブリンはglobulin）、「**Ig**」と表記されるんや。構造は、アルファベットのY字型で、分子量の大きい重鎖（H鎖）2本と、分子量の小さい軽鎖（L鎖）2本の合計4本のタンパク質が会合した四量体で、先端側約1/4を**可変領域**、残り3/4を**定常領域**と呼んでるんや（**図 2.5-1**）。

👩‍🎓 抗原に特異的に結合するのが可変領域ね。

🧑‍🏫 B細胞は抗原に対するレセプターを細胞表面に持っていて、ヘルパーT細胞から刺激を受けるとB細胞は形質細胞に分化（変化）する。この形質細胞が抗体を分泌するわけや。形質細胞が分泌する

図 2.5-1　抗体（ガンマ（γ）グロブリン）の構造

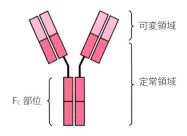

抗体は原則1種類の抗体やから、世に膨大に存在するあらゆる抗原に対応するため、何百万種類ものB細胞が準備されてるわけや。

なるほど、多くの抗原に抵抗するために膨大なB細胞が配備されているわけですね。

そういうわけや。で、抗体は、大きく分けて、IgG、IgA、IgM、IgD、IgEの5種類があり、体内ではこの順に存在量が多いんや。

さっき出てきた「Ig」にアルファベットをつけるの。アルファベットはG.A.M.D.E（ガムデ）って覚えておくと便利よ。**量の多い順**だし。

それぞれの抗体の特徴

先生、聞きたいようであまり聞きたくないのですが、その5種類のそれぞれの特徴をお願いします。

よっしゃ、ちょっと長くなるで。

①IgG

体内に最も多く存在し、抗体による**免疫応答の中で最重要抗体**や。抗体が異物（抗原）に結合すると、抗体の定常領域の一部（Fc部分）を認識する食細胞がその結合体を貪食する。つまり、異物の食細胞による貪食を促進させるわけや。このような効果を**オプソニン効果**と呼んでるんや。またIgGの重要な特徴として、**胎盤を通過**できる〔母から子（胎児）に抗体をあげることができる〕から（p.313～参照）胎児期と出生後数か月の乳児期の子の免疫が確保されるわけや。

②IgA

二量体構造（2個セットで存在する）をなし、主に**外分泌液中に含まれる抗体**や。唾液、涙、汗、粘液（気道・腸管など）、母乳などに含まれ、主に**外界と接する部分に存在**する。新生児は自力で抗体を作ることができひんから、母乳に含まれるIgAは感染防御の観点で重要なんや（新生児の胃内のpHは中性に近く、IgAが分解されにくい）。

③IgM

　五量体構造（5個セットで存在する）をなし、主に血液中に存在する。**感染して最初に作られる抗体**や。五量体やから抗原とくっつくと大きな複合体を形成しやすいのや。忘れたらあかんのが、**血液型に特有の抗体**（抗A抗体、抗B抗体）のタイプはこのIgMや。

④IgD

　機能は不明な点が多いから無視しときまひょ。

⑤IgE

　血中の存在量が最も少ない抗体で、本来の役割は、寄生虫への攻撃因子として活躍することや。また、厄介なI型アレルギー（即時型アレルギー）の発生に関与する。組織中では肥満細胞（マスト細胞）、血中では好塩基球の表面にあるIgEのFcレセプターに結合した状態で存在しとる。アレルゲン（アレルギーのもとになる物質）がIgEに結合すると、細胞の中に存在するヒスタミンやセロトニンなどの炎症反応誘発物質が放出されて、種々のアレルギー症状を引き起こすんや。

なんか盛りだくさんですね。IgDのようにまだ役割が分かってないものもあるのですね。胎盤を通過できる抗体がIgGのみだから、A型のお母さんが違う血液型、例えばO型の赤ちゃんを体内で育めるわけですね。

それはいいポイントよ。赤血球表面抗原（A抗原とB抗原）に結合できる抗A抗体と抗B抗体はIgMだからね（胎盤を通過できない）。

あ！　でも、Rh（－）のお母さんが第一子を生んだ後にできる抗体はIgGだから、これは胎盤を通過してしまって、胎児の赤血球にあるRh抗原を攻撃してしまうということでしたね（p.55参照）。

その通り。結構理解が深まって、しかもいろいろ知識がつながってきとるやん。いい感じや！

抗体の作り分け

🧒 じゃ、先生。この5種類の抗体は、どのように作り分けられるのですか?

🐼 抗体5種のそれぞれは「クラス」って呼ばれとる。ここで、抗体の構造をもう一度思い出してや。抗体は、2本ずつの重鎖（H鎖）と軽鎖（L鎖）からなる四量体構造でYの字型、そして可変領域という病原体と結合する部位、定常領域という抗体不変の部位があったやろ。実は、定常領域を入れ替えて（可変領域は変えない）異なるクラスの抗体分子に変えることができるんや。

👧 これをクラススイッチって呼ぶのよ。

🧒 その、クラススイッチとやらは、どうやって起こるのですか？

🐼 クラススイッチで入れ替わるのは、定常領域の重鎖なんや。この部位を作り出す大もとの遺伝子（つまりDNA）の再構成が起こる。もともと未熟なB細胞（ナイーブB細胞）はIgMを持っとる。例えば、IgMからIgGにクラススイッチするときは、遺伝子が再構成されて、定常領域が変化することでIgGができる。

🧒 では、他の抗体はどうなってるんでしょう。

🐼 メカニズムは結構複雑なんやけど、<u>IgMを持っているB細胞が、刺激を受ける場所や因子によってどのクラスへスイッチするのかが決められる</u>んや。例えば、リンパ節ではIgGまたはIgEに、腸管のパイエル板ではIgAにクラススイッチするんや。

👧 IgDだけは特殊で、遺伝子再構成ではなく、mRNAの加工段階の違いでできるのよ。

🐼 あともう少し。クラススイッチを終了させたB細胞（IgM→IgG）はヘルパーT細胞により再活性化されて、今度は、抗体の可変領域を規定する遺伝子にも変異が起こる。すると、抗体の可変領域のタンパク質構造が若干変化する。これによって抗体と抗原の結合力がより強くなる抗体が生み出されることになる（親和性成熟）。親和性成

熟はIgG抗体では起こるけど、IgM抗体では起こらへん。このことが
IgGが抗体の中で主役となる理由の1つなんや。

あ〜、もうお手上げのレベルです。でも、免疫系は多くの病原体に
対応するために遺伝子やらタンパク質が改変されて、適応できるよ
うになってることはわかりました。

では、今日はこの辺でおしまいにしよ。

まとめやで！

5種類の抗体

☑ 抗体はIgG、IgA、IgM、IgD、IgEの5種類があり、B細胞によっ
て産生される。

☑ IgGは体内の含有量が最も多い抗体であり、液性免疫の中心とな
る。

☑ IgGは胎盤を通過するため、胎児および出生後の乳児の主要な抗
体となる。

CHAPTER 3

第 3 章
消化器系

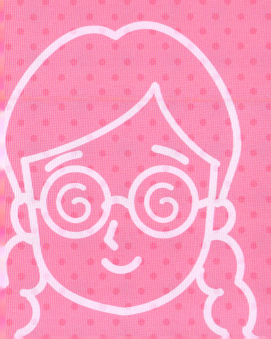

CHAPTER 3

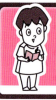 # 1 消化酵素による加水分解

加水分解

🧒 先生、消化器系の勉強をしていると、やたらと「加水分解酵素」というのが出てきます。中学か高校で習ったような気もするのですが、いまいちこの意味がわかりません。

🐶 加水分解か〜、まあそんなにややこしい話やないと思うけどな。

🧒 一応Wikiで「加水分解」というのを調べてみました。すると、「反応物に水が反応し、分解生成物が得られる反応のことである。このとき水分子（H_2O）は、生成物の上でH（プロトン成分）とOH（水酸化物成分）とに分割して取り込まれる。反応形式に従った分類により、加水分解にはいろいろな種類の反応が含まれる。」と書いてあったのですが、余計わかりません。

🐶 え！？　わかりやすい説明やと思うけどな。それではあかんか？

🧒 あかんです。要は、「水を加えて分解する」ということですか？

🐶 そう。せやからこの反応には水がいるんや。ほな、加水分解というのはどういう場面で出てくる？

🧒 栄養素を細かく切るときです。

🐶 せやろ？　ワシらが摂取する栄養素って最初はむちゃくちゃ大きいから細かく切断する必要があるわな。

👧 それを「消化」というのよね。

🐶 ある物質を切断すると、そこに切断面ができるわな？　ワシらも指を切ってしもうたら血ぃ出るやろ？　こりゃあかんということで、絆創膏貼るわな？　その絆創膏に該当するのが水分子由来のH（プロトン

図3.1-1 栄養素の切断面をカバーする水

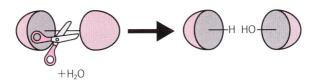

成分）と OH（水酸化物成分）って考えたらええんや（図3.1-1）。

🧑 なるほど。水分子は栄養素の切断面をカバーする絆創膏なのですね。

酵素

🐶 ところで、加水分解酵素の「**酵素**」って、そもそもどういう働きをするものか知っとるか？

🧑 栄養素を切る働きでしょ？　確かに、酵素はタンパク質の一種ですよね。

👧 そう。大切なポイントね。ただ、それだけではなく、先生は一般論としての酵素の役割を聞いておられるのよ。

🧑 切るだけじゃない？　とすると、「化学反応や化学変化を起こすもの」ですか？

🐶 50点やな。物質がエネルギーを必要とする化学反応を起こす場合、そのエネルギーのことを「活性化エネルギー」っていう。酵素というのは、その**活性化エネルギーを下げる**働きがあるんや（図3.1-2）。

👧 つまり、少ないエネルギーで反応を起こすことができるから、反応速度が飛躍的に早められるってわけ。触媒作用ともいうわね。

🧑 それってむちゃくちゃ重要な働きじゃないですか！

🐶 そういうこっちゃ。ワシらの体の中で生み出せるエネルギー量はたかがしれとる。酵素のおかげで大きなエネルギーをかけんでも化学反応を起こすことができるわけや。

　ついでに、むっちゃ重要な酵素の3つの特徴を覚えておいてな。

図 3.1-2 酵素の働き

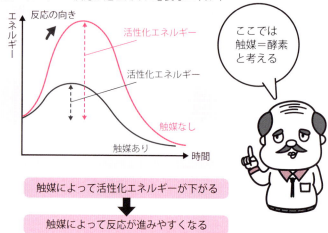

活性化エネルギー：反応が進むために必要なエネルギー

触媒によって活性化エネルギーが下がる
↓
触媒によって反応が進みやすくなる

👧「**基質特異性**」「**最適温度**」「**最適pH**」ね。

👦 あ〜、なんか高校の生物で出てきた気がします。

🐼 要するに酵素は、ある特定の基質（酵素と結合する相手となる物質）としか反応できひんし、温度とpHという物理化学的環境が整っとらんと最大限に働かへんのや。

👦 酵素って便利なようで、頑固な部分もあるのですね。

🐼 そうとも言えるな。せやからワシらの体温やpHが一定に保たれてるわけやな。

三大栄養素

🐼 ほな、消化酵素による加水分解の具体的反応にいこか。三大栄養素を挙げてみて？

👦 それは任しておいてください。炭水化物、タンパク質、脂質です。

🐼 よっしゃ。ほなら炭水化物って具体的にはどんなものがある？

👦 デンプンとグリコーゲンですかね。

補足するわね。炭水化物というのは化学式で書くと$(CH_2O)_n$なので「炭素（C）に水（H_2O）が付加した物質」という意味なのよ。食品栄養学的に、炭水化物は「糖質」と「食物繊維」に分けられるの。糖質はさらに、多糖、オリゴ糖、二糖、単糖など分子の大きさによっても細かく分類されるの。さっき言ってくれたデンプンやグリコーゲンは多糖の仲間ね。

ワシらが食事で摂取する多糖の大部分が**デンプン**や。この分子構造を見ると、**グルコース（ブドウ糖）という単糖がたくさん（数百から数千個）連なったもの**ということがわかるわな（**図3.1-3**）。

　つながる部分は単糖同士の結合、「**グリコシド結合**」や。これによって巨大な多糖になるわけや。

この構造をよく見るとね、グルコースが直鎖状に並ぶものと、分岐して並ぶものがあるわね。前者を「アミロース」、後者を「アミロペクチン」といって、両者の配合によって多様なデンプン種が存在するのよ。

つまり、そのグリコシド結合を、どんどん切っていくのが消化酵素の役割なのですね。

そういうこっちゃ。で、繰り返しやけど、その酵素が切るとき、水分子を必要とする。絆創膏やな。

図 3.1-3　デンプン

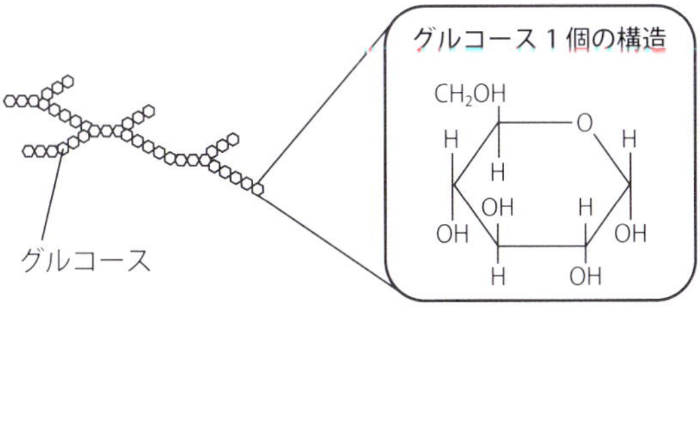

グルコース

グルコース1個の構造

CH2OH

消化酵素

🐶 ほな、具体的な消化酵素を挙げてみよか。トップバッターは**α-アミラーゼ**。これはどこの消化酵素や？

👦 はい。唾液です。

👧 唾液と"膵液"ね。

👦 あ、そうか！　膵液にも含まれていましたね。

🐶 せや。この酵素はデンプン中の**グリコシド結合を加水分解**し、**マルトース**という**二糖**またはデキストリンに分解するんや。

👧 **二糖というのは単糖が2つ連なったものですね。**たった一種類の酵素でかなり消化が進みますね。

🐶 せやな。実際、口の中では咀嚼の方が機能的に強く、消化酵素が反応する時間はほとんどなく飲み込んでしまう。そんでも、ずっとご飯を口の中で噛み続けてるとご飯の主成分であるデンプンがマルトースに変化するから、マルトースの甘味を感じるようになるやろ。このことからも消化反応が実感できるわな。

👦 ということは、実際二糖まで分解するのは膵液の影響が強そうですね。あと、確か二糖は他にも**スクロース（ショ糖）**と**ラクトース（乳糖）**があったような。

👧 そうよ。スクロースはお砂糖の成分だし、ラクトースは主に牛乳や人間の母乳に含まれているのよ。つまり、マルトース、スクロース、ラクトースは絶対覚えておくべき二糖の仲間ね。

🐶 せやな。で、これらの二糖はさらに、小腸の上皮細胞表面にある**マルターゼ、スクラーゼ、ラクターゼ**という消化酵素によって加水分解され単糖（**グルコース、フルクトース、ガラクトース**）になるんや（**図3.1-4**）。ちなみに、この消化反応は腸の細胞膜表面で起こるから"**膜消化**"って呼ばれているんや。

👧 やはりここでも加水分解反応が起こるのよね。単糖は"糖質の最も小さな構造"（単位）で、これらが腸の上皮細胞から吸収されるの。

図 3.1-4 二糖類

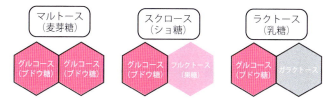

- 🧑 ガッテンです！

タンパク質

- 🧑 次はタンパク質の分解ですね。
- 🐶 せやな。ほなまず、タンパク質の構造を復習しよか。浜田君、いけるか？
- 🧑 かしこまりました！　タンパク質は、**アミノ酸同士がペプチド結合により多数連なったもの**です。デンプン中のグルコースがタンパク質中のアミノ酸に相当するって考えればいいですね？
- 🐶 そういうことや。そのペプチド結合を切っていくのが消化酵素の役割やな。

    そんなら、具体的に、タンパク質を加水分解する酵素を挙げてみよか。
- 🧑 胃液に含まれる<u>ペプシン</u>、膵液に含まれる<u>トリプシン</u>や<u>キモトリプシン</u>ですか？
- 👩 そうね。それらの酵素もすべて加水分解酵素よ。ちなみに膵液は膵臓で作られて十二指腸に分泌されることに注意よ。
- 🐶 では話をつなげよか。まずタンパク質は胃の中のペプシンによって<u>ポリペプチド</u>（まだ多数のアミノ酸が結合したもの）に分解される。次、十二指腸の中で膵液に含まれるトリプシンやキモトリプシンによって<u>ジペプチド</u>（アミノ酸2個結合）や<u>トリペプチド</u>（アミノ酸3個結合）にまで分解されるわけやな。

- 🧑 膵液はあと寸前ってとこまで消化するのですね。この後はやはり十二指腸以下の小腸でしょうか。
- 🐶 その通り！ 小腸上皮細胞の微絨毛に存在する**アミノペプチダーゼ**などの酵素で膜消化されて**アミノ酸**となる。
- 🧑 アミノ酸はタンパク質の構成単位ですから、やっと吸収できるわけですね。

脂肪

- 🐶 ほな、最後に脂肪の消化を見ていこう。ちなみに、「脂肪」と「脂質」はほぼ同じ意味で使われることが多いんやけど、どっちかいうと「脂質」は生化学で、「脂肪」は栄養学でよく使われるんや。
- 🧑 OKです。でも脂質といってもかなり広い意味になりますよね。しかも、水に溶けないのに、加水分解されるのですか？
- 🐶 まあまあ、いっぺんにいろんなことを聞かんと、一つひとつ解決していこうやないか。

　まず脂質の種類やけど、脂質はおおまかに単純脂質、複合脂質、誘導脂質に分類される。ここでは食物中のほとんどを占める（約95％）中性脂肪の**トリグリセリド（トリアシルグリセロール）**に着目するわな。これは、単純脂質の仲間で**グリセロール**に**脂肪酸**が3つエステル結合してできたもんなんや（**図3.1-5**）。
- 🧑 うっ、なんか複雑ですね。
- 👩 グリセロールはヒドロキシ基（水酸基）（−OH）を3つ持っていて、これらと脂肪酸中のカルボキシ基（−COOH）が結合しているのよ。この結合が「**エステル結合**」ね。
- 🐶 構造を見ると炭素原子と水素原子が多いから炭水化物に近い構造ともいえるけど、<u>酸素原子が明らかに少ない</u>。脂肪はこの炭素と水素の結合にエネルギーがため込まれているわけやな。
- 🧑 なるほど。では先生、消化の反応がどう進むのかが気になるのですが？

図 3.1-5 トリグリセリド

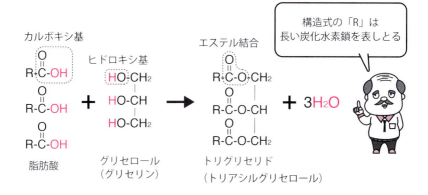

> 構造式の「R」は長い炭化水素鎖を表しとるよ

- 了解。脂肪酸の中の長い炭化水素基（ここではアルキル基）は水を嫌う疎水性でな、水溶性物質が近づけへんのや。
- ということは、脂肪を分解する酵素は疎水性ですか？
- それが違うんうん。脂肪を分解する酵素である「**リパーゼ**」は親水性（水溶性）や。せやから脂肪酸（疎水性）とリパーゼ（水溶性）は犬猿の仲や。ほなどないして消化反応を起こすんか。そこが糖質やタンパク質とは異なるところであり、ポイントになるところでもあるんや。
- う〜ん、リパーゼはどうやって脂肪を分解するのだろう。
- 気になるやろ〜？ 教えたろか？ 実はな、ここで胆汁が登場するんや。
- 胆汁？ 胆汁に脂肪を分解する酵素が含まれているのですか？
- ちゃうちゃう！ そうやない。実は、**胆汁は脂肪を「乳化」させるんや。**
- 乳化…。ほう……。
- 乳化というのは水溶性成分と脂溶性成分

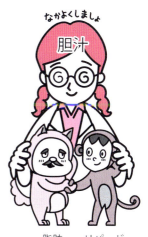

脂肪　リパーゼ

（疎水性成分）を共存させ馴染ませる反応をいうんや。ここでは脂肪とリパーゼを馴染ませる反応のことやな。

ちなみにマヨネーズも乳化させたものなのよ。食物油（疎水性）と酢（水溶性）を卵黄（レシチンという乳化剤）とで混ぜ合わせたものよ。あと、胆汁は、肝臓で作られて胆嚢に蓄えられ、十二指腸内に分泌される消化液であることも覚えておいてね。

すごい！　胆汁！　そんな働きがあるのですね。ということは、胆汁は「脂肪の消化を助ける働きがある」ということですね。

そういうことや。乳化させた脂肪（トリグリセリド）はめでたくリパーゼの加水分解反応を受けて構造中のエステル結合がプッチン！と切られる。その結果、《モノアシルグリセロールと脂肪酸》、または《グリセロールと脂肪酸》に分解されるってわけやな。

ここでも加水分解ですね。なるほど。よくわかりました。
　で、ここからさらに細かく分解されるのですか？

そう思うやろ？　実は分解はもうこれ以上されへん。次の反応は再び胆汁成分と結びついてミセルという大きな脂肪の滴になる。これが腸の上皮細胞に受動拡散によって吸収されていくんや。

ちなみにリパーゼも膵液に含まれる消化酵素ね。だから、膵液には三大栄養素すべてを分解する酵素が含まれているのよ。

三大栄養素の消化はすべて加水分解反応、でも少しずつ異なるのですね。今日もありがとうございました。

まとめやで！

消化酵素による加水分解

- ☑ 栄養素は加水分解酵素によって細かく分解される。
- ☑ 酵素による加水分解反応には水分子を要する。
- ☑ デンプンや主な二糖は、単糖（グルコース、ガラクトース、フルクトース）にまで分解される。
- ☑ タンパク質は最終的にはアミノ酸にまで分解される。
- ☑ 胆汁は脂溶性の脂質を乳化させリパーゼの働きを助ける。
- ☑ 乳化脂質は、リパーゼによってモノアシルグリセロールと脂肪酸またはグリセロールと脂肪酸に分解される。

CHAPTER
3
消化器系

1
消化酵素による加水分解

CHAPTER 3

2　消化酵素（消化液）の分泌調節

消化液の調節機構

🧑 消化反応はすべて加水分解酵素による分解ということはわかりました。でも消化液ってずっと分泌されているわけではないですよね。何か調節機構があるのですか？

👴 もちろん。

🧑 消化液って、唾液、胃液、膵液、胆汁、腸液がありますよね。このすべてにおいて調節機構があるのですか？

👴 そうや。調節機構がなかったらえらいこっちゃ。例えば胃液は強酸やから食べ物がない状態で分泌され続けたら胃壁がもたんからな。

🧑 そうですね。胃潰瘍？　胃炎？になっちゃいますね。

👩 消化液の中には水分、粘液、電解質、消化酵素など様々な物質が含まれ、調節されているのよ。

唾 液

🧑 なるほど。では先生、まずは唾液の分泌はどのように調節されているのですか？

👴 **唾液**は、主に3つの**大唾液腺**から分泌されるっていうのはええか？

🧑 はい。**顎下腺**、**舌下腺**、**耳下腺**ですね。これは覚えています。

👩 ちなみに、顎下腺と舌下腺は比較的粘性のある唾液を分泌し、顔面神経の支配を受けるの。耳下腺は漿液性といって比較的サラサラした性質の唾液を分泌し、舌咽神経の支配を受けているのよ。唾液は中性に近く、一日1,000〜1,500mL分泌されるの。99％が水分

🧑 で、中には消化酵素α-アミラーゼ（プチアリン）の他、ムチン（粘性成分のタンパク質）、口腔内の清潔を保つ物質リゾチームとIgAを含んでいるのよ。

👦 一日の分泌量としては案外多いですね。唾液の中に抗菌作用のある物質が含まれているので、犬が傷口をなめて唾液をなすりつけるのは理にかなっているのですね。

🐶 唾液で結構盛り上がってきたなぁ。じゃあ分泌調節にいこか。唾液の調節は「頭性分泌相（頭相）」が重要や。

👦 その名前からしてすでにやられてしまいそうなので、お手やわらかにお願いします。

🐶 唾液は常時ある程度は分泌されとるんやけど、口腔内に食物が入ると口腔粘膜に分布する触覚や温冷覚、味覚などの知覚神経が刺激される。その刺激が顔面神経や舌咽神経によって延髄の唾液分泌中枢に伝えられるんや。唾液中枢は唾液分泌の信号を唾液腺に伝え、結果として、分泌量が増加するってわけやな。

🧑 これを「無条件反射」というのよ。

🐶 次に、食べ物を見たり、においを嗅いだり、話を聞くだけでも唾液分泌は増加するやろ？　例えば浜田君、今、カツ丼やカレーライスのおいしそーなイメージをしてみ。

👦 ガンガンに唾が出てきます。

🐶 せやろ。これは、過去の食事体験の記憶に基づいて大脳皮質の記憶部位からの信号が唾液分泌中枢を刺激して分泌が起こっとるわけや。

🧑 これを「条件反射」というのよ。

👦 唾液分泌の頭性分泌相には無条件反射と条件反射があるのですね。

胃液

👦 では先生、次は胃液ですか？

🐶 よっしゃ。胃液は一日に約1,500mL分泌される無色透明の液で、

pHは1〜2（食事中）、胃壁の上皮細胞である**壁細胞**、**主細胞**、**副細胞**によってそれぞれ「**塩酸**」（殺菌作用、ペプシノゲンの活性化、消化）と「**内因子**」（ビタミンB$_{12}$の吸収促進）、「**ペプシノゲン**」（活性化されてペプシンとなりタンパク質分解酵素の働きをもつ）、「**粘液**」（胃の粘膜保護）が分泌され、胃液はこれらの混合液や。調節機構は3種類覚えといてほしい。「**頭性分泌相（頭相）**」「**胃性分泌相（胃相）**」「**腸性分泌相（腸相）**」の3つやで。

ややこしそう…。

食物が口に入ると、触覚や温冷覚、味覚などの情報が入力され、その刺激が迷走神経に伝えられると反射的に胃液が分泌される。また、食物が口に入る前でも、食物の視覚や嗅覚などの情報が入力され、その刺激が大脳皮質から迷走神経に伝えられ、結果、壁細胞が直接刺激されて胃液が分泌されるんや。

これが唾液分泌と同じ**無条件反射と条件反射**からなる「頭性分泌相」ね。

次、食塊が実際に胃に入ると壁細胞への直接刺激や、胃の拡張刺激が起こる。その結果、胃液が分泌される。また、食塊中のタンパク質の分解産物刺激によって胃粘膜のG細胞から**ガストリン**というホルモンが分泌される。ガストリンは壁細胞を刺激し**塩酸の分泌を促す**んや。

これが「胃性分泌相」ね。

次、胃の中の消化がある程度進んだ糜粥（ドロドロに消化された食物）が十二指腸に入り、糖質や脂肪、タンパク質の分解産物が十二指腸粘膜に接することで、十二指腸から**セクレチン**、**胃抑制ペプチド（GIP）**、**ソマトスタチン**などの因子が分泌されよる。**これらは胃液分泌を抑制する働きを持つ**んや。

これが「腸性分泌相」ね。頭相、胃相、腸相の3つのうち、腸相が"ブレーキ"役ね。胃液分泌のブレーキはとても大切よ。胃酸過多になれば胃の粘膜は炎症を受け、胃潰瘍や胃穿孔の原因になるわ。

😊 確かに胃液の分泌にブレーキがないと大変ですね。頭相と胃相がアクセル、腸相がブレーキというわけですね。

胆汁

😊 次は胆汁ですね。

🐶 **胆汁**は肝臓で合成され、胆嚢で濃縮・貯蔵される消化液の一種で一日に600～1,200mL排出される。分泌経路は、胆嚢→胆嚢管→総胆管→十二指腸内腔やな。

😊 いわゆる胆道ってやつですね。

🐶 胆汁の排泄は、「**頭性分泌相（頭相）**」と「**腸性分泌相（腸相）**」の2つが重要や。

　まず、「頭相」。胃液の分泌と同様、**条件反射や無条件反射**による迷走神経刺激で胆嚢が収縮して分泌される様式や。

😊 食べ物を見たり、味わったり、口の中に入れることで起こる反射ですね。「腸相」の方は?

🐶 食物中の脂肪が十二指腸に達すると**コレシストキニン**（ホルモンの一種）が分泌される。それが胆嚢を収縮させ、さらに**胆膵管膨大部括約筋（オッディ括約筋）を弛緩**させることで胆汁の排出を促すってわけや。

👩 胆膵管膨大部括約筋（オッディ括約筋）というのはとても大切よ。これは、胆管と膵管が十二指腸への開口部手前で合流する部分にあるの。十二指腸の内側から見ると開口部はやや膨らみがあって、そこを「**大十二指腸乳頭（ファーター乳頭）**」と呼んでいるのよ。

😊 この辺りは複雑なのでしっかり解剖を勉強する必要がありますね。

膵液

😊 じゃあ、次は膵液をお願いします。

🐶 OK。**膵液**は無色透明、pH7.0～8.9の弱アルカリ性、一日に700～1,000mL分泌される。膵液も「**頭性分泌相（頭相）**」、「**胃性分**

泌相（胃相）」、「腸性分泌相（腸相）」の3つがあるんやけど特に重要なんが「腸相」や。

　まず、上部小腸（十二指腸）に達した食塊に反応して十二指腸の細胞から**コレシストキニン**というホルモンが分泌される。これが膵臓に移行し刺激を与えることで大量の**消化酵素を分泌**させるというわけや。さらに、酸性度の高い食塊が十二指腸に達すると十二指腸から**セクレチン**という別のホルモンが放出される。これも膵臓を刺激し、高濃度の《重炭酸イオン（HCO_3^-）》と低濃度の《塩素イオン（Cl^-）》を含む大量の膵液を分泌させるんや。

重炭酸イオンの役割はとても大切よ。まず、酸性度の高い胃液を中和し、消化酵素が働く環境（最適pH）を整えるの。

　中和反応は、「$H^+ + HCO_3^- \rightarrow H_2CO_3 \rightarrow CO_2 + H_2O$」となって、酸の原因（$H^+$）を相殺するのよ。

　あと、膵液中の消化酵素は、膵アミラーゼ、トリプシンやキモトリプシン、リパーゼが含まれるのは前回習ったわね。

まとめると、コレシストキニンは胆汁の分泌と膵液中のとくに消化酵

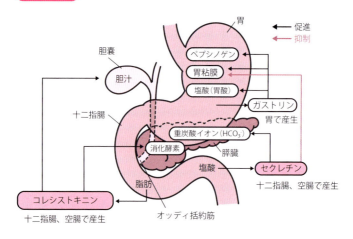

図 3.2-1　コレシストキニンとセクレチン

素の分泌、セクレチンが重炭酸イオンの分泌を促すのですね。どちらのホルモンも十二指腸から分泌され膵臓を刺激することで消化液が放出されるのですね（図3.2-1）。

そうね。あと、セクレチンは胃液の腸相つまりブレーキとしての役割があったことも覚えておいてね。

腸液

では、最後に腸液ね。

腸液は一日約2,400mL分泌され、弱アルカリ性の液や。
　腸管内の糜粥による触覚刺激または炎症刺激で反応し腸内反射が引き起こされることや、**迷走神経刺激、セクレチンやコレシストキニンなどの消化管ホルモンなどが腸液の分泌を促す**んや。しかし、腸液の中に消化酵素は含まへんことに注意せなあかんで。

どういうことですか？

これは前回出てきたように、小腸上皮細胞の微絨毛刷子縁という表面に"固相化"させた形で酵素が存在し、栄養素を分解する、……

あっ！「膜消化」ってやつですね。

そうね。ちなみに、《膜消化》に対して《管腔内消化》も覚えておいてほしいわ。これは、胃や十二指腸の内腔で行われる、酵素を含む消化液によって行われる消化のことよ。

結局、ワシらが意識せえへんところで体は様々な分泌調節を行い、その主役は神経性調節（自律神経）や体液性（ホルモン）調節ってことやな。あと大腸があるけど、大腸は消化酵素を合成・分泌せず、基本的に水分の吸収による糞便形成が主な役割や。

唾液から始まり腸液までの調節がよくわかりました。調節機構は頭相、胃相、腸相が基本で各部位似ていますね。ありがとうございました。

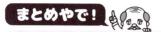

消化酵素（消化液）の分泌調節
- ☑ 消化液は、唾液、胃液、膵液、胆汁、腸液などに分類される。
- ☑ 消化液の分泌調節は、頭相、胃相、腸相の3つが主となる。
- ☑ 調節には自律神経およびホルモンが関わる。
- ☑ 消化管内に存在する消化酵素の所存によって管腔内消化または膜消化が行われる。
- ☑ 胃と十二指腸では管腔内消化、小腸では膜消化が主となる。

CHAPTER 3

3　消化のその後〜吸収〜

- 消化器系の機能のポイントは「消化」と「吸収」ですね。「消化」は前回で大体理解できました。でも……。
- でも？
- 実は僕、「吸収」もあまり理解できていません。
- なるほどな。「吸収」も確かに奥が深いといえば深い。ほな、今日は「吸収」について勉強するか。
- ありがとうございます、助かります。というか、僕、「吸収」という"言葉の意味"もあやしいです。

吸収

- ここでいうとる <u>吸収</u> は、<u>消化管の中で消化した栄養素を体内、特に腸の中の循環系に移動させるという意味</u> や。
- つまり **消化器から循環器への移動** ね。でも、体内ではこれ以外にも吸収という言葉が使われることがあるわよ。一般的に、ある場所から血管やリンパ管など循環器への運搬を「吸収」と呼ぶことが多いわ。
- 「吸収」の意味、よくわかりました。しかし <u>消化管ってすごいですね</u>、「消化」と「吸収」って一見方向性の異なる作業を同時に行うわけですからね。
- 確かにな。でも、<u>すべての消化管が「消化」と「吸収」の両方を担うわけやないんやで</u>。
- 違うのですか？　すべての消化管は両刀使いだと…。
- こりゃあかん！　まずはそこからや。ほなら、消化管を上から下まで

図 3.3-1 消化器

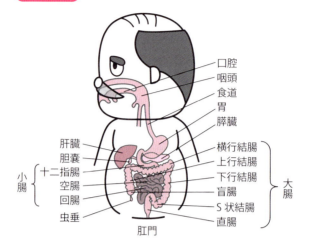

🧑‍🦰 すべて言うてみ。

👦 それは大丈夫です。口腔、咽頭、食道、胃、小腸、大腸です。

👧 小腸は《十二指腸・空腸・回腸》、大腸は《盲腸・結腸・直腸》と、さらに細かく分かれるのも大丈夫ね？（**図3.3-1**）

👦 はい。あと口腔から胃までを上部消化管、その後の小腸・大腸を下部消化管とする言い方があるのも知っています。

🧑‍🦰 これで役者はそろった。ほなここから、消化管の各部位での消化と吸収をそれぞれ見て、両刀使いかどうかをチェックしていこか。消化するものは、3章1の復習も兼ねて三大栄養素な。

消化器ごとの働き

🧑‍🦰 ほな最初、口腔から。口腔では何が行われる？

👦 歯による咀嚼と唾液中の消化酵素アミラーゼによる消化です。

👧 つまり、口腔では「消化」の働きのみね。

🧑‍🦰 次は、咽頭・食道。食道は、読んで字のごとく食べ物の通り道やな。ここでは消化・吸収は起こっていると思うか？

さすがに、あのスピードで食物が移動する間に、消化・吸収するのは厳しそうですね。

その通り。次は、

あっ、ちょっと待ってください。咽頭は、空気と食べ物の両方が通る道だから消化器と呼吸器を兼任しているからね。

確かにそうでしたね。では次の胃ですが、胃の中では胃液が分泌されます。胃酸である塩酸と消化酵素である「ペプシン」というタンパク質分解酵素が含まれていましたね。

ほな、胃は「消化」のみということかな？

はい。きっと。

ん〜、まあ教科書的には正解やな。

厳密には、胃では少量の水分やアルコールを「吸収」するのよ。

どおりで何も食べずにお酒をのんだ時って酔いが早いわけだ。

次は小腸やけど、小腸は長いので、分けて考える必要があるな。最初に十二指腸。3章2で「膵液」と「胆汁」が十二指腸に分泌されると習ったわな。膵液は三大栄養素すべてに作用する消化酵素、そして胃液の中和に働く重炭酸イオンが含まれるんやった。胆汁の働きは何やった？

確か、胆汁は、肝臓で合成されて胆嚢で濃縮される消化液で、働きは脂肪の消化を助けるのでしたね。

ベリーグッドや。結論的に、十二指腸も「消化」が主で「吸収」への寄与は低い。ほなら、次いってみよう!!

次は空腸、そして回腸です。僕は「食うかい（空回）？」って覚えています。

（それは無視して）空腸と回腸は厳密には機能が若干異なるけど、ここでは同じと考えよ。

　ほな、ここで「消化」のために分泌されている消化液、消化酵素は？

前回の話で膜消化っていうのが出てきました。

CHAPTER
3

消化器系

3

消化のその後〜吸収〜

🐼 そや。糖質とタンパク質の最終分解反応が細胞膜表面で行われ、それを膜消化っていうんやったな。お待たせしました！！ その後、分解産物はその場で吸収されるんや。

👦 ということは、空腸・回腸は二刀流だ！！

🐼 まあ、そういうことになるな。

👧 前回でも言ったけど、**大腸（結腸・直腸）は消化酵素をもたず**、水分や電解質の吸収を担うから、「吸収」のみの機能ね。

🐼 まとめると**表3.3-1**のようになるわな。

表 3.3-1　消化・吸収の役割

	消化	吸収
口腔	○	×
咽頭・食道	×	×
胃	○	△
小腸（十二指腸）	○	△
小腸（空腸・回腸）	○	○
大腸（結腸・直腸）	×	○

栄養素別に消化と吸収をみる

🐼 よっしゃ、ここからは視点を変えて、栄養素別に「消化」と「吸収」をみていこう！　まず、炭水化物（糖質）の代表格であるデンプン。
　デンプンは、唾液と膵液の中のアミラーゼで二糖の**マルトース**まで分解され、マルトースは腸（主に空腸）の中のマルターゼで単糖の《グルコース2分子》に分解されるんやったな。OK？

👦 OKです！

👧 デンプン以外にも糖質の中には二糖や食物繊維があるわね。二糖は

ラクトースとスクロース、食物繊維はセルロースが有名よ。ラクトースは空腸上皮細胞上の**ラクターゼ**によって《グルコースとガラクトース》に、スクロースは同じく空腸上皮細胞上の**スクラーゼ**によって《グルコースとフルクトース》に膜消化されるの、セルロースは人間には分解酵素はないのよ。

つまり、炭水化物はグルコース、ガラクトース、フルクトースの3種類が最終分解産物として重要やってこっちゃな。

　　次、タンパク質。消化過程言えるか？

はい。タンパク質は、胃液中のペプシンで分解されて、ポリペプチド（ペプトン）となり、膵液のトリプシンとキモトリプシンで短いペプチド（ジペプチドやトリペプチドなど）となり、腸液のアミノペプチダーゼなどで最終分解産物であるアミノ酸になります。

OK。最後は脂質やな。いけるか？

いえ、難しいです。

膵液の中のリパーゼで、脂肪酸とモノグリセリド（モノアシルグリセロール）に分解されるんだったわね。もちろんリパーゼが働く前には胆汁による乳化が必要よ。リパーゼによる分解後は再び胆汁成分と一緒になってミセルという脂肪滴を作るのよね。

よし、そろったな。ほな今回のポイント、分解（消化）によって出てきたグルコース・ガラクトース・フルクトース、アミノ酸、ミセルはどこで吸収されるんや？

小腸です。特に空腸・回腸で。吸収大事ですね。吸収されないと、そのまま肛門から出てしまいますもんね。

OK。吸収された栄養素のその後は？

その後？　吸収されたらそれで終わりと思っていました。

それは甘い。<u>循環器系である血管やリンパ管を利用する</u>んやったやろ？　小腸は吸収した栄養素を次にどこに運ぶのか、そこまで理解せなあかん。

それは血管ですね。小腸の周囲に取り巻く毛細血管に運ぶのでしょ？

おしい！　血管に運ばれる栄養素は、サイズが小さく水溶性の糖質（グルコースなど）とアミノ酸や。

え？　脂肪成分であるミセルは？

ミセルは小腸の細胞内に一旦入り、再びトリグリセリドとなって他のタンパク質（アポリポタンパク質）やコレステロールなどと結びついて「カイロミクロン」という脂肪成分の運搬体になるんや。これは血管ではなく、"リンパ管" に取り込まれるんや。

ここポイントね。血管ではなくリンパ管に取り込まれる理由はサイズが大きく水に溶けにくい性質だからよ。ちなみに、食物の中でもサイズの小さい脂肪（短い脂肪酸）はリンパ管ではなく血管に取り込まれるのよ。

なるほど。吸収先は血管かリンパ管と分かれていて、その分かれるポイントはサイズと親水・疎水の化学的性質ですね。確かに、奥が深い…。

　では先生、それぞれに吸収された栄養素はこの後どうなるのですか？

まず血管に取り込まれた栄養素は、この後、門脈を通って肝臓に運ばれる。リンパ管に取り込まれたカイロミクロンは最終的には静脈に注がれ、血液と合流するわけや。このリンパの流れは5章4（p.176〜）を参照してな。

これで三大栄養素の消化・吸収がすべて終了ですね。あ〜、つらい授業でした。

今回は三大栄養素に着目したけど、他にもビタミンやミネラルなどの栄養素があるわね。これらは下部消化管、特に十二指腸や大腸でも吸収されるから注意よ。あと、口腔の特に舌下の静脈から経口薬が吸収されたり、大腸では腸内細菌によってビタミンKなどの栄養素が作られて、私達の体に吸収されるの。これらのことも試験に出やすいポイントよ。

確かに三大栄養素のみならず五大栄養素まで勉強しないといけませ

んね。頑張ります。今日もありがとうございました。

まとめやで！

消化のその後～吸収～

☑ 栄養素の吸収は主に小腸で行われる。

☑ 糖質の単位（グルコース、ガラクトース、フルクトース）およびタンパク質の単位（アミノ酸）は小腸上皮細胞で吸収され血管に輸送され、門脈を通り肝臓に運ばれる。

☑ 中性脂肪（トリグリセリド）はリパーゼおよび胆汁によりミセルとなり小腸上皮細胞に吸収され、カイロミクロンになってリンパ管に輸送される。

CHAPTER 3

4 消化器と自律神経の関わり

🧑 先生、消化器はホルモンや自律神経によっていろいろな役割を果たすのはわかるのですが、自律神経って具体的にどのように消化器に寄与しているのですか？

🐼 ええ質問や。ほなまず、**自律神経**の基本。この神経は何と何に分けられるんやった？

🧑 はい。**交感神経**と**副交感神経**で構成されています。

🐼 OK。ほなら、体がエキサイトする場面、あるいはエキサイトするべき場面の時に機能が高まるのはどっちや？

🧑 そりゃあ交感神経でしょ。逆に、リラックスするときは副交感神経です。

🐼 ほな、自律神経は一般に体のどの部位を支配してるんや？

🧑 主に**内臓、平滑筋、血管、分泌腺**だったはずです。

🐼 よっしゃ。問題は、腸管に対して、交感神経と副交感神経がどのように作用するかやな。

🧑 先生、ちょっといいですか？　僕、昨日久しぶりに彼女候補とデートしたんです。

🐼 えらい唐突やな。

🧑 ちょっと思い出したのですよ。

🐼 何をや？　やらしいことか？

🧑 違いますよ！　実はデートの最初の方は緊張していたんですけど、午後になってリラックスしてきて夕方5時くらいになった時、グーッとお腹が鳴ったんです。

🐼 なるほど。まあそういうこともあるわな。オナラやなくてよかったやん。

それで？

それで、今思いついたのですけど、リラックス時に高まる副交感神経は、腸管の運動と関係があるのではないか、ということです。

おお！なるほどな。逆に、試験前とか何かのプレゼン発表前などかなり切羽詰っている時やと、お昼前でもお腹がすいてグーグー鳴るか？

いいえ、食事がノドを通らないほどに緊張していて、腸管の運動が抑制されると思います。きっと交感神経の影響ですね。

ふ〜ん、わかりやすい話やな。

交感神経は腸管運動を抑制し、副交感神経は腸管運動を高める、ということを身をもって確認できました。これが本当の勉強ですね。

ええこっちゃ。

要は、自律神経の消化器への影響を考えるときは、**積極的に消化機能に影響を及ぼす副交感神経**、もっと言えば、内臓を支配する副交感神経である迷走神経の役割を考えたらええわけや。

交感神経はとにかく「抑制」と覚えておけばいいわけですね。

厳密には唾液分泌など交感神経の関与もあるのだけど、消化器の場合、多くの積極的な働きは副交感神経が行うわね。

消化管の組織構造

よっしゃ。前向きになってくれたところで、最初に消化管の組織構造を復習しとこ。坂本さん、お願いできるかな。

はい、わかりました。消化管は筒状の縦長構造だけど、輪切りにして、その"切り口"を見たときの組織は、内腔側から「粘膜」「筋層」「外膜」の順に3層で構成されるのが基本よ。場所によって少しずつ異なるのだけど、**消化液を合成・分泌あるいは栄養素を吸収**するのが粘膜、**消化管の運動に寄与**するのが筋層よ。外膜は漿膜といって比較的丈夫な**膜**をもつ部位もあれば、もっと薄くて弱い結合組織性の膜をもつ部位もあるのよ。

消化管の運動というのは？

- 🧒 **蠕動運動、振り子運動、分節運動**が大切ね。
- 🧑 蠕動運動というのは食塊や消化物を肛門側へと送る運動のことや。逆立ちしても食べ物を飲み込めるのは口から胃に送るこの運動のおかげや。振り子運動や分節運動というのは消化管の内容物を消化液と混ぜ合わせて消化・吸収作用を促進させる運動のことや。
- 🧑 グーッとお腹が鳴るのはもしかしてこのような消化管運動の影響なのですか？
- 🐶 そういうこっちゃ。つまりリラックスして副交感神経の働きが活発になると腸管運動も活発になってお腹が鳴ったりするわけやな。
- 🧑 では、この消化管を構成する組織と副交感神経の関わりというのは？
- 🐶 いよいよ本題や。粘膜の最も表層に分泌腺があってや、具体例をいうと胃や腸に存在する胃腺や腸腺という分泌腺があるけど、これらの分泌腺の下層に「**粘膜下神経叢（マイスネル神経叢）**」という**分泌腺を動かす（支配する）神経ネットワーク**がある。この神経がまさに副交感神経の1つ、迷走神経に由来するわけや。迷走神経の働きが高まるとマイスネル神経叢も活発になる。すると、分泌腺からの分泌機能が促進されるってこっちゃ（**図3.4-1**）。
- 🧑 つまり、副交感神経である迷走神経の1つの機能は分泌腺支配とい

図3.4-1 消化管分泌腺を動かすマイスネル神経叢

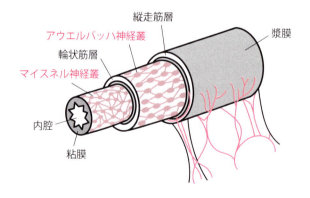

うわけですね。

そういうことや。それから、迷走神経はこれ以外に筋層も支配しとる。筋層というのは、組織学的には「平滑筋」でできてるんやけど、胃のように斜走・輪走・縦走の3層構造をなしたり、腸管のように輪走・縦走の2層構造やったりするんや。

平滑筋は自律神経の管轄でしたね。

そや。で、その筋層間には、「筋層間神経叢（アウエルバッハ神経叢）」というのがあるんや。

あ！また神経叢！　これも迷走神経からくるわけですか？

その通りや。

つまり、この**神経叢が働くと筋層が活発に収縮運動**する。その結果、**消化管の運動が活発になる**ということですね。振り子……とか。

蠕動運動、振り子運動、分節運動よ、覚えておこうね。

了解です。逆立ちしながら食べられる運動のことでしたね。

それは蠕動運動な。でも、試してみようとか真似したりしたらあかんで。

も、もちろんいたしません。今回のテーマ、消化器への自律神経の関わりは副交感神経の一種、迷走神経を主に、消化液の分泌、そして消化管運動を促進しているってことですね。よくわかりました。ありがとうございました。

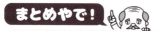

消化器と自律神経の関わり
- ☑ 消化管は自律神経（交感神経と副交感神経）の支配を受ける。
- ☑ 消化管の積極的な機能は副交感神経の一種、迷走神経が主となる。
- ☑ 消化管の組織構造は、粘膜、筋層、外膜が基本となる。
- ☑ 消化管内で、粘膜下神経叢（マイスネル神経叢）が消化液の分泌を、筋層間神経叢（アウエルバッハ神経叢）が消化管の運動に寄与する。

CHAPTER 3

5 肝臓で作られる血漿タンパク質の役割

🧑 肝臓って本当にいろいろな役割があってビックリです。その中の一つ、教科書に「肝臓では、アルブミン、グロブリン、フィブリノーゲンのような主要血漿タンパク質を合成する」とあるのですが、これらのタンパク質の役割がすごく難しいです。

🐶 おお、丸暗記するだけやなく、その役割を納得するまで理解したいというのは感心やな。

　肝臓で合成される血漿タンパク質、特に代表的なものが**アルブミン**、**グロブリン**、**フィブリノーゲン**。これらは人の栄養状態や病気を反映する重要な物質やから血液検査でも検査項目の1つになってるんや。

🧑 じゃあ、やっぱり理解しておかないといけませんね。

アルブミン

🧑 では、まず、**アルブミン**からお願いします。

🐶 よっしゃ。**血漿中のタンパク質**って実は100種類以上あるんやけど、量的には、**50～70%がアルブミン**というから相当多い血漿タンパク質なんや。そやから、アルブミンの役割はしっかり理解しとかなあかんな。せやけど試験に出るのはそんなにぎょうさんない。坂本さん、お願いな。

👩 はい。アルブミンの役割は、①**血中の膠質浸透圧の発生**、②**物質の運搬**などが重要と思われます。

🧑 アルブミンが「物質の運搬をしている」というのは初耳でした…。膠質浸透圧というのは聞いたことがありましたが。

🐶 そうやな。確かに膠質浸透圧の役割の方が教科書に記載されること

が多いかもな。ところで、膠質浸透圧の「膠質」ってどういう意味や？

???膠（にかわ）の性質??

膠質とはコロイドのことで、コロイドとはある物質を意味するのではなく水分の中に粒子の大きな別の物質が溶け込んでいる状態をいうのよ。

なんかよくわかりませんが。要するに、膠質はアルブミンが血液に溶け込んでいる状態を表すと考えればよいわけですね？

まぁそんな感じや。次、「浸透圧」の意味は？

浸透圧は、溶媒である水を引き付ける、みたいな。

ある半透膜で仕切られた濃度の異なる2つの溶液間における水（溶媒）の移動する力のことをいうのよ。結果的には、<u>濃度の低い方から濃度の高い方へ溶媒が移動する</u>の。さらに浸透圧の強さは溶液の濃度に比例するの。高濃度だとより強い力で水が引かれるし、低濃度だと引く力は弱くなるのよ（図3.5-1）。

大体わかったか？　生体で考えると、血管外（間質液）と血管内（血液）という2つの溶液間における水を引き付ける力が浸透圧ってわけで、その<u>引く力の源がアルブミンやから膠質浸透圧</u>って呼ぶわけやな。

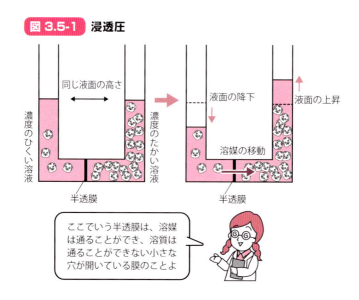

図3.5-1　浸透圧

納得です。

ほな聞くけどな、もし、**血液中のアルブミンが低下したらどうなる？**

水分が血管内に十分引き付けられないから、血管外の組織に水分がたまってしまいますね。

それを「浮腫（または浮腫み）」というのよ。

そういえば「アルブミンの低下は浮腫を起こす」と覚えました（p.286参照）。

覚えるだけやなく、理論的に理解してくれたらうれしいなぁ。

ところで先生、アルブミンが低下するようなことってあるのですか？

ある。例えば、肝機能障害。アルブミンを合成するのが肝臓やから肝機能が低下すれば当然アルブミンが減る。それからネフローゼなどの腎機能障害。腎臓は血液を材料に尿をつくるから、もし腎機能が低下して尿の生成時に血液成分のアルブミンが尿に出てしまったらどないなる？

血中のアルブミン濃度が低下してしまいますね。

そうね。それが「低アルブミン血症」ね。他に、低アルブミン血症になる原因は？

栄養失調とかはどうなりますか？

飢餓状態になって極度の栄養不足になると、アルブミンの合成量が減ってしまうこともあり得るわね。栄養失調の子で下腹部が前にはりだしているのをテレビとかで見たことがあると思うのだけど、それは腹腔にたまった水、**腹水**よ。

なるほど、そうやって考えると血中のアルブミン値が正常範囲にある重要性がわかりますね。

そうね。ちなみに血清アルブミンの正常範囲は「3.7～4.9g/dL」よ。

ほな、②アルブミンの運搬機能としての役割にも触れとこか。
　　例えば、ビリルビンの運搬やな。

確か、古くなった赤血球が脾臓で壊されてヘモグロビンがビリルビンと鉄になり、そのビリルビンがアルブミンと結合して肝臓まで運ぶ

のでしたね（p.42参照）。

🐶 そうや！　よう覚えとったな。そのビリルビンを間接型ビリルビンって言うんやったな。

グロブリン

🐶 ほなら次は、2つ目の血漿タンパク質、**グロブリン**にいこか。
　グロブリンは、α、β、γの3種類があってやな、

👦 また細かな種類が出てくるのですね。

🐶 そうや、その中でも試験によう出てくるのが**ガンマ（γ-）グロブリン**や。

👦 γ-グロブリンは免疫のところで出てくるような……

👧 そうよ。いわゆる**抗体**のことね。B細胞（分化して形質細胞）が合成するのよね。

👦 確か、IgG、IgA、IgM、IgD、IgEの5種類がありましたね（p.64～）。

🐶 そうや。これら抗体のすべてがγ-グロブリンというわけやな。

👧 γ以外のグロブリンは、例えばアルブミンと同じく運搬機能もあるのよ。例えば、β-グロブリンの中で**トランスフェリン**というのがあるの。これは、鉄を運搬するのよ。

👦 あっ、もしかして！　脾臓で古くなった赤血球の分解後に鉄が出てきました。鉄は骨髄へ運ばれますが、もしかするとトランスフェリンが運ぶのですか？

👧 そういうことよ。

👦 でもどうしてわざわざ運搬してもらうのですか？　血流を漂っていればいずれ目的場所に行けるのに。一人ぼっちだと寂しいからですか？

🐶 ようそこに気付いた！　アルブミンやトランスフェリンなどのタンパク質と結合して物質を運搬する理由は、腎臓で尿の成分として排泄されてしまうのを防ぐ働きがあるからなんや。

👧 鉄が単独で血中を移動すると腎臓から尿として排泄される運命になるから、アルブミンなどサイズの大きなタンパク質と一緒に移動することで排泄できないようにしているのよ。

🐶 ええ感じに議論が深まってきたな。

フィブリノーゲン

🐶 ほな最後に3番目の血漿タンパク質、<u>フィブリノーゲン</u>や。

🧒 フィブリンという似た名前のタンパク質は知っています。確か、血液の凝固に関係するタンパク質ですよね。

🐶 そう。フィブリノーゲンは<u>トロンビン</u>という別の血液凝固因子によって<u>フィブリン</u>になって血液の凝固の最終段階に関わる。もし肝機能が低下すれば、フィブリノーゲンの量が低下するから正常な血液凝固ができひんようになる。そしたら、体のいたるところで出血しやすくなったり、血が止まりにくくなったりするわけや。鼻血が頻発するっていうのも症状の一つやな。

👧 なるほど！　納得です。これですべて終了ですね！

👩 臨床では、血漿タンパク質は、アルブミン（A）とそれ以外（グロブリン（G））と総称されることが多いので、血液検査では<u>A/G比</u>として表されるの。栄養状態や疾患を判断するための指標となるのよ。

👧 よくわかりました。血液検査ってとても大切ですね。今日もありがとうございました。

まとめやで！

肝臓で作られる血漿タンパク質の役割
- ☑ アルブミン、グロブリン、フィブリノーゲンは肝臓で合成される主な血漿タンパク質である。
- ☑ アルブミンは膠質浸透圧の発生、物質の運搬を行う。
- ☑ グロブリンはα、β、γのサブタイプがあり、特にγ-グロブリンは抗体として重要である。
- ☑ フィブリノーゲンは血液凝固因子の一種であり止血に寄与する。

CHAPTER 3

6 腸間膜、腹膜そして大綱

- 🧑「膜」という用語は解剖学で本当によく出てきますよね。でも、実際に見たことがないものだから、イメージしにくいです。
- 🐶 それはもっともな意見やと思う。見たことないものをイメージせぇいうのは酷な話やな。解剖実習で見るチャンスがある人もいるけど、それでも「生体」で見ないとな。そういう意味では、手術見学することが一番のチャンスかも。それか動物実験を見学させてもらうのもええやろな。
- 🧑 今後、そのようなチャンスをうかがうことにします！

漿膜

- 🐶 ほんなら今日のテーマは「膜」や。膜といっても今回は 漿膜 や。漿膜は、<u>胸部・腹部に存在するわりと光沢のある膜</u>でな、<u>漿膜上皮と漿膜下組織で構成</u>され、臓器の表面や体幹の腔所の内面を覆い、比較的丈夫な膜なんや。
- 👧 ちなみに、その漿膜上皮は単層扁平上皮構造ね。
- 🧑 今日のテーマ、膜！ぜひお願いします。腸間膜や腹膜っていうのがさっぱりわからないので。
- 🐶 その他は？
- 🧑 大網というのも腹膜が合わさったものだと習いました。とりあえず、この辺りをしっかり理解したいです。
- 🐶 解剖学の知識はな、一つひとつバラバラで覚えるんやなく、比較対照できる場所を想像しながら覚えると定着しやすいで。
- 🧑「腹部」の対照となるのは「胸部」ですか？

104

そうや。腹部と胸部を比較して考えるとええよ。ほな、胸部の中で腹膜に対応するものって何や？

「胸膜」ですかね。

OK！　じゃあ、腹腔に対応するものは何やろ？

そのままですけど「胸腔」です。

よっしゃ。じゃあ「腹腔」の定義はわかるか？

うーん？　以前何度か医療事故のあった「腹腔鏡手術」、それと関係ありますか？

あるある。ちなみに、腹腔の中に入れる内視鏡を「腹腔鏡」と呼ぶ。まぁそれは置いといて、簡単に言うと<u>腹腔とは、横隔膜や腹壁に囲まれた空間</u>で、その内側表面には腹膜という壁紙が張られとると思っといて。

それは、非常にわかりやすいですね。それに対して、胸腔とは胸壁と横隔膜で囲まれた空間で、やっぱりその内面にも胸膜という壁紙が張られているわけですね。

そう。で、腹壁って何から構成されてる？

胸壁を構成するものは、肋骨などの骨と肋間筋だったので、腹壁は骨と…。

背部には骨があるけど（脊柱）、腹部にはないわよ。

あっ確かに！　筋肉だけですね。外腹斜筋・内腹斜筋・腹横筋・腹直筋でしたね。

そう！　しっかり覚えといてな。

　ほなら、次。胸膜には、胸壁の裏側（内側表面）を覆う「壁側胸膜」と、胸部の臓器の表面を覆う「臓側胸膜」があるけど、これらの腹部に相当するものは？

なるほど、そう考えるのですね。腹壁の裏側（内側表面）と腹腔内臓器、例えば胃や小腸、大腸、肝臓などを覆う膜ですね？

そう。

胸部と同じように考えると、「**壁側腹膜**」と「**臓側腹膜**」でしょうか。

- 🐶 グッド！ええ感じや。で、面白いのは壁側腹膜と臓側腹膜は折り返して1枚につながっとる。これも胸膜と同じや。つまり、この2枚の膜の間にできる空間を、腹部では「腹膜腔」、胸部では「胸膜腔」と言うわけや！
- 👧 ちなみに腹膜透析を行う際、この腹膜腔に透析液を入れて、拡散による物質交換を行って老廃物を除去するのよ。あと、前回（p.101）出てきた栄養失調の子の下腹部に水がたまる話、実は腹水はこの腹膜腔に貯留するのよ。
- 👦 なるほど、水は腔所に溜まりやすいからですね。

後腹膜

- 👦 それと先生、解剖学の教科書に「後腹膜」ってありますよね。あれって何ですか？
- 🐶 あれも変な用語やな。後腹膜というのは、腹壁をぐるっと内側に覆っている腹膜のうち、裏側に張っている腹膜つまり背側のものを指してるんや。
- 👦 後腹膜器官というのは今の話とつながりますか？
- 🐶 もちろん。**後腹膜よりも後ろにある臓器**がいくつかあってな。それらを**後腹膜臓器（器官）**なんていうわけや。
- 👦 え！ すべての臓器が壁側腹膜の内側にあるわけじゃないのですね！
- 👧 そうよ。例えば、**腎臓、副腎、十二指腸、膵臓**などが後腹膜器官よ（**図3.6-1**）。

腸間膜、大網

- 👦 う〜ん、だんだん頭がすっきりしてきましたが、まだすっきりしないのは、「腸間膜」と「大網」です。腹膜が合わさったものといわれていますが、そもそも腹膜が"合わさる"なんて、意味不明です。
- 🐶 確かにその通りやな。こんな小ネタどうや。例えば、小腸や大腸を、ここにあるサランラップ®の芯やと考えてみて。

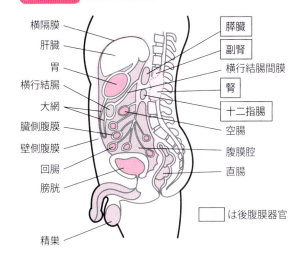

図 3.6-1　腹腔の矢状図

☐は後腹膜器官

🧑 先生、そんなもの仕込んでくださっていたのですね。僕のためにありがとうございます。

🐶 それが仕事やから…というか、話聞いとるか？

🧑 もちろんですとも。

🐶 そして、この腸管を包む腹膜がここにあるちょっと長めのサランラップ®や。そしたら今から芯をラップで包んでみるで。

🧑 ラップが少し余っちゃいましたね。まあ、ラップが長いから当然ですね（図3.6-2）。

🐶 この余ったラップを見てみ。

🧑 あ～あ、くっついてしまいましたね。くっついた部分は2枚重ねだからちょっと分厚くなっています。

🐶 これが **腸間膜** なんや！　あっ！　漢字に気ぃつけてな。腸管膜って書いたらあかんで。

🧑 え！　腸間膜は2枚構造！　もとのラップが腹膜、2枚合わさったものが腸間膜、そう考えればいいのですか？

🐶 そうや。

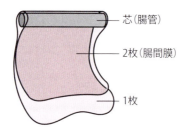

図 3.6-2 腸間膜のイメージ

😀 この2枚重ねの1枚1枚はどこにいくのですか？
👧 それが壁側腹膜よ。
😀 え！ じゃあ、**腸間膜と壁側腹膜はつながっているのですか？**
🐼 そういうこっちゃ。
😀 じゃあ、大網も、一緒ですか？
🐼 まあ、そんなところやな。ラップの芯が、小腸ではなくて胃であると考えてくれたらそれでしまいや。
😀 そうか！ 同じく大網は腹膜が2枚重ねで胃とつながっていると習ったのはそういうわけですね。でも大網は横行結腸にもつながっていたような。
🐼 そう。ラップの芯に相当するのが2つ、つまり、胃と横行結腸になるだけや。
😀 大網は腹膜が2枚重なっていて、横行結腸にもつながる（図3.6-3）。
🐼 ただ、胃と横行結腸の間膜（2枚）が長いから間膜が折り返して（ターンして）重なり、4枚の膜になる。厳密には、この4枚の膜部分が大網なんや。
😀 不思議な構造物ですよね。
🐼 ワシもそう思う。あと、特徴として覚えといてほしいことは、腸間膜も大網も膜の間に血管が豊富にあっていろんな役割を持っとる。さっき出てきた透析液の拡散にも役立つ。さらに、大網の中には乳斑と

図 3.6-3 大網

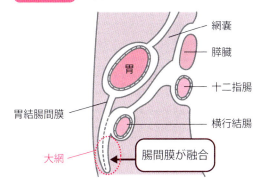

呼ばれるリンパ組織があって、腹腔内で生じた炎症を鎮める働きをもつそうや。この大網の働きを利用して、胸部で生じた、もしくは手術後に感染症が生じるであろう部位に大網を張り付けて炎症を鎮めたり、予防したりっていう治療にも一役買ってるんやで。

🧒 大網すご過ぎ！

👧 最後に、腸間膜内を走る血管は腸間膜静脈といってやがて合流して太い1本の血管、門脈となることは基本だから覚えておいてね。

🧒 肝臓にいく血管ですね。なるほど。腹膜って単なる「膜」ではないのですね。人体、素晴らしい！　今日もわかりやすい説明をありがとうございました。

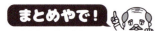

腸間膜、腹膜そして大網

- ☑ 腹腔内に存在する腹膜は、壁側腹膜、臓側腹膜があり、互いに折り返してつながっている。
- ☑ 互いの腹膜によって閉鎖された腔所を腹膜腔という。
- ☑ 腸間膜は小腸と壁側腹膜を結ぶ2枚の膜であり、中には門脈に通じる静脈が通る。
- ☑ 大網は胃および横行結腸の間の間膜であり2枚の膜が折り返して重なり4枚の膜で構成される。
- ☑ 大網には感染症に対する抑制作用があり、臨床に応用されている。

CHAPTER 4

第 4 章
呼吸器系

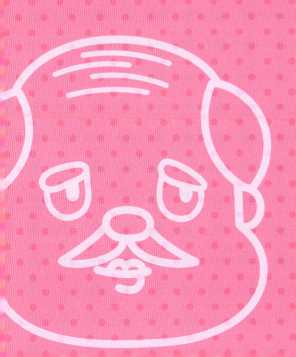

CHAPTER 4

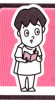 **1　胸腔、胸膜腔、そして肺胞腔**

🧑 呼吸器系の構造は、イメージが付きにくくて苦手です。循環器系の心臓とか血管の構造は比較的シンプルなんですけどね。

👩 呼吸器の中にはいろんな「腔」があって、それが拡がったり狭まったり。さらに血液循環も同時に考えないといけないから結構大変ね。

👴 具体的にどんなことが分からんのや？

🧑 僕が一番いやなのは「胸腔」という用語です。そもそも「腔」というのは「空間」を表していると理解しているのですが、「胸腔」というと胸の中に「ぽっかりと空いた、つまり何も存在していない空間」があるように聞こえますが、解剖図（アトラス）を見ても、胸部にそのような空間はないですよね。

👩 浜田君、よく解剖図を見ているわね。すごいじゃない。

👴 ほんならな、よう似た言葉で「腹腔」や「腹膜腔」というのがあるんやけど、これはどうや？

🧑 「腹腔」は確か、腹壁で囲まれた空間と理解しています。

👩 その空間には何があるの？

🧑 う〜ん、腸管をはじめとするいろいろな腹部臓器が入っていたと思います。たまたま、腹部の手術を見学する機会があったのですが、「腹腔はここだ」と手術をしている外科医に教えてもらえたので、自分の中でイメージはついています。

👩 ちなみに消化器の章で勉強したけど、腹膜より後ろにも臓器があったわね。それは？

🧑 まかせてください。「後腹膜器官とか後腹膜臓器」っていいますね。例えば腎臓がその一例です（p.106参照）。

🐶 よう覚えとった。やっぱり実際に見たらイメージがわくからな。ほな、「胸腔」を見る機会、つまり胸部の手術を見る機会はなかったんか？

👦 はい、胸部の手術は見学したことがありません。だから教科書を見るしかなく、それでもわからないので、今日先生に教えてもらうしかありません！！

🐶 そんなおだてられたらワシも俄然(がぜん)やる気が出てくるなぁ！

👦 お頼み申す！

🐶 よっしゃ、まずは「胸膜」からいこう。

胸膜

🐶 「胸膜」はどこにあるか知っているか？

👦 それくらいは…。読んで字のごとく「胸にある膜」でしょ。

🐶 そんな小学生みたいな…まずは次のことを覚えんと。
　「胸膜」っていうのは、大まかに肺を包んでいる「**臓側胸膜（肺胸膜）**」、胸壁（つまり肋骨と肋間筋など）の内面を張っている「**壁側胸膜**」、そして縦隔の表面を張っている「**縦隔胸膜**」に分けられるんや。

👦 なるほど、胸膜は胸の中で、数か所に存在しているのですね。先生の今の説明はすごくわかりやすいです。

🐶 ところがや。その「臓側胸膜」「壁側胸膜」「縦隔胸膜」は実は**連続している1枚の膜**なんや！

👦 え……。やはり先生の説明はわかりにくいです。

👧 平面図で描いたら一筆書きができるということね。

🐶 ほな次のイラストを見てみよか。胸膜の所在がきっとわかるやろ。

👦 今度こそよろしくお願いしますよ。

🐶 まかしといて。まず**図4.1-1a**を見ると、1枚の胸膜でできた紙風船のようなものがあるやろ。もともとはこの内部が「胸腔」や。

👦 なるほど。ここまではOKです。

🐶 次は**図4.1-1b**を見てな。発生の"初期肺"に見立てた握りこぶし

図 4.1-1 発生をもとにした胸膜・胸腔の理解

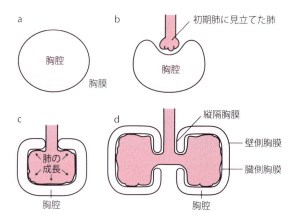

　で紙風船の一片を押し込む。さらに紙風船を押し込むとともに握りこぶし（肺）が成長し、どんどん大きくなる。要は、もともと胸腔外にあった肺が胸膜を少しずつ内側に押してくるイメージやな。

　続いて図4.1-1cを見ると、さらに「肺」が胸膜の片側をずんずん押して、「胸膜でできた紙風船」がどんどんへしゃげていく。当然肺が大きくなるにつれて、「胸腔」はますます狭くなってくるわけやな。

🧑 なんか、肩身が狭そうですね。かわいそう。

🐶 胸腔はものすごく小さく（狭く）なってしまうけど、本来は頑丈な外壁（胸壁）があるからつぶれずにその空間は保たれる。それで最後の仕上げや。肺は左右あるから2倍にした図4.1-1dがワシらの実際の体内の状態を模倣しとるんや。

👧 結局、胸膜は肋骨（胸壁）に接する「壁側胸膜」、肺の表面に接する「臓側胸膜」、そして縦隔部にある「縦隔胸膜」の領域があるのがはっきりわかるわね。これらが全部つながっているのも一目瞭然ね。

🧑 なるほど、この図を見ると、「胸腔」が小さいながらも「胸膜」に包まれた空間であることがわかります。でも、もし患者さんに「胸腔っ

てなんのこと？」って聞かれたら説明するの結構難しいですよね？

🐶 確かにな。そやなぁ、もっと単純に説明すると、こういうのはどうや。

　人間の呼吸器の構造は、箱の中に風船が入ってるようなもんなんや。で、その風船の口と箱の外はつながっとる。ここで言う「箱」っていうのは「肋骨、肋間筋、胸骨などの胸壁」、「風船」は「肺」のことを指す。通常は箱ん中いっぱいに風船が膨らんだ状態で入っとるけど、当然箱と風船にはわずかな隙間がある。その隙間の空間を「胸腔」って言うとわかりやすいやろ？

👦 なるほど。え、でも先生。箱（胸壁）の内面も風船（肺）の表面も胸膜で覆われていますよね。ということは、今言った胸腔というのは胸膜で囲まれた腔、つまり胸膜腔じゃないのですか？　もしかして、「胸膜腔」と「胸腔」は同じ意味なんですか？

🐶 すごく鋭いな！

　厳密には、「胸腔」というのは体内の腔所の1つで、胸部に存在する胸壁でできた空間のことなんや。で、「胸膜腔」というのは、ここに膜の概念が加わる。要するに、さっき説明した壁側胸膜と臓側胸膜が互いに折り返してできた袋状構造、この腔所が胸膜腔なわけや。でも便宜上臨床では胸膜腔を胸腔と呼ぶ場合が多いんや。

　まぁここまで、解剖に対して意識してくれれば上出来や。一生懸命説明した甲斐(かい)があったわ。

肺胞腔＝胸腔？

👦 ついでにお聞きしますが、「肺胞腔」というのは「胸腔」と同じ意味…なわけないですよね。ハハハ。

🐶 ないな。そんなおいしい話ないわぁ。字も全然違うし、共通している漢字は「腔」だけやないか！　「肺胞腔」っていうのは肺胞内の空間のことや。

👧 もう少し細かく言うと、「肺胞」は「肺胞（上皮）細胞」に囲まれた直径200μmほどの袋状構造なの。人間が口から吸い込んだ空気

は、気管→気管支→葉気管支→区域気管支→細気管支→終末細気管支→呼吸細気管支などを順に通って、最終的に肺胞に到達するのよ。**肺胞腔というのはまさに今言った肺胞の中の空間のことよ。**

ということは、肺胞腔は大気（外気）とつながっていますね。同じ「腔」という言葉が呼吸器系にいくつかありましたが、今日はスッキリと整理することができました。いつもながら、ありがとうございます。

まとめやで！

胸腔、胸膜腔、そして肺胞腔

☑ 肋骨、胸骨など胸郭でできた内腔を胸腔という。

☑ 胸腔の中に肺その他の臓器が含まれ、胸膜で包まれる。

☑ 胸膜は、壁側胸膜、臓側胸膜、縦隔胸膜で構成され、それらは互いに折り返してつながる。

☑ 胸膜に構成される閉ざされた胸部内の腔を胸膜腔という。

☑ 肺胞の中の腔所を肺胞腔という。

CHAPTER 4

2 肺の栄養血管と機能血管

😊 解剖学の授業で、肺には「肺動脈」と「気管支動脈」が流れ込んでいて、肺からは「肺静脈」と「気管支静脈」が出ることを習いました。そして、機能血管とか栄養血管とかよくわからないことを言われました。解剖の先生は、時間がなかったらしく、「とにかく覚えておくように」の一言で終わってしまいました。「もう勘弁してくださいよ」って感じです。

🐶 解剖学は覚えることが多いから苦労するわな。でもな、教える方も結構大変なんや。限られた時間で、あんだけぎょうさん教えなあかんし、しかもわかりにくい説明では学生も納得せぇへんさかいな。

👩 それと、実際のところ、見たことがないことを教えるのって結構大変ですよね。

😊 た、確かにそうですね。わかりました…。まず、僕がまだ疑問に思うのは、よく「肺は風船みたいなもの」というイメージがあるのでなんとなくわかりますが、「肺と血管の関係」はあまりイメージがわかないのです。心臓と血管の関係はよくわかるのですけど。

🐶 ん、まぁその気持ちもわかる。

肺の血管

🐶 ほな話に戻ろか。肺に限らへんのやけど、すべての臓器って結局細胞が集まってできたものやから、当然栄養を運んでくる血液が必要や。で、その血液を届けるルートは何やいうたら、いうまでもなく血管やわな。

😊 確かにその通りです。どんな細胞でも生きていくためには栄養が必

要ですし、細胞が集まった組織が臓器（器官）を形成することを考えると、すべての器官には血液を届ける血管がつながっているはず、というのはわかります。

🧑 大体あっているけど厳密には、すべての器官に直接血管がつながっているわけではないことは注意ね。

🐶 そや。まあ基本的に、すべての臓器（器官）はその維持のために血液中の酸素とグルコース（ブドウ糖）を受け取ってそれらを使う、つまり「消費」する。けど肺という臓器は、生存のための「消費」もするんやけど、他の臓器と違って、全身に必要な酸素を血液中にせっせと取り込んで全身に供給するという「**生産**」**的な役割**もするんや。

🧑 それが、肺の血管の特徴として現れるのよ。

🐶 そう。つまり、《肺へ栄養を提供するための血管》と、《肺が肺自身しかできない仕事（臓器特有の機能）を行うための血管》と2種類の血管がつながっているんや。それが「栄養血管」と「機能血管」

図 4.2-1　肺の栄養血管と機能血管

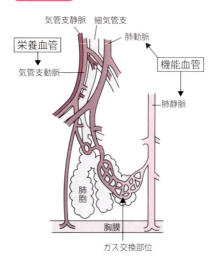

や（**図4.2-1**）。

また新しい血管のカテゴリーが出てきましたね。

ほな、肺における臓器特有の「機能」ってなんや？

え！？　そんな簡単なこと。空気中の酸素を、血液中に溶かし込むことです。

OK。もちろん血液中の二酸化炭素を体外に排出する機能もあるわな。

この機能を行うのが、**肺動脈と肺静脈**、これらが「**機能血管**」になるわけね。

とすると、もう1つの動脈である**気管支動脈**が「**栄養血管**」ということですか？

そういうことや。

でも「気管支動脈」という名前がついていますが、肺に血液を送っているのですか？

そうよ。気管支はどんどん枝分かれをしてやがて肺胞につながるから、結局のところ気管支動脈の終末も「肺胞」に到達しているのよね。

ほなら、気管支動脈の大もとはどの血管から分岐するか知っとるか？

肺動脈と同じで、心臓ですか？

それが違うんや。ほな、まずは心臓から直接出とる動脈の名前を言ってみ。

上行大動脈です。

その続きは？

「上行大動脈」→「弓部大動脈（大動脈弓）」→「下行大動脈（胸大動脈）」と続きます。

そやな。で、気管支動脈はその「下行大動脈」から枝分かれするんや。

なるほど、下行大動脈から、ボン、と枝分かれしているのですね。

ボン、ってようわからんけど枝分かれしとる。たいていは2、3本あることが多い。

CHAPTER 4

呼吸器系 — 2 肺の栄養血管と機能血管

119

- 複数あるのですか？
- 厳密には人によって個人差があるのだけど、2、3本出ていて、さらにそこから分岐するのよ。

気管支静脈

- ほんなら、戻ってくる血管の気管支静脈は、どの静脈に流れ込むか知ってるか？
- 気管支動脈が下行大動脈から枝分かれしていることを考えると、下大静脈ですか？
- ブー。ただ、そういうキーワードをもとに推測する考え方はすごくええ。答えは「奇静脈」や。よー見ると、奇静脈は下大静脈にかなり近いところにあるやろ。ほぼ平行に走っとる（図4.2-2）。
- 本当ですね。奇静脈って僕の中では完全にノーマークでした。こんなところで出てくるのですね。
- そうね。奇静脈系は他にも、肋間静脈などが合流するからもう一度

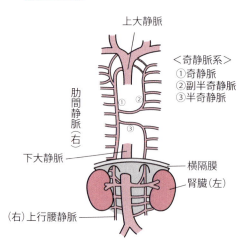

図4.2-2　奇静脈

復習しておいてね。

今日はこれでお疲れっ！　で、よかったッスか？

栄養血管と機能血管をもつ臓器

最後にもう1つ覚えといてほしいことがある。

うっ…それは「肺」と関係あることですか。

もちろん関係がある。関係があることをついでに覚えておくことが勉強のコツや。「肺」のように「栄養血管」と「機能血管」の両方を持つ臓器が、ほかにも存在する。それはどの臓器か知ってるか？

想像するに、複数の作業をしている臓器ですよね。

うん。いい線いっとる。

消化管は比較的シンプルな作業をしているし、筋肉や骨などの運動器系も比較的単純だし、さしあたって内分泌系かな。

そのように系統立てて考えることはめっちゃ重要なことや。確かに、内分泌系は複雑な仕事をしてるけど、ちょっと違う。答えは「心臓」と「肝臓」やな。

心臓の場合、「**冠状動脈**」が栄養血管で、大動脈など心臓につながる「**4種の血管（大静脈、大動脈、肺動脈、肺静脈）**」が機能血管であることはわかりやすいわね。

　　肝臓の場合、肝臓へは肝動脈と肝門脈がつながっているわね。「**肝動脈**」が栄養血管、「**肝門脈**」が機能血管なの。

ほな、ここでいう肝臓特有の機能とはなんや？

運ばれた栄養分を肝臓内で蓄積したり、代謝したりすることです。このような作業はほかの臓器では見られません。肝門脈とは、腸管から吸収された栄養分を肝臓に運ぶ静脈です。だから肝門脈は機能血管で、肝動脈は栄養血管ということですね。

素晴らしいわ。ちなみに、腎臓につながる血管、「**腎動脈**」は**機能血管と栄養血管の両方を兼ねている**の。そのような臓器もあるのよ。

よっしゃ。ばっちりや。肺と血管だけやなく他の臓器の血管の関係

性も勉強できたのも今日の収穫やな。今日はここまでにしよ。

まとめやで！

肺の栄養血管と機能血管

☑ 栄養血管とは、その臓器に栄養を与えるための血管であり、機能血管とは、その臓器特有の機能を発揮する際に必要な血管である。

☑ 肺の栄養血管は気管支動脈（および気管支静脈）であり、機能血管は肺動脈（および肺静脈）である。

☑ 内臓では栄養血管と機能血管を別にする臓器がいくつか存在し、心臓と肝臓がその例である。

CHAPTER 4

3 肺を動かす仕組み

- 先生、実は僕、小さいとき「どうやって息をしているのだろう?」と不思議に思った時があります。
- へぇ〜、そんなこと考えとったんや。えらいませた子どもやったんやな。
- 変わり者だったんですよ、きっと。
- まぁそれはともかく、偶然かなんか知らんけど、浜田君のその疑問なかなかおもろいと思うわ。ワシも小さい頃は浜田君と同じようなことを考えとった。

 呼吸とか呼吸運動ってのは、誰かから教わるわけでもなく、教えもせえへん。「寝る」や「食べる」みたいに人間や動物が生まれながらに備わっている生きる力やな。
- そういってもらえると嬉しいです。

呼吸運動

- 呼吸の運動っていうのは力こぶの筋肉を動かす運動とは違って、息を吸おうと思って「意識的に」呼吸することもあれば、寝てる時みたいに「無意識に」呼吸してる時もある。なんとも不思議な機能や。ところで「呼吸中枢」は知っとるかな?
- 間脳、にあるのでしたっけ。
- かんのう(間脳)ではなく、のうかん(脳幹)よ!
- あ!そうだった、そうだった。再試験で出題されたんだった。
- そりゃ、あかんのう(間脳)〜。
- ……。
- (汗)まあええわ。「中枢」っていうのはな、「管理してる部位」っ

て考えてくれたらええ。つまり人間の呼吸のリズムや回数、そして深さなどを、必要に応じて調整してる場所や。

なるほど、そこから「肺」を動かす指令が出るわけですね。で、さっき先生は無意識と意識の両方で動かすかのようなことを言ってたと思うのですが、それはどういうことですか？

浜田君は心臓を動かせるか？小腸もいけるか？

自信ないです。

せやろ、「今日はなんか食べ過ぎたから、腸をはげしく動かしたろ」とか、無理やわな。ほな、右腕を動かすのはどうや？

それはできます！

自分の意思で動かせる運動を「随意運動」といって、運動神経がつながった筋肉が収縮することで手や足は動くわね。

せやな。つまり人間は内臓は動かすことができひんから、意識して「肺」を動かそうなんてことは土台無理なわけや。自意識で動かすことができるのは「筋肉」それも「横紋筋」や。その横紋筋の中でも骨格筋だけや。

つまり、平滑筋性の消化管の筋肉は動かせない、というわけね。

でも、意識的に呼吸つまり肺が膨らんだり縮んだりできるのはなぜだろう？

そこや！ってことは、肺を動かしとる何か、影の立役者がおるんや。それは一体な〜んや？

ちょっとネットで調べてもいいっスか？

この授業ではGoogleもyahooも禁止しとる。もちろんそれ以外の検索サイトもや。

教科書は見てもいいですか？

まあええわぁ。…でも、図だけやで。本文は読んだらあかんで、答えが書いてあるさかいな。

（教科書を眺めて）先生…困ったことに肺とつながっている筋肉はなさそうです。

🐶 そうやろ。じゃあ、直接つながってなくても、肺の近くに筋肉って何かないか？

👧 心臓は筋肉の塊です。しかも横紋筋ですよ。

👩 その答えだったら先ほどからの話を聞いてない！って怒られるわよ！

👦 すいません！　心臓の筋肉は横紋筋ですが、例外的に自分の意思で動かせないのでした。

🐶 この前、「胸膜」の勉強をしたやろ。それがヒントや。胸膜の近くの筋肉を探してみたらどうや？

👦 肋骨がありますね。あ、でも肋骨は骨だから、肋間筋ですか？

🐶 <u>正解！　肋間筋は肋骨を動かすことで、「間接的に」肺を膨らませたりしぼませたりしてるんや</u>。肋骨と肋間筋を合わせて「胸壁」の一部をなすんやけどな、前に「胸膜」の授業で話したシンプルなたとえ話で「箱」に相当する構造物のことや（p.115参照）。

👦 それが影の立役者ですね。じゃあ、今日の授業はこれでおしまいで、僕は遊びに行けますか？

🐶 まぁもうちょっと聞きなはれ。肺を間接的に動かしてる筋肉は他にもある。っていうか、もっともっとめちゃくちゃ大事な筋肉がある。

👦 陰の立役者という割には出しゃばりすぎですね。

横隔膜

🐶 それはな、ハラミや。

👦 わ！　僕、ハラミ大好きです。焼肉ではむしろ影ではなく主役ですね。

🐶 ま、そうやけど、肺を動かすっていう意味では脇役かもしれへん。ハラミはな、「横隔膜」のことや！

👩 ちなみに肋間筋はカルビですね、骨付きカルビのあの骨は肋骨よ。

👦 え！　僕らは横隔膜を食べてるのですか。なんか微妙な気分です。ところで先生、横隔膜って正式名称ですか？　言い間違いですよね。横隔膜は「膜」と言いますから「筋肉」ではないですよね。

👩 いいえ、横隔膜は筋肉よ。それも横紋筋よ。ただしね、「膜」と呼

ばれるだけあってとても薄いのよ。厚さ2-4mmくらいかな。

🧑 僕、完全に勘違いしていました。横隔膜は、単に胸部と腹部を隔てる「膜」に過ぎないと思っていましたが、呼吸という大切な仕事をしていたのですね。横隔膜が筋肉だとしたら、それを動かす神経があるということですね。

🐶 その通り。何神経やったっけ？ 解剖学で習ったはずやな。

🧑 それは、僕でもわかります。「横隔神経」ですよね。そのまんまですから。

🐶 正解。では、横隔神経って脊髄のどのあたりから枝分かれしてくると思う？

🧑 胸部と腹部の間くらいに横隔膜があるから、その辺りの脊髄から神経の枝がニョキッと伸びてくるのですか？ つまり、「頸髄」「胸髄」「腰髄」と続く脊髄の中の「胸髄」辺りでしょうか。

🐶 考え方としてはええわ。でもな、残念でした！ 答えは「頸髄」なんや。

👧 **C3，C4，C5のレベルから枝分かれ**するのよ。Cは頸髄の「頸」(cervical) を表します。これは覚えるしかないわね。ちなみに、胸髄はT (thoracic)、腰髄はL (lumbar)、仙髄はS (spleen) と表すのよ。

🧑 了解です。で、今日の授業はこれまでですかね。

横隔膜の働き

🐶 まだまだ！！ 呼吸のリズムと横隔膜の動きを確認したら解放したるわ。

🧑 ピンとこないですが…。

🐶 横隔膜の動きを調べるとき、つまり横隔膜がきちんと動いていることを確認したいときは、息を吸ったとき（吸気時）にレントゲンを撮って、また息を吐いたとき（呼気時）にレントゲンを撮って、その2つを比較するやろ。

🧑 レントゲンを2枚撮っているのは実習で見たことがあるけど、そんなことをしていたとは知らなかったです。

🐶 ほんなら問題。息を吸った時と吐いた時で横隔膜の位置が違うんやけど、より下の方に来るのは、息を吸った時か、吐いた時のどっちや？

🧑 息を吸ったときは、肺が膨らんでいて、肺が大きくなっているから、横隔膜は肺に押し下げられて、より下の位置に来ますよね？

🐶 う〜〜ん、結果はそうなんやけど、話の順番というか、プロセス（過程）が違うんや。

🧑 えっ？

🐶 横隔膜が肺に押し下げられるんやったらまるで肺が能動的に動いとるみたいやろ？

🧑 逆ですか？

🐶 そうや。まず横隔膜が下がって、その結果、胸腔内の圧力が下がって肺が引き伸ばされるんや（図4.3-1）。肋間筋も肺を引き伸ばす作用があるけど、横隔膜の方がずっとメインの仕事をしとる。

👧 あ、でもお腹が大きくなった妊婦さんは肋間筋による呼吸量が大きくなるのよ。その結果、「肩で息する」ようになるわけね。

🧑 確かに、横隔膜が下がったらお腹の中の赤ちゃんを圧迫してしまいますものね。

図 4.3-1　吸息時の横隔膜の動き

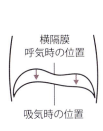
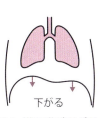

4 呼吸器系

3 肺を動かす仕組み

その通りや。ところで、横隔膜が下がるとき、横隔膜は収縮しているか弛緩しているか、どっちや？

横紋筋の動きは「収縮」か「弛緩」しかなかったですよね。

勘で答えちゃだめよ。

息を吸う時は、ドーム状の横隔膜が収縮して長さは短くなる、その結果、横隔膜のラインはより直線に近く（ドームが下がる）なりますよね。

お！　なかなか鋭いやん。

逆は、息を吐く時で、その時は、横隔膜が弛緩します。弛緩すると、横隔膜の長さがより長くなり、曲線に近く（ドームが上がる）なります。

素晴らしい！　有終の美とはこのことやな！　感動や！　まあ考えてみたらやな、人間は息を吸うときに力がいる。その努力が反映されるっていうわけやな。頑張ればたくさん息を吸える。

　　ところが、息を吐こうとするのは、頑張っても限界があるんや。吐くっていうのは横隔膜の「弛緩」で起こる運動やけど、精一杯努力して弛緩なんていうのはおかしいわけで、受動的な反応やから限界があるんやな。

なるほど。今日も深イイ話、ありがとうございました。

まとめやで！

肺を動かす仕組み

☑ 呼吸中枢は脳幹に存在する。

☑ 肺は横隔膜と肋間筋の収縮によって受動的に膨らむ。

☑ 横隔神経は頸髄から伸びる運動神経である。

☑ 横隔膜や肋間筋の弛緩によって肺が縮む（呼気が出る）。

CHAPTER 4

4 胸水と肺水腫

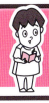

- 先生、今更なのですが、解剖生理学を学ぶ目的って何ですか？
- なんや、どないしたんや急に。
- 解剖生理ってすごく覚えることが多いじゃないですか？ みんな苦労しているし、そもそもの学ぶ目的が分からなくなることがあるのです。
- よっしゃ。ほな今日は、解剖生理学の知識が必要で、かつ、むちゃくちゃ大事な病態について勉強していくわな。それで解剖生理学という基礎医学が、臨床医学を学ぶ上でいかに重要かを実感してもらおやないか。
- 先生の今日のそのセリフ、ちょっと仰々しい気が…
- え!? そうか、いつも通りやけどな。

胸水と肺水腫

- 今日のテーマはズバリ、胸水と肺水腫！
- 胸水と肺水腫って、なんだか似た字が並んでいますよね。
- 「水」だけだけどね。
- 胸水とか肺水腫っていうのはそんなに珍しい病態ではないんや。多分、これから仕事をするようになったらしょっちゅう聞くと思う、特に胸水はな。例えば「胸に水が溜まって、抜いてもらった」とかいう話、聞いたことないか？
- そういえば、去年、僕のおばあちゃんが、心臓を悪くして入院した時に、針を刺して胸の水を抜いてもらったら随分呼吸が楽になったという話を聞きました。その後も、水が溜まって繰り返し針で抜いてもらったらしいけど。胸水ってそのことですか？

そやそや。

でも、よく考えてみると、胸に針を刺すって、聞くだけで怖いことですよね。針が心臓とか肺に突き刺さったらどうするんだろう？　大丈夫かな？

確かに刺さることもあるかも……

そんな怖いこと言わないでくださいよ。それともう1つの疑問は、胸水というのは胸のどこに水がたまっているのですか？　肺の中にたまっているのですか？　それなら肺に針を貫通させなければ、水を抜くことはできませんよね。

まあまあ、1つずついこ。順番は前後するけど、まずは胸水はどこにたまっているか。4章1（p.115）で、すでに「胸膜腔」という解剖を勉強したやろ。

はぁ〜。

もう一度復習ね。「胸膜腔」は「胸膜で囲まれた空間」だったわね。あの時先生は時間をかけて説明してくれたわよ。そして臨床では、胸膜腔と胸腔は同じような意味で使われるのだったわね。

そうや。下手なイラストまでつけて！！

もちろん覚えていますよ！　ちなみにそれほど下手ではなかったですよ。

　で、話を戻すと、**胸水は胸膜腔に貯留した体液**、ということでよろしいでしょうか？

OK、ええ感じや！　たしか、胸膜腔の構造をイメージする際に箱と風船を喩えとして挙げたやろ。「箱」に相当するのが胸壁（肋骨と肋間筋）、「風船」に相当するのが肺やったな。っていうことは、胸膜腔はどこや？

箱と風船の間の空間！！

うれしいなぁ、しっかり覚えとるやん。その空間は、いつもは小さな空間やけど、水が溜まるとより大きな空間となる。その結果、肺が圧迫されて少し縮む、ということになるわな（**図4.4-1**）。

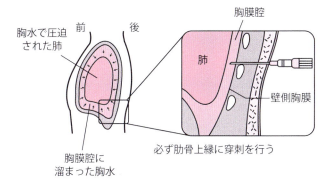

図 4.4-1 胸水

胸水で圧迫された肺
前
後
胸膜腔
肺
壁側胸膜
必ず肋骨上縁に穿刺を行う
胸膜腔に溜まった胸水

- 👧 それがわかると、胸水を抜くために針を刺しても、肺に針が刺さる可能性は低くなることもわかるわね。
- 👦 わかります。
- 🐶 ついでに言っておくと、その「胸膜腔」に溜まるのは水だけやなくて、「空気」「血液」「膿」といったものがあって、その時の病態にはそれぞれ、「気胸」「血胸」「膿胸」という名前がついとるんや。
- 👦 そのネーミングには共通点ありますよね。溜まっている内容物が1文字目で2文字目に胸がきています。
- 👧 そういう言葉の考え方はとても大切ね。

胸 水

- 🐶 各々の病態を全部ここで説明するのは難しいから、「胸水」に絞って説明していこかな。果たして、「胸水」とは何やろな。
- 👦 なんだか大命題のようになってきました。
- 🐶 まず知っといてほしいのは、正常な人、普通の人でも、<u>胸水は漿液といって10mLとか20mLくらいは胸膜腔に溜まってるといわれとる</u>。何のためかいうと、壁側胸膜と臓側胸膜の間の**潤滑油的な役割**をしとるんや。

呼吸をすると、壁側胸膜も臓側胸膜も動くのだけど、完全に同じ動きをするわけではないから、摩擦つまりこすれてしまう。漿液がなければ、こすれて傷ついてしまうかもしれないのよね。

あ〜、なるほど。わかりました。じゃあ、その「胸水」はどこから来るのですか？

お！　ええ質問やな。

ナイスね！　私もそれ知らないわ。

とにかく、難しく考えるのはやめとこ。胸水は「壁側胸膜」が産生（分泌）して、「臓側胸膜」やリンパ管等で吸収される、ということが繰り返されてるんや。

なるほど。産生と吸収のバランスによって10mLとか20mLに保たれているわけですね。

基本的に毛細血管があるところでは水分の分泌と吸収とがダイナミックに起こっているのよ。

せやから、産生と吸収のバランスが崩れると、例えば胸腔であれば胸水の量が増えてしまう。バランスの崩れいうのは具体的には「作りすぎる」か「吸収が悪くなる」かや。

　もうちょっと詳しいこと言うけどええか？

　試験に出る的なことを言うと、胸水の成分によって「滲出性」と「漏出性」に分けられる。胸水の中にアルブミンというタンパク質がどれほど含まれているかで分類されとるんや。

タンパク質が多く含まれているのが「滲出性」ね。

なるほど。では、胸水を「作りすぎる」病気の代表格は何ですか？

実は細かいメカニズムは分かってへんのやけど、肺炎や結核などの「感染症」とか、あるいは肺癌などの「癌性」のものなどがあるな。

「吸収が遅くなる」代表格は？

これも細かいことは不明なんやけど、心臓の動きが悪くなる「心不全」などが挙げられる。

心臓の動きが悪いと血の巡りが悪くなって血液が貯留するためね。

- いろいろあるのですね…。では先生、治療については？
- 治療については、溜まった胸水に「直接的に行うもの」と、その原因となっているものを治療することで改善をはかる「間接的に行うもの」とに分けられる。
- 針を刺して水を抜く、というのは「直接的な」治療ですよね。
- その通りや。それに加えて利尿剤で排尿を促すことで体液を減らし、その結果胸水の減少を期待することもありうる。もちろん、胸水の原因そのものを治療するに越したことはないけどな。感染症の治療であったり、癌の治療であったりってとこやな。
- ここまでは、わかりました。

肺水腫

- ほな、もう1つの肺水腫について勉強しよか。
- 今度は「肺」という言葉が「水」という言葉の前に付いていますね。ということは、先の「胸水」とは違うということが分かります。ものすごく簡単に言えば**「胸水」とは肺の外（周り）に水が溜まること**ですよね。
- それは、医療者でない人に対して非常にわかりやすい説明になるな。肺水腫についても、それくらいわかりやすい説明ができたらええな。
- 教科書の記載を見てみると、「肺水腫」とは「肺の実質に水分（体液）が染み出して溜まった状態で、その結果溜まった水分により呼吸が障害され、呼吸不全または心不全に陥る。この肺水腫の原因は、様々な基礎疾患にあるが、特に多いのが心臓疾患」という説明があります。
- わかるような、わからないような…。
- その気持ちはよ〜わかる。ここでは、「どこに水が溜まるのか」を把握してほしい。教科書での記述では「肺の実質」というアバウトな表現がされてるんやけど、「肺の実質」っていったい何やと思う？
- 「肺の実質」は肺組織の本体である「肺胞」じゃないでしょうか？

🐶 ええ勘しとる。だから順を追えば、①肺胞上皮細胞の中に水が溜まって浮腫む、②肺胞上皮細胞から水が染み出る、③肺胞の中に水が溜まる、ってことになるわな。

👧 いわゆる「肺が水浸し」状態になるわけね。

👩 簡単に言うと、**肺水腫は肺胞の中に水が溜まった病態**、と言えるのですね。

🐶 簡単に言えばそういうことやな。

肺水腫の原因

🐶 ほんで、その肺水腫の原因なんやけど、大きく分けて、心臓が原因の「心原性」と心臓以外のものが原因の「非心原性」に分けることができるんや。「心原性」のことのほうが多いんやけどな。具体的には、心不全、つまり心臓の動きが何らかの原因で悪くなることがほとんどで、その中でも特に左心室の動きが悪くなるというのがポイントなんや！

👧 シンプルですが、重要なポイントね。

🐶 左心室のポンプ機能が悪くなると、左心室の中で血液の渋滞が起こる。これはわかるやろ？

👦 もちろんです。僕も自動車の渋滞は大嫌いです。

🐶 その気持ちがあれば、今からの喩えはよくわかるはずや。道路のあるところで車の渋滞がひとたび起こると、その手前に渋滞が続いていくわな。左心室で血液の渋滞が起こると、左心室の手前の左心房、さらにその手前の肺静脈で血液の渋滞が起こる。肺静脈で血液の渋滞が起こると、その手前の「肺胞」の周りの毛細血管で血液の渋滞が起こる。

👦 おおお！！！ なんだか話が見えてきたぞ！

🐶 ここからや！ 毛細血管の中で血液の渋滞が起こると、毛細血管の中の水圧が高くなって、血液の中の液体成分が毛細血管の壁を染み出て、外に漏れる。漏れた水分の行き先は、仕方なく肺胞の中の

空間に行くわけや。

🧒 なるほど。これが肺水腫ですね！　でも、肺水腫になったら、肺胞でガス交換がやりにくくなるから、呼吸が苦しくなりそうですね。

👨 そうや、酸素が必要となることが多いし、人工呼吸が必要となることもあるな。

肺水腫の治療

👨 治療はどうすればええと思う？

🧒 今日の講義は踏み込みますね！　ちょっとわかりません。

👩 症状を緩和することと、根本となる原因を取り除かなければいけないわね。

👨 症状を緩和するためには、酸素マスクや人工呼吸等で強制的に酸素を補給せなあかんし、さっき出てきた利尿剤で肺胞に溜まった水を間接的に減らさないとあかん。一方、根本的には、「心原性」肺水腫の場合は心臓の治療をせないかんわな。強心薬といった心機能を亢進させる薬を点滴したり、ひょっとしたらカテーテル治療や心臓の手術が必要となるかもしれへん。そやから、「循環器科」という心臓専門の診療科で治療をしてもらうのが一番ええやろな。

🧒 もう1つの、「非心原性」肺水腫ってどんな病態ですか？

👩 心臓以外の原因で、肺胞の周りの毛細血管から血液中の液体成分が肺胞の中に漏れ出して溜まった状態よ。

🧒 肺胞の中に水が溜まることは同じなのですね。原因は具体的にはどのようなものなのでしょう？

👨 敗血症とか肺炎かな。感染症から、炎症反応が進行してしまう。そもそも炎症反応はいろんな原因で起こるんやけど、炎症反応の時には、体のどの部位であれ、毛細血管から血液中の液体成分が染み出ることが多い。それでもし肺で起こったら「肺水腫」になるっちゅうわけやな。

🧒 治療はどうなりますか？

さきに、ワシが言うたように、「症状に対するもの」と「根本原因に対するもの」の2つがある。症状に対するものについては、心原性肺水腫の場合とほとんど同じや。「根本原因に対するもの」は「非心原性」やから、心臓についての治療はなく、各々の病態によって違ってくる。感染症やったら抗生物質になるし、感染症がない炎症反応やったらステロイドなど炎症反応を抑える薬が有効になるやろな。ちなみに、胸水と違って、肺水腫は針を刺しても水は抜けへんからな！

病態を勉強すると、いかに解剖生理学がその基盤になっているかがわかりますね。

今日は、胸水と肺水腫の違いと、病態と治療の点から勉強できました。これからもしっかり解剖生理学勉強します！ 先生、どうもありがとうございました。

まとめやで！

胸水と肺水腫

- ☑ 胸膜腔には10mLから20mLの漿液が満たされ、周囲臓器の動きによる摩擦の軽減に寄与する。
- ☑ 胸膜腔に過剰に溜まった水分を胸水といい、心不全などが原因となる。
- ☑ 肺水腫は肺胞内に過剰に水分が溜まった状態をいい、原因は心原性と非心原性に分けられる。

CHAPTER 4

5 ヘモグロビンの酸素飽和度と酸素解離曲線

🧒 先週の講義で、「酸素解離曲線」というのが出てきました。なんか妙な形のグラフで最初は講義を聞いていたのですが、途中から記憶が飛んでしまって、あのグラフが何を意味しているか、家に帰った時点ではすっかり忘れてしまいました。

🐶 「途中から記憶が飛んでしまって」というのは妙な体験やな。空想の世界と置き換わっただけちゃうか?

🧒 あまりに集中しすぎて夢の中に突入してしまったのです。

🐶 ようするに寝てしもうたってこっちゃな。まあ、ええわ。確かにそこは多くの学生が苦労する、っていうか見て見ぬふりしよるところやからな。ここは慎重に基本に忠実に進めていこか。

　「酸素解離曲線」を理解する前にまずするべきこと、それは「酸素飽和度(S_{O_2})」と「酸素分圧(P_{O_2})」っていったい何なんかを理解することや。酸素解離曲線はグラフ、酸素飽和度(S_{O_2})はこのグラフの縦軸、そして酸素分圧(P_{O_2})がこのグラフの横軸になってるからな(図4.5-1)。

👩 グラフを見たらすぐに横軸と縦軸に目を向けるのって大事よね。

🧒 それだけは何となくわかります。でもネットの解説を読んでもいまいちわからないんですよね。

🐶 さすがネット世代やな。って感心しとる場合やなくて、しっかり解説せなあかんな。

酸素解離曲線

🐶 実は、この酸素解離曲線は体の状態(体温や血液の酸性・アルカ

図 4.5-1 酸素解離曲線

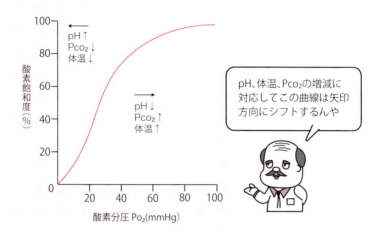

pH、体温、Pco₂の増減に対応してこの曲線は矢印方向にシフトするんや

リ性など）によって左右に移動することがあるんやけど、血液のpHが7.4、体温37℃、動脈血二酸化炭素分圧（Pco₂）40mmHgという条件を基準としたものを「**標準酸素解離曲線**」と呼ぶ、まずはこれを勉強しよか。

了解です。

縦軸の「酸素飽和度」、これは「So₂」と表される。このSo₂の「S」はSaturationつまり「飽和」という意味。「O₂」はそのまんまで「酸素」という意味やな。

「飽和」というのは満員や満タンというイメージね。例えば50人乗りのバスに50人が乗っていればそれは飽和状態ね。だから、「飽和度」というのはどのくらい満員か、というイメージね。

なるほど。

それはいい喩えやな。

つまり、《酸素飽和度》とは、血液内にある赤血球のうち、酸素と結合している赤血球の割合、もっと正確には、**赤血球の中のヘモグロビン（Hb）と酸素の結合割合（％）** のことやな。

🧑 ということは、さっきの喩えでいえば、バスが赤血球、バスの座席がHb、乗客が酸素と考えれば、どのくらいバスが満員なのかを数字で表したものが酸素飽和度ということですね。

🐶 おお！そういうことやな。で、赤血球は血液中における酸素の運搬体として働くわけやけど、Hbは各々の組織の状態によって、酸素をたくさんくっつけたり、あるいは酸素を切り離したりするんや。

🧑 酸素を切り離せば、Hbから離れて赤血球の外側の血液中にピンで溶ける状態になると考えてよいですか？

🐶 そういうことや。要するに**血液中の酸素**は、①**ピンで血中に溶けた状態で存在しているもの**と、②**赤血球の中のHbにくっついているもの**の2種類があるということやな。

👩 つまり、①は「バスに乗っていない乗客（これから乗ろうとする、またはバスから降りた乗客）」、②は「バスに乗車中の乗客」ということね。

🐶 それで、この①と②の度合いを数字で表したものが、それぞれ①酸素分圧（Po_2）と②酸素飽和度（So_2）なんや。

🧑 うっ……話の展開が急すぎて。でも、どうして酸素は①や②の状態をとる必要があるのでしょ？

🐶 簡単にいうたら、①は血中に酸素がピンでいれば、各組織（細胞群）は簡単に酸素を引き込んで自分達のために利用できる。②はあくまで酸素の運搬手段なわけや。

　これで縦軸と横軸の意味がわかったな。ほなら次、実際にグラフを見てみよか。

酸素解離曲線の見方

🧑 すごく変な形ですね。先ほど先生が「各々の組織の状態」と言われましたが、その「状態」というのは「各部位における血液中の酸素の濃度」ということでよろしいですか？　そうすれば、「酸素解離曲線」のストーリーがつながってきます。

さすがやな、その通りや。「酸素の濃度」とはつまり、酸素分圧（Po_2）のことやな。

　血液中の酸素分圧は、体の部位によって全然違う。その上、もし具合の悪い部位や臓器があると、その格差はもっと大きくなることもあるんや。

同じ体の中で、格差社会ができるのは悲しいですね。

そやな。でも、同じ体の中やからこそ、きちんと調整しようという働きもあるんやろな。

血液中の酸素濃度の高い部位はどこですか？

それはもうわかるやろ？　血液が酸素を受け取る玄関はどこや？　肺（肺胞）やろ？　肺を出た血液は心臓に戻って、心臓から出たばかりの大動脈の中の血液は当然酸素濃度は高いわな。そういう血液の中では、ピンで溶けている酸素がいっぱいおるから、Hbはたくさん酸素を自分にくっつけることができるわけや。まぁ貯金しておくようなもんや。「貯金」いうてもすぐに取り出せる「タンス貯金」みたいなもんやけどな…。

なるほど、わかりやすい喩えです。バスの例でいうと、乗客がどんどんバスに乗るイメージですね。

で、どのくらいタンス貯金するかなんやけど、これは酸素解離曲線のグラフを見たらわかるんや。まず、横軸に着目してや。例えば酸素濃度が非常に高い状況（動脈血）、つまり**酸素分圧（Po_2）が100mmHg**のとき、そこからまっすぐ上に線を引いてグラフに当たるところで止める、それで今度は90°左方回転して縦軸の方にまっすぐ線を引く。どや？　そのときの**縦軸（酸素飽和度）は100%（正確には97.5%）**やろ？　要はな、酸素濃度が高いときっていうのはほぼすべてのHbが酸素とくっついた状態になるわけや。乗車率100%や。

今のが、この「酸素解離曲線」のグラフの1つの見方ね！

それでは逆に、血液中の酸素濃度が低い状況（静脈血）ではどう

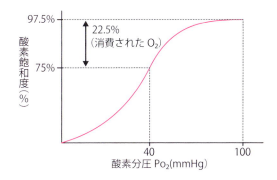

図 4.5-2　酸素解離曲線からわかること

なりますか？

🐶 例えば、**酸素分圧が低い40mmHg位**の場合は、同じように酸素解離曲線から酸素飽和度を読み取れば**約75%**のところにくるわな（**図4.5-2**）。要するに、全Hbのうち、約75%のHbが酸素をくっつけたタンス貯金状態やけど、それ以外のHbは酸素を手放した（空のタンス）ってわけや。バスの乗車率75%や。

👦 手放した酸素はどうなったのですか？

🐶 一旦は血液中にピンで存在する酸素になる。その後その部位の周辺にある細胞・組織に食われてしまうんや。

<u>計算したら、（97.5％－75％＝22.5％）約23％の酸素が細胞・組織側に提供された</u>ことになるわな。

👦 わかりました。そういう**酸素分圧と酸素飽和度の関係を示したグラフ**が**酸素解離曲線**ですね。つまり、血液中のピンで存在する酸素の量を敏感に察知して、Hbがどのくらい「タンス貯金」の酸素をバラまくかということを示すグラフですね。

🐶 「バラまく」って何かへんな表現やけどまあええわ。浜田君もこのHbみたいに状況をよ〜読んで、つまり空気を読んで行動してほしいな。

👦 努力目標にします！　そして、この酸素解離曲線って、動くのですか？

🐶 曲線が動く、というのは変な感じするやろ？　ここでは、Hbの振る

舞いが変わると思っといて。

🧑 主にはどういうときですか?

🐶 pHと二酸化炭素分圧に影響を受けるんや。

👧 血液のpHは通常弱アルカリ性(7.4±0.05)だけど、酸性側に傾いたとき(pH↓)や血中二酸化炭素分圧が上昇したとき(P_{CO_2}↑)、**Hbの振る舞いが変わるのよ。**

🧑 ん? 血液が酸性に傾くって、例えばどのようなときでしょうか?

🐶 そうやな〜、一概には言えんけど、組織がどんどん酸素を使って二酸化炭素に変えるなか、酸素の供給が十分ではないときかな。

👧 肺や心臓の状態が良くないときにそうなることがあるわね。

🐶 そういった状況では、<u>Hbは「タンス貯金」していた酸素をバラまいて足りない酸素を埋めようとするわけや。</u>

👧 「<u>酸素が乖離しやすくなる</u>」ことって、つまり酸素飽和度全体が低くなるわけね(バスの乗客の乗車率低下)。これをグラフで表すとグラフ全体が右にシフトするの(**図4.5-1**)。

🧑 すごい!! Hbはここでもしっかり空気読んで酸素供給してますね。

🐶 ようわかってくれたな。グラフもしっかり読み取れてるやん。

心肺機能の測定

🧑 ところで、さきほど肺や心臓の状態が良くないときという話が出てきましたが、例えば患者さんの心肺機能が正常に保たれているかどうかはどうやって判別するのですか?

🐶 よう聞いてくれた。臨床では、患者さんの指先に着けた医療機器を使って、患者さんの動脈の血液中の酸素濃度を推定するんや。

🧑 え! そんなに簡単にできるのですか! 現代の医療機器ってスゴイですね。

👧 今は当たり前のようにできることも、一昔前はそうではなかったのよ。患者さんの具合が悪くて、血液中の酸素の量を知りたいときがあって、特に心臓の状態が悪いとき、呼吸の状態が悪いとき、重症感

染症を管理しているときにとても大切な情報なのよ。血液といっても、管理の指標になるのは、動脈の血液中の酸素の量なのよ。

ということは、動脈の血液を採血して、酸素の量を測ればいいのじゃないのですか？

いやいやいや！　簡単そうに言うなぁ…。動脈に針刺して、血液を採取するいうのはそんな気軽なことやないんやで。

健康診断や近くの医院とかで、看護師さんが採血しているのは、静脈からでしたっけ？

そうよ。動脈から採血できるのは、日本では原則医師だけよ。それだけでなく、動脈に針を刺すと、結構痛いのよ。

確かに、血管壁が厚いから痛そうな感じもしますね。

しかも、針を刺せる動脈は限られてるし、針を刺して抜くときに出血したら皮下出血でごっつう腫れることもあるんや。ほんで、必要やからというて、何回も何回も動脈から採血すると患者さんは痛くてかなりつらいやろ。

結構大変なんですね…。

とはいえ、昔は今みたいに便利な機器がないから、そういうこともやってたんやけどな。

現代に生まれてきてよかったです。

ほんまやな。今はどないしてるかいうと、直接動脈の血液中の酸素濃度を測る代わりに、指先に小さなセンサーを取り付けることで、そのセンサーの示す数値をもって、動脈の血液中の酸素濃度を推定してるんや。

この医療機器を「**パルスオキシメータ**」って呼んでいるのよ。

いい時代ですね！

このパルスオキシメータで測るのは動脈血酸素飽和度（SaO_2）に近い「**経皮的動脈血酸素飽和度（SpO_2）**」や。

SaO_2のaはarterial「動脈の」という意味、パルスオキシメータで測るSpO_2のpはpercutaneous「体表からの」またはpulse「脈」

という意味なのよ。Sao_2とSpo_2は完全じゃないけど大体一緒の値なの。ただ、麻痺があったり血液の循環が悪い側の指で測ると正確に出ないから注意ね。

へ ―― 、今日は、解剖学、生理学、そして疾患に関するすごい内容が濃い話でした。勉強になりました。どうもありがとうございます。

まとめやで！

ヘモグロビンの酸素飽和度と酸素解離曲線

☑ 酸素は、ヘモグロビン（Hb）と結合するか、血中に物理的に溶解するかの形で運搬される。

☑ 酸素飽和度（So_2）とは、全ヘモグロビンにおける酸素化の度合いを割合（%）表示したものをいう。

☑ 酸素分圧（Po_2）とは血中の酸素濃度と考えてよく、血中に物理的に溶解している酸素を指す。

☑ 正常では、動脈血（$Po_2=100mmHg$）における酸素飽和度は約100%（97.5%）、静脈血（$Po_2=40mmHg$）における酸素飽和度は約75%である。

☑ Hbは体内のpHやCO_2の増減によって酸素との結合強度を変化させることができる（酸素解離曲線のシフト）。

☑ 動脈血酸素飽和度Sao_2の指標として、臨床では経皮的動脈血酸素飽和度（Spo_2）が測定される。

CHAPTER 4

6 肺胞でのガス交換

- 先生、今日のテーマは、ズバリ！！なぜ「肺胞でガス交換が起こるか」でお願いします。
- なぜ、と言われるとなかなかの大命題のように聞こえるなぁ〜。
- それは神のみぞ知る、ってことですか？
- まあ、そんなところや。って、なんちゅう会話や。
  ほな、まずは肺胞の構造を復習しよか。人間は空気を鼻から吸いこむと、どういう経路で肺胞まで空気が達するんやった？
- 空気の通り道は、鼻腔→咽頭→喉頭→気管→主気管支→葉気管支→区域気管支→気管支枝→細気管支→終末細気管支→呼吸細気管支→肺胞管→肺胞嚢→肺胞、となります。
- こら〜カンニングしたやろ。なんやそのメモ用紙は！
- 多分聞かれると思って…。
- そっか。まあ、とにかく、あんまし細かいことはええから、気管からもう一度言ってみ。
- 気管でしょ、次に気管支、細気管支、終末細気管支、呼吸細気管支、肺胞、かな。
- まぁとりあえずそれくらいで十分や。人間が空気を吸ったら、その空気は肺胞まで達するんやな。当たり前のことやけど、その肺胞に達する空気は外気由来やってことを確認しとこな。
- そういえば、食べ物も元は体外のものですが、消化管を通じて体の奥深くまで取り入れていますね。空気も、外界のものであることには変わりないので、同じような状況とイメージできます。
- よっしゃ！！ それがわかってるんやったら、今日の講義はこれで終

わりや！！

いやいや先生、ちょっと待ってくださいよ。

肺胞の構造

いやぁ、もうすべて完璧なんかと思うたわ。今日のテーマのガス交換が行われる舞台は「肺胞」や。まず、肺胞の構造を復習しよか。肺胞の構造は？

……。

肺胞はガスを溜める**肺胞腔**と、これを囲む**肺胞上皮**とその裏打ちをする**基底膜**からなるのよ。肺胞上皮はⅠ型肺胞上皮細胞とⅡ型肺胞上皮細胞からなる、基本ね！（**図4.6-1**）

うっ、厳しいですね。肺胞上皮細胞のⅠ型とⅡ型の違いは何ですか？ 機能が違うのですか？ それとも形が違うのですか？

まず機能の点で違う。Ⅰ型は酸素と二酸化炭素の「ガス交換」に役立っとって、Ⅱ型は「肺サーファクタント（表面活性物質）」を分泌して肺胞内腔表面の表面張力を軽減させ肺胞の球形を維持しとるんや。

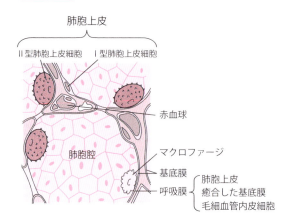

図4.6-1 肺胞の微細構造

- ということは「ガス交換」をしているⅠ型肺胞上皮細胞の方がエライって感じですよね。
- 甘いな！！　全然そんなことあらへん。そもそもⅡ型肺胞上皮細胞は、肺胞表面の面積に占める割合は5％と少ないんやけど、数はめっちゃ多い。それに、「サーファクタント」っていうのは、まあ言うたら界面活性剤で、これが肺胞上皮の表面に分泌されることで**表面張力による肺胞の虚脱を防ぐ**という、むっちゃくちゃ大事な働きを担ってるんや。
- 要するに、Ⅱ型肺胞細胞の分泌する物質のおかげで、肺胞はその構造を保てているというわけですね。縁の下の力持ちって感じですよね。
- せやな！　浜田君もそうであってほしいな！
- あと、肺胞って場所によって大きさが異なって、その大きさの差で空気の出入りの不均衡が生じるのだけど、サーファクタントはその不均衡を補正してくれるという作用もあるのよね。
- サーファクタントのすごさが分かったみたいやな。
- わかりました。

ガス交換

- じゃあ次はガス交換の話ですね。
- そやな。次に重要なこと、肺胞の周囲には毛細血管が網目のように張り巡らされ、肺胞腔と血管はすごく接近した距離にある。だから「ガス交換」ができるわけやな。「ガス交換」自体は実はめちゃくちゃ単純や。
- 簡単に言うと「酸素」と「二酸化炭素」が入れ替わることでしょ？
- もうちょっと正確に言うと、肺胞腔内の酸素が毛細血管内に入り込み、またその逆に、血液中の二酸化炭素が肺胞腔内に排出される現象ね。
- それでや、ここで問題なんは、なんでそんなガス（空気）の入れ替

えが起こるんかってこっちゃ。

なぜって言われても、そうなるものは仕方がないですよね。

ええか、ちょっとややこしい話するで。今吸ってる空気の成分とその存在割合は知っとるか？

酸素が約21%、窒素が約78%、二酸化炭素が約0.04%、あとアルゴンが約1%とか、かな。

すごいわね。よく覚えているのね。

次、ワシらが普段吸うてる空気の標準圧力は760mmHg（ミリメートル水銀柱）と言われとる。これを大気圧といって「1気圧（1atm）」とか「1,013hPa（ヘクトパスカル）」と表されることもある。ここでは慣例的に760mmHgを使うことにしよか。

大気圧（全体）が760mmHgだったらその中に含まれる酸素や二酸化炭素の圧力（分圧）が計算できますね。

そうね。計算してみるわね。

　　・酸素：760mmHg×0.21（21%）≒160mmHg
　　・二酸化炭素：760mmHg×0.0004（0.04%）≒0.3mmHg

坂本さん、ありがとう。次に、ワシらは普段、外気（吸気）を鼻から取り入れ肺胞に空気を入れる。このとき、肺胞に達するまでの気道に残存する空気と交じり合うのはイメージできるか？

この気道に残っている空気を「死腔」というのよ。それと外気（吸気）が交じり合った空気が最終的に肺胞に達するわけね。

そう。だから、肺胞内に含まれる酸素や二酸化炭素の圧力は当然外気とは異なるわけや。結局、**肺胞気の酸素分圧（Po₂）は100mmHg、二酸化炭素分圧（Pco₂）は40mmHgとなる（表4.6-1）**。

「分圧」とは化学用語で、同一容器の中に入れられた複数のガスのそれぞれの圧力のことね。ここでは「分圧＝濃度」と考えれば分かりやすいわ。

わかりました。次に大切なのは、血液中に溶けている酸素と二酸化炭素の圧力（濃度）ですね。

表 4.6-1 肺胞内のガス分圧（mmHg）

	吸気	呼気	肺胞気	肺静脈 (動脈血)	肺動脈 (静脈血)
O_2	158.0	116	100	96	40
CO_2	0.3	32	40	40	46
N_2	596.0	565	573	573	573
水蒸気	5.7	47	47		
合計	760	760	760		

🐶 話が早いなぁ〜。その血液といっても"肺胞へ向かってくる"側の血液（つまり肺動脈（静脈血））の酸素と二酸化炭素の値やな。

👧 その値はね、**肺動脈の酸素分圧（P_{O_2}）＝40mmHg、二酸化炭素分圧（P_{CO_2}）＝46mmHg**よ。

拡 散

🐶 さあ、ここで「拡散」という概念の登場や。

🧑 とっ、唐突ですね、先生。

🐶 そっか？ 多分中学や高校の理科の授業で習ったと思うけど、拡散というのは「粒子、分子、熱、運動量などが自発的に散らばり、広がる物理現象」やな。

👧 言い換えると、"物質は、濃度の高い方から低い方へ移動"すると捉えるとわかりやすいわね。

🐶 屁こいたら部屋中に広がるやろ？ だからコソッと屁こいても必ずバレるんや。

🧑 先生のオナラはすこぶる強烈ですからね。でも、肺胞の状況は、今の話が当てはまりますか？ 肺胞の中は気体、血液は液体ですよ。

🐶 うっ。説明が苦しくなってきてしもうた。学生が優秀になると教員が

苦しくなるというのはこういうこっちゃな。

でも、空気中の酸素濃度（圧力）と、血液中の酸素濃度（圧力）、つまり両方の濃度が比較できれば、問題ないわけですか？

さすがやな、その通りや！　ほんなら肺胞気と肺動脈間の酸素と二酸化炭素分圧を比較してみよか（**表4.6-2**）。

表 4.6-2　Po_2とPco_2の比較

	肺胞気	肺動脈 （静脈血）	肺静脈 （動脈血）
酸素分圧（Po_2）	高 100mmHg	---> 低 40mmHg	⇨ 約100mmHg
二酸化炭素分圧（Pco_2）	低 40mmHg	<--- 高 46mmHg	⇨ 40mmHg

（拡散）

酸素は肺胞気の方が圧倒的に高いですね。逆に二酸化炭素は血液側の方がやや高い。

そうや。だから拡散現象が起こるとどうなる？

濃度の高い方から低い方へ移動する、つまり、酸素は血液側へ移動し、二酸化炭素は肺胞内へ移動する。

まるで入れ替わりが起きているようね。これがまさに「**ガス交換**」ね。

なるほど！！　そういうことだったのですね。やっと理解できました！するとガス交換が終わった後の血液はどうなりますか？

ええ質問や。それを言うとかなあかんな。

　これで晴れて酸素が少ない《静脈血》が酸素をたっぷり含んだ《動脈血》になったわけや（**表4.6-2**）。それでこの後、肺静脈を通って左心房に戻る。ちなみに、肺静脈の酸素分圧の値に「約」とあるのは、ガス交換の効率具合や若干の静脈血の流入で完全に満タン（100mmHg）にはならんからなんや。

ガス交換の機序、よくわかりました。キーワードは拡散ですね。具

体的な数値を出してもらえて、すごく納得できました。本日もありが
とうございました。

まとめやで！

肺胞でのガス交換

☑ ガス交換は肺胞内の気体と肺胞表面の血液との間で起こる。

☑ 肺胞内腔の酸素分圧は100mmHg、二酸化炭素分圧は40mmHg。
一方、血液側（静脈血、肺動脈）の酸素分圧は40mmHg、二
酸化炭素分圧は46mmHgである。

☑ 圧力差によって拡散が生じ、酸素と二酸化炭素のガス交換が起こ
る。

☑ ガス交換後の血液（動脈血、肺静脈）の酸素分圧は約100mmHg、
二酸化炭素分圧は40mmHgとなる。

CHAPTER 5

第 5 章
循環器系

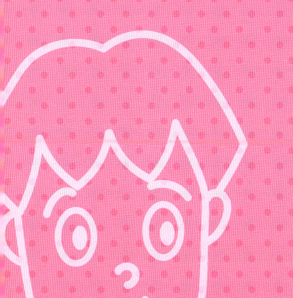

CHAPTER 5

1 動脈なのに静脈血が流れる

🧑 大動脈には動脈血が流れることは理解できますが、肺静脈に動脈血が流れるとか、臍動脈に静脈血が流れるとか、動脈・静脈のルールが分かりにくいのですが？

🐼 なるほどな。大動脈には動脈血が流れるけど、肺動脈には静脈血が流れる。大静脈には静脈血が流れるけど、肺静脈には動脈血が流れる。同じ○○動脈って名前が付いてるのに、動脈血が流れたり静脈血が流れたりするから混乱するってこっちゃな。

🧑 はい。そうです。すごく混乱しちゃって。

🐼 そしたらな、1つ聞くけど、動脈には必ず動脈血が流れると決め込んでへんか？

🧑 なんとなく、そういう気がします…。

🐼 ええか、まず大事なことは、用語の使い方に注意することや。
　「動脈」と「動脈血」って似てるけど、よう見るとちゃうやろ？
　○○動脈や●●静脈みたいに語尾が「脈」で終わるものは「血管」、動脈血や静脈血みたいに語尾が「血」で終わるものは「血液」を意味するんや。要は、管と液を区別することがポイントやな。

👧 ホースの中を流れる水に喩えると、**ホースが血管（脈）で水が血液（血）**ね。

🧑 ん〜、そこは理解しているつもりですけど。どうして動脈に静脈血が流れることがあるのですか？

動脈と静脈の違い

🐼 ほんなら、まず動脈と静脈の違いについて考えてみよか。動脈と静

154

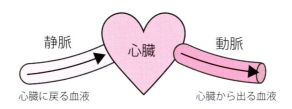

図5.1-1 動脈と静脈

静脈　心臓　動脈
心臓に戻る血液　　心臓から出る血液

🧑 脈はどっちも（○脈で終わるから）血管という意味では同じやけど、流れる血液の方向が違うんや。

🧒 方向といいますと？

🐶 ええか、心臓を中心に考えてみるで。血液の流れは心臓から出ていく（出発する）か、帰ってくる（戻ってくる）かのどっちかやろ？

そこで、**心臓から出ていく血液を通す血管を「動脈」、心臓へ帰ってくる（戻る）血液を通す血管を「静脈」**っていうんや。要するに、動脈や静脈というのは、血液の性質（動脈血か静脈血のどちらか）を問うのではなく、血液の流れる方向によって決められた言葉ってことやな（**図5.1-1**）。

🧒 なるほど！　肺動脈だったら、中には静脈血が流れるけど、心臓から出ていく血液を流す血管だから、「肺・動・脈」なんですね。

🐶 そやそや。

👩 ちなみに動脈というのは、心臓が血液を出す（拍出する）ときその衝撃波が全身の動脈血管壁に伝わって波動が生じ、まるで血管が動いているようだとして「動脈」と名付けられたのよ。

動脈血と静脈血の違い

🧒 じゃあ、動脈血と静脈血の違いは何ですか？

🐶 それはめっちゃ単純。その血液の中に含まれる酸素が多いか少ないかや。**酸素が豊富な血液を動脈血、酸素が消費されて少なくなった血液を静脈血**っていうんや。

たまに、きれいな血が動脈血で汚い血が静脈血って言うてる学生がいるけど、それは厳密には間違いで、血液のきれい・汚いは酸素の有無だけでなくアンモニアとかクレアチニンなどの老廃物も考えなあかんわけで、動脈血＝きれいな血というのは間違いなんや。なんべんもいうけど、動脈血と静脈血の区別は酸素の多い・少ないで決まるからな。

🧒 老廃物の多さという点では、腎臓に入る直前の動脈血（腎動脈を流れる）の方が、腎臓を出た直後の静脈血（腎静脈を流れる）より多いですものね（p.208参照）。

🧒 確かに!!　腎臓は老廃物を除去する臓器だから腎臓に入る前の血液の方が老廃物は多くなりますね。へぇ〜、全然気付かなかったです。
　では、「酸素が消費される」って、どこで消費されるのですか？

🧒 私たちの体を構成している細胞は酸素や栄養素を使って生きるためのエネルギーを生成する。細胞は、酸素を豊富に含む動脈血から酸素をもらって自身のエネルギーの生成に用いるのよ。だから、血液にとっては酸素が消費されるってことね。

🧒 そうか!　だから細胞・組織を通過した後の血液は動脈血から静脈血に変わるのですね！

酸素の運搬

🧒 ところで、血液はどうやって酸素を運搬しているのですか？

🐼 ん――、それは2章で似たような話したけど、今日は浜田君にサービスや。違う喩え話をして説明するわ。
　血液には赤血球が含まれていることは知ってるわな。

🧒 は、はい。もちろんです。

🧒 血が赤く見えるのは赤血球の色の影響ですね。

🐼 その赤血球の中には**ヘモグロビン（Hb）**と呼ばれる血色素があってな、このHbはホームベース4つを対合させたような形の「**ヘム**」と

いう色素と「グロビン」というタンパク質からなるむちゃくちゃ複雑な構造をしとる。そのヘムのちょうど中央に鉄原子があってな、この鉄原子は酸素分子と結合したり解離したりできる。せやから赤血球が流れるっちゅうことは同時に酸素も流れるってこと。要するにHbは酸素を運搬するバスみたいなもんや。

思い出しました！　では、その後の話はどうなるのですか？

せやな。その先の話はまだしてへんかったな。

　運搬してる途中で、もし目の前にお腹を空かせた細胞くんがおったら自ら酸素分子を鉄原子から切り離してその細胞くんたちに分配するんや。

まるでアンパンマンみたいでしょ。このネタ、先生から教わったの。

酸素がアンパン（顔）でHbがアンパンマンの胴体ですね。では、酸素がなくなったHb（アンパンマンの胴体）はこの後どうなるのですか？

酸素がなくなったHbは静脈血となって心臓に一旦戻る。それで心臓から肺動脈を通ってパン工場…じゃなく、肺に入り再び酸素分子をジャムおじさんに装着してもらう。ほんでまた、お腹を空かせた細胞くんのもとに飛び立っていくわけや。

なるほど！　それで肺動脈の中には静脈血が通るのですね。

　話がつながりました！　それにしても酸素がアンパンでHbがアンパンマンの胴体、肺がパン工場、とても面白いですけど、先生、意外とお詳しいですね…。

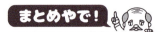

動脈なのに静脈血が流れる
- ☑ 動脈と静脈は血管を意味する。
- ☑ 動脈は心臓から出る血液を通す管、静脈は心臓に戻る血液を通す管である。
- ☑ 動脈血は酸素の多い血液、静脈血は酸素の少ない血液である。
- ☑ 動脈の中でも静脈血が通る場所が存在する(例:肺動脈、臍動脈など)。

CHAPTER 5

2　心音と心拍

- 昨日テレビドラマで心臓の手術場面を見ました。その時に心臓が「ドクッ、ドクッ」っていう音がしているのを聞きました。あれって実際の心臓の音なのですか？
- 今まで心臓の音を自分で聞いたことがないかぁ？
- 僕、聴診器を持っていないので。
- 聴診器を持っていなくても聞けるんやで。誰かの胸に耳を当てて聞いてみればいいんよ。でもワシの胸に耳を当てんといてな。彼女おるんやったら聞かせてもろうたら？
- なるほど。その言葉、参考にします、というか実際勉強させていただきます。
- 喧嘩してもワシャ責任とらんで。さて、あの「ドクッ、ドクッ」という音は本当の音なんや。じゃあ、なんであんな音が鳴るんか、その仕組みは知ってるか？
- 心臓の筋肉が動く音ではないのですか？
- ええか、心臓の筋肉は心筋で横紋筋の仲間、腕の筋肉も骨格筋で横紋筋。じゃあ浜田君が腕を動かしたとき「ドクッ、ドクッ」っていつも音鳴るか？
- しませんね。それどころか音は全くしませんね。
- そうやろ？　鳴ったら運動中うるそうてしゃあないわな。ここで答えを言うてしもたらおもろくないから、ヒントを与えるな。その「ドクッ、ドクッ」という音は、どれくらいの間隔で聞こえる？　1時間、1分間にどれくらいの回数や？
- 数えたことがなかったです。

🐶 ほれ、ここに聴診器！ 数えてみなはれ。

🧒 う――ん。場所によって少し聞こえ方が違いますが、1分間に136回です。

🐶 それは非常に大切なヒントになるから、とりあえず覚えといてな。

心臓の構造

🐶 次に心臓の構造に注目していくわな。2つポイントがある。1つ目は心臓の壁の構造。2つ目は心臓の部屋の位置関係。まず1つ目、心臓の壁はどの部分をスライスしても3層構造で、その壁で各々の部屋を作っている（図5.2-1）。

👧 内側から**心内膜**、**心筋層**、**心外膜**ですね。これは心臓とつながる血管、とくに動脈の壁の構造が3層構造（内膜・中膜・外膜）なのと共通ね。

🧒 血管の3層構造と似ているというのは、同じ器官系であるという証拠ですね！

🐶 そうや。話を続けるわな。心内膜は心臓の壁の裏打ちをしていて、

図 5.2-1 3層構造の心臓壁

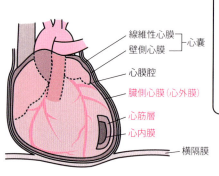
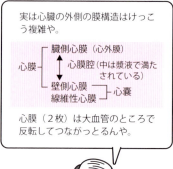

いわゆる心臓の弁は心内膜が変形したもの、心筋は筋肉の構造そのもの、心外膜は心臓の壁の一番外側、つまり体表に一番近い層のことなんや。

🧑‍🦰 心外膜の下に心臓の筋肉に血流を送る「冠状動脈」、血流を回収する「冠状静脈」が存在しているのよね。

🐶 次に2つ目のポイント。内腔、つまり心臓の部屋の構造を考えてみよか。壁の内側やな。そしてキーとなる数値は「4」や！（図5.2-2）

👧 そんな数値、意識していませんでした。

🧑‍🦰 私が学生のとき、「4」つの部屋（2つの心房と2つの心室）、「4」つの心臓弁、「4」種類の心臓につながる大血管のことと教わりました。

👦 4つの部屋は、右心房、右心室、左心房、左心室ですね。弁は……。

🧑‍🦰 4つの心臓弁は、三尖弁、肺動脈弁、僧帽弁（二尖弁）、大動脈弁よ。

👦 4種類の大血管はわかりません。

🐶 1つ目は右心房に流入する「大静脈」で、これは厳密には2本ある。上半身からの「上大静脈」と下半身からの「下大静脈」。2つ目は

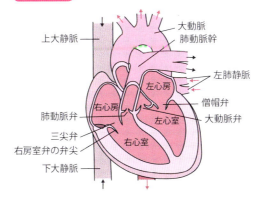

図5.2-2 心臓の構造

右心室から出る1本の「肺動脈」。3つ目は「肺静脈」で、厳密には4本あって左心房に流入する。4つ目は左心室から出る1本の「大動脈（上行大動脈）」。自分なりに心臓のイラストを描いて覚えといてな。

👧 4つの心臓弁がなかなか覚えられません。

👩 心房と心室の間にあるのがパラシュート型の尖弁、心室と動脈の間にあるのが半月型の動脈弁ね。

🐶 あ、そうそう。長年学生を教えていて思うのは、漢字の間違いが多いことや。「僧帽弁」の「帽」を「房」と書く人がとにかく多い多い。多分、心房の「房」のインパクトがあるんやろな。

👩 お坊さん（僧侶）の帽子に似ていることがこの名前の由来よ。

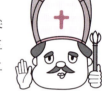

🐶 次に弁は1つのかたまりではなく、2～3つの弁尖（葉っぱのようなもの）が合わさったものや。三尖弁は名前のまんまで3つの弁尖、僧帽弁（二尖弁）は2つの弁尖からなるわけや。

👧 なんとなくわかりました。

弁の役目

👧 そもそもどうして弁って存在するのですか？

🐶 弁の動きは開くか閉じるかやけど、どういうときに開いてどういうときに閉じるんや？

👦 弁は一方向にしか開かない「扉」だと考えると、部屋から血液が流れ出ていくときに「開いて」、流れ終わったら「閉じます」。

🐶 その通り！！ 血液は部屋から部屋へどんどん流れるから、各々の部屋の出口には「一方向にしか開かない扉」が存在する。そしてその「扉」は逆流防止の役割も持ってるわけや。

👧 「扉」といえば、先週、キレキャラの内藤先生が怒って教室を出ていって、ドアがすごい勢いで閉まったことがありました。

- そんなに怒られることしたんか？ 浜田君とこのクラス。
- すごい音でしたよ。「バタン！」という感じで。早足の内藤先生の足音は聞こえませんでしたが……。あ！！ わかりました！！
- 何が？
- 早足の内藤先生が心臓の部屋を流れ出る血液で、扉が心臓弁だとしたら、音が鳴るしくみを思いつきました。つまり、「心臓の音は、心臓弁の閉まる音」「その音は心臓の鼓動に合わせて僕の場合1分間に136回聞こえた」ということですか？
- そうね。**心音の正体は弁の閉鎖時に出る音**なのよね。
- なんか変な喩え話やけど、わかってくれたんやったらまぁええわ。ただ、それだけではまだ知識が浅いから、もう少し心臓の中の血流について勉強しよな。

心臓の血流・心音

- 心臓の4つの部屋のうち、まず右心房と左心房が収縮する、そうすると血液が右心房と左心房から出ていく。その時「扉である」三尖弁と僧帽弁は開く。ちなみに残り2つの弁（大動脈弁と肺動脈弁）はこの時閉じとる（図5.2-3a）。仮に閉じてへんかったら逆流（動脈→心室）するからな。右心房と左心房を出た血液は、それぞれ右心室と左心室に流入する（この時、右心室と左心室は「拡張」して大きくなる）。流入を終えたら**房室弁（三尖弁と僧帽弁）は閉じる**。1回目の「バタン」やな（図5.2-3b）。
- この房室弁が閉じるときに出る音が「心音のⅠ音」よ。ドックンの"ドッ"って感じの音ね。
- 右心室と左心室が血液で充満すると、今度はこの2つの心室が収縮する。そして《右心室→肺動脈・左心室→大動脈》へ血液が出ていくわけやけど、この時「扉」である肺動脈弁と大動脈弁は開く。一方、房室弁（三尖弁と僧帽弁）は逆流を防止するために閉じとる（図5.2-3c）。ほんで、血液が動脈へ流れ終わったら**動脈弁**（肺

図 5.2-3 心臓の血流と弁の開閉

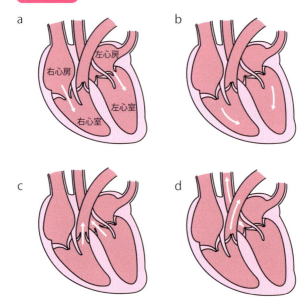

a. 三尖弁と僧帽弁が開き、血液が心房→心室へ。(その時肺動脈弁と大動脈弁が閉じている)
b. 血液が心室に流れ終わり、三尖弁と僧帽弁が閉じる(Ⅰ音)。
c. 肺動脈弁と大動脈弁が開き、血液が心室→動脈へ。(その時三尖弁と僧帽弁が閉じている)
d. 血液が動脈へ流れ終わり、肺動脈弁と大動脈弁が閉じる(Ⅱ音)。

動脈弁と大動脈弁)は閉じる。2回目の「バタン」やな(図5.2-3d)。

👧 この動脈弁が閉じるときに出る音が「心音のⅡ音」よ。ドックンの"クン"ね。

👦 要するに、Ⅰ音が両房室弁の閉じる音、Ⅱ音が両動脈弁の閉じる音ですね。つまり、僕の聞いた136回の心音というのは「ドッ」(Ⅰ音)と「クン」(Ⅱ音)の合計の音だったんですね。

👧 そういうことね。Ⅰ音とⅡ音がセットで1回の心拍が起こるから、136÷2＝68で68回拍動したことになるの。その1分間あたりの心臓の

拍動数のことを「**心拍数**」というのよ。

🧒 な〜るほど。心音はわかりましたが、そろそろ頭の中がいっぱいいっぱいに……

🐶 そんなら、あと1つで勘弁したろ。

心臓の収縮期と拡張期

🐶 生理学では心臓の動きは「**収縮期**」と「**拡張期**」に分けられるという説明があるんやけど、「収縮期」「拡張期」をわかりやすく説明できるか？

🧒 「収縮期」は心臓の筋肉が収縮して（部屋が狭くなって）血液を送り出す時期で、逆に「拡張期」は心臓の筋肉が緩んで（部屋が大きくなって）、心臓にたくさんの血液が返ってくる時期でしょ。

🐶 その答えやったら50点やな。心臓の心房と心室4つの部屋は、同時に「収縮」したり「拡張」したりするか？

🧒 さっきの説明を思い出すとどうも違いますよね。2つの心房が収縮し、その後に2つの心室が収縮するという時間差がありましたね。

🐶 その通りや。2つの心房が収縮しとるとき、2つの心室はどうなっとる？血液が心房から心室へ流れ込むイメージや。

🧒 「拡張」していなければなりませんね。

🐶 ようやくわかったみたいやな。つまり「**拡張期**」「**収縮期**」っちゅうのは**心室の動きを表した言葉**なんや。ここがポイントや。どうやら心臓の中では心室がメインで、心房がサブという感じがして複雑な思いなんやけどな。まぁそれもしゃあないわな。心室のほうがめちゃくちゃマッチョ（筋肉量が多く、心房よりも力が強い）ということもあるし。

👧 心室さん、カッコいい！

🐶 ……。まとめると、心臓の「拡張期」では心房が収縮し心室が拡張している。心臓の「収縮期」では心房が拡張して心室が収縮している、ということになる。

《血液の流れ》と《心臓の動き》の連動イメージが重要ね。心房拡張（心房へ血液流入）→心房収縮（血液が心室へ）→心室拡張（心室へ血液流入）→心室収縮（血液が動脈へ）という順番で、それがあるからこそ心臓内の血液の一方向性を保っているのですね。

今日は心臓の構造と心音、そして血の巡り方がすごく勉強になったな。今日もお疲れさーん。

まとめやで！

心音と心拍

☑ 心臓は4つの部屋、4つの連結する血管、4つの弁をもつ。

☑ 房室弁が閉じるときに心音のⅠ音が、動脈弁が閉じるときに心音のⅡ音が出る。

☑ 心周期とは心室の動きによって収縮期と拡張期に分けられる。

CHAPTER 5

3 心雑音

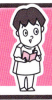

- 先生〜、今日は疲れましたよ。年に1回の健康診断だったんですよ。採血・尿検査・心電図・視力検査・レントゲンと、とにかくたくさん並びましたよ。しかも朝から絶食です。なんで健康診断なんてするんですかね？ 僕はどこから見ても健康でしょ！ 頭以外は！
- 慣れんことすると疲れるわな。まあ、自分の体の健康管理のことやから年に1回くらいはがまんしなはれ。で、なんか異常は言われたんか？
- 先生、今日が健康診断なので結果はまだじゃないですか…。でも診察してくれた先生が「心雑音が聞こえますねー」って眉間にしわよせながら言ってたような…。これってやばいんですか？
- 今年初めて言われたんか？
- いえいえ、何年も前から言われていますよ。たまに言われないこともありますけど。
- そうか。じゃあ、今日は心雑音について勉強しよう。

心雑音とは

- まず、大まかなことを言うと、「心雑音」とは「正常では聞こえない心臓の音」のことや。でも、聞こえたからすべて即異常というわけやないんや。正常で聞こえる心臓の音を正常心音と呼び、正常心音はⅠ音とⅡ音とがある (p.163)。

　では、復習やけど、心音はどういう仕組みで音が生じるか、覚えとるよね〜？
- よね〜？って、なんか怖いですね。それは、心臓の筋肉がギューッと収縮することで鳴る…というわけではなく、心臓弁が閉じることで

鳴ります。

- 危なかったな…こっちがハラハラするわ。
- Ⅰ音は三尖弁と僧帽弁がほぼ同時に閉まる音で、Ⅱ音は肺動脈弁と大動脈弁がほぼ同時に閉まる音だったわね。
- そうです。内藤先生を怒らせたときのドアの閉まる音です。この覚え方いい感じですね。じゃあ、次に収縮期と拡張期の復習をしましょう。
- おぉ！ なんや今日は「先生」と「学生」の役割が交代してるやんか…。助かるわぁ…。それはともかくな、人に教えるつもりで説明するいうのは、インプットした知識を頭の中で整理できてなあかんし、またそれをアウトプットするからより熟成されて忘れにくくなるんや。ワシも駆け出しのころは授業しながら覚えていったもんや。
- 先生…能書きよりも「回答」を。
- こりゃ失礼！ 収縮期とは「心房が拡張していて、心室が収縮する期間」、拡張期とは「心房が収縮していて、心室が拡張する期間」やな。
- ありがとうございます。では、元の立場に戻りたいと思います。心雑音とは「正常であれば本来聞こえない心音」ということでよろしいでしょうか？

心雑音がいつ聞こえるか

- せや。じゃあまずな、シンプルに分類しよやないか。分類のポイントは、いつ心雑音が聞こえるか、や。
- いつ聞こえるかって、難しい問題ですね。もしや、また細かい分類があるのですか？
- それほど細かくはない。「収縮期」に聞こえるものを「収縮期雑音」と呼び、「拡張期」に聞こえるものを「拡張期雑音」と呼ぶ。さらに両方、つまり連続性に聞こえるものを「連続性雑音」と呼ぶ。
- 重症度は心雑音の音の大きさが目安となって、"Levineの6段階分類法"に従って評価されることが多いのよ。

🐶 そうや。でも、6段階は細かいし、実はちょっと主観的な面があるからあんまり神経質にならん方がええと思う。一応大まかなことをいうと、結構しっかり聞こえる心雑音は「Ⅲ度である」と記載することが多いけど、「Ⅳ」になるいうのは今の時代滅多にない。Ⅳは「スリルを触れる」つまり胸壁に指をあてると「振動が分かる」くらい大きいということを覚えといてほしいな。

👦 僕はいつもスリルのある生活をしています…。

🐶 それ、つっこんだ方がええんか？

👧 そのスリルは心の振動！ 心雑音のスリルは「物理的な振動」です！

👦 坂本先生こそ、まともに受け取らずに、適当に流してくださいよ〜。

🐶 OK！ ほなら次、いくわな。

　繰り返すけど、**心雑音は「すべてが悪いものではない」**。心雑音が聞こえたからいうて、必ずしも心臓の中に異常があるわけではないんやったな。

👦 はい。それは先ほども聞きました。

🐶 で、それを特に「無害性心雑音、機能性心雑音」と呼んでるんやけど、なんで心雑音が発生するんかは正確にはようわかってへんのや。今のところ、血流が大動脈壁や肺動脈壁を振動させることで発生するんちゃうかっていわれとる。

👦 意外と難しい話になってきたな…。

🐶 と、いうわけで、無害性心雑音、機能性心雑音と結論付ける前に、考えうる異常がないかを確認することが大切やな。せやから、残りの時間は「異常」と考えられる心雑音をしっかり勉強していこ。

👦 わかりました。僕は特に自分の体のことが気になりますから。

収縮期雑音

🐶 ほな、収縮期雑音からいくわな。必ず知っときてほしい原因は《弁膜症》と《先天性心疾患》や。

　まず、弁膜症による収縮期雑音と関係してるものを挙げるわな。

🧑‍🦰 収縮期の血流と弁の動きは覚えているわね？

👦 収縮期は、心室の収縮だから心房は拡張している。血液は心室から勢いよく動脈へと出ていきます。このとき通常通るのは、大動脈弁と肺動脈弁です。

👴 よくできました。そこでな、もし、その2つの弁が、何らかの原因で狭くなってたらどうなる？

🧑‍🦰 庭の水やりをしている時に、ホースの出口を手でしぼめてみれば同じような状況ができ上がるわよね。

👦 「シュー」という音がします。

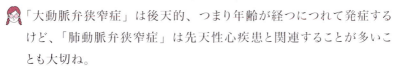

👴 そう！ その「シュー」っていう音が**収縮期心雑音**に当たるんや。で、具体的に、大動脈弁や肺動脈弁が狭くなることをそれぞれ、「**大動脈弁狭窄症**」と「**肺動脈弁狭窄症**」という。

🧑‍🦰 「大動脈弁狭窄症」は後天的、つまり年齢が経つにつれて発症するけど、「肺動脈弁狭窄症」は先天性心疾患と関連することが多いことも大切ね。

👦 承知しました！ で、収縮期雑音と関係する疾患はそれだけですか？

👴 いやいや、まだある。心臓弁は以前「扉」に喩えたと思うけど、扉の異常は「開きにくくなる」か「閉じにくくなる」かの2通りやったな？要は、「開きにくくなること」を「狭窄症」と呼び、「閉じにくくなること」を「閉鎖不全症」って呼んでる。この「閉鎖不全症」も収縮期雑音と関係してるいうわけや。

🧑‍🦰 心臓弁膜症は大きく分けてその2パターンね。

👴 収縮期には、本来は心房と心室の間の心臓弁（房室弁）は、しっかり閉じとらなあかんのやけど、それが「閉鎖不全症」やと、弁を出た後の血液が逆流しよる（心室→心房）。その結果「収縮期雑音」が生じるんや。

「三尖弁」と「僧帽弁」それぞれの閉鎖不全症が「三尖弁閉鎖不全症」と「僧帽弁閉鎖不全症」で、両方とも収縮期雑音が生じるわけね。

ようやく「拡張期雑音」にいけますか？

まだよ！！！　ここまでが弁膜症よ。先天性心疾患を忘れてはダメよ。

そういうことや。先天性心疾患は一般的に発生率が約1％といわれているから決して珍しいわけやなく、そこそこある疾患なんや。その中で、先天性心疾患と収縮期雑音が関係しているのは、「心室中隔欠損症」と「動脈管開存症」を覚えといてほしい。

心室中隔欠損症とは、右心室と左心室の間の壁（心室中隔）に穴が開いている病気ですよね。確か、たまに自然に閉鎖すると習ったような気が…。

その通り。それで収縮期に、たくさんの血流が心室中隔を通って、つまり左心室から右心室に流れ込むから雑音が生じるいうことやな。

んー、どうして左心室から右心室なのですか？　その逆もあってもよさそうなのに。

左心室と右心室の中には圧較差、つまり水圧（血圧）に「差」があり、当然左心室の中の方が、右心室の中よりも圧力が高いわよね。流体（気体も）は圧の高い方から低い方へ流れる。その差は左心室が収縮した時にもっとも大きくなるのよ。

だから収縮期に聞こえるのですね。

そう、逆に拡張期はその圧差が小さくなってあまり聞こえへんのや。

はな、もう1つの「動脈管開存症」についてやな。動脈管については「胎児循環」（p.313〜）を参照しといてほしいんやけど、要点をまとめると、動脈管とは「通常は出生してから閉じて、機能しなくなる」「弓部大動脈と主肺動脈とをつないでいる動脈」やったな。

ちょっと待ってください。その頁いま探してます…。はい、その通りでした。

ええか…。何らかの先天的な異常で、「出生してからも閉じずに、

血液が流れている」のが動脈管開存症ってわけや。でな、その通常流れてへんところに血液が流れてしもうて雑音が生じるのやけど、この雑音の特徴は24時間聞こえる。つまり収縮期も拡張期も聞こえる連続性雑音となるわけや。

🧒 非常によくわかりました。

🐶 ほんまか？

拡張期雑音

🐶 ほんなら、いよいよお待ちかねの「拡張期雑音」にいこか。これは通常弁膜症に関して理解しとけばええよ。

👧 「収縮期雑音」と関連する弁膜症をヒントにすればいいのよ。

🐶 せやな。それはめっちゃ大切な考えやな。

🧒 いいですか。「拡張期」は心房が収縮し、心室が拡張する期だから、血流は心房から心室に向かって流れる。このとき血液は、心房と心室の間にある「三尖弁」と「僧帽弁」を通過するので、これらの扉が開きにくければ拡張期雑音が生じる。「扉が開きにくい」というのは狭い、つまり「狭窄症」ということになるので、それらの弁膜症には「三尖弁狭窄症」と「僧帽弁狭窄症」があります。

🐶 おお！！ いいねいいね！ 全くその通り！ しっかり心臓と弁の動きと血流を合わせてイメージできてるね〜。臨床上では「僧帽弁狭窄症」が多いけどな。

🧒 もう1つ、「閉鎖不全症」も考えなければなりませんね。

🐶 さあ、どの心臓弁の「閉鎖不全症」かわかるか？

🧒 ……。

👧 落ち着いて考えてね。

🧒 拡張期は〜、本来、「大動脈弁」と「肺動脈弁」がきっちり閉じていないといけません。なぜなら、動脈（大動脈と肺動脈）から心室に血液が戻ってしまう、つまり逆流が生じてしまうからです。ということは、「大動脈弁閉鎖不全症」「肺動脈弁閉鎖不全症」が答えです。

そう！　そういうことや！　いい感じや。これも頻度の上からは「大動脈弁閉鎖不全症」の方が多いから、肺動脈弁閉鎖不全症は知らんでもええけど、今言うてくれた考え方は非常に大切なことや。臨床ではあらゆる可能性を勘案せなあかんからな。ようここまで、しっかり説明してくれてワシもめっちゃ嬉しいわ。

で、僕の心雑音は……

これまでの検査でひっかかってへんから、きっと大丈夫やと思うよ。

まとめやで！

心雑音

☑ 正常で聞こえる心雑音を、無害性心雑音または機能性心雑音という。

☑ 異常心音は、収縮期心雑音、拡張期心雑音および連続性心雑音に大別される。

☑ 心雑音の原因は弁膜症と先天性心疾患が主となる。

☑ 収縮期心雑音には、狭窄症と閉鎖不全症があり、前者は大動脈弁狭窄症および肺動脈弁狭窄症、後者は三尖弁閉鎖不全症および僧帽弁閉鎖不全症がある。

☑ 収縮期心雑音の先天性心疾患には、心室中隔欠損症と動脈管開存症がある。ただし、動脈管開存症は連続性心雑音を呈する。

☑ 拡張期心雑音には、狭窄症と閉鎖不全症があり、前者は僧帽弁狭窄症および三尖弁狭窄症、後者は大動脈弁閉鎖不全症および肺動脈弁閉鎖不全症がある。

CHAPTER
5
循環器系
3　心雑音

CHAPTER 5

4　リンパ管と血管の違い

- リンパ管っていまいち何をしているのか、イメージわかないっスねー。
- 教科書の中で出てくるリンパ管は、主に血管と関連して出てくることもあるし、消化器系や免疫系でも出てくることもあるからね。気持ちは分かるわよ。
- あ、理解者がいて安心。今日も丁寧に教えてくださーい！
- いつもめちゃくちゃ懇切丁寧に説明してるつもりなんやけどな。
- あ、そうですね、ありがとうございます。で、先生、リンパ管は一体全体何なのですか？
- 浜田君はすぐそうやって答えを知りたがるな〜。まずは今知っている知識から考えていこうや、とりあえず。「リンパ」という言葉で何か連想することってあるか？
- うーん。そういえば、僕の友達は「リンパマッサージ」に行ってきた、と言ってました。
- それ、ほんまに「僕の友達」か？
- ……。すぐそうやって人を疑うのは先生の悪い癖ですよー。
- そりゃ堪忍。ま、「リンパマッサージ」というのはあるにはある。で、どんなマッサージやった？
- それはですね、まずうつぶせになって…って、誘導尋問に乗ってしまうところでした。本当は知りません！！
- あら、なにやら朝から二人で盛り上がっていますね。

リンパ節とリンパ管

- ゴホン！　ほな本題にいこか。浜田君は風邪ひいたとき、やけに頸

の横や顎の下辺りのリンパ節が痛んだり腫れたりしたことないか?

あります。結構ボコボコになったときもあるし、触ると痛かったこともあります。

それって、何か悪い病気じゃないの? 硬くなかった?

もう! 脅かすのはやめてくださいよ。もう治ってますよ。

　ところで、「リンパ節」というのは聞いたことありますが、リンパ管もその類いなのですか?

そや。浜田君の想像通り、**リンパ管**と**リンパ節**は近い関係で、**リンパ管というのはリンパ節間をつなぐ管**と考えられとる。リンパ節は皮膚の上から手で触れられる、つまり「触知」できるけど、リンパ管は触れることもできひんし、まず目で見えるものやないんや。

いよいよ授業らしくなってきましたね。このように総論的なことをまず説明していただけると非常に助かります。

そうやってヨイショしてくれると非常に助かりますぅ。

それは任せておいてください。

ついでに「リンパ節」を簡単にいうと、リンパ球(白血球の一種)がたくさん集まった小豆大の組織で、主に「免疫機能」を担ってる。病原菌や毒素、さらに癌細胞などを血液循環に混入せぇへんように、いわばフィルターみたいな働きをしてくれとるんや。

リンパ節とリンパ管を合わせて「リンパ系」っていうのよ。リンパ節が特に多いのは顎下、頸、腋窩、胸腹部の内臓と大血管周囲、鼠径部などに密集してるのよ。あと、ノドの奥の方にある「扁桃」もその仲間ね。

へぇ〜、なるほどなるほど。では、リンパ管の中には何が?

リンパ管の中にはリンパ液またはリンパという体液が流れとる。

その体液とは体内に含まれる液体のことで、おもに血液とリンパ液のように体内を循環しているものと、細胞の中(細胞内液)や細胞周囲を満たす液(間質液)のように体内を循環しないものがあるのよ。血液とリンパ液の2つは、体内循環するという意味で似ているわね。

- なるほど、リンパ液は体液の仲間。そしたらどんな成分が流れているのですか？
- 成分は、血管の外に染み出た血液中の血漿成分、それと全身に張りめぐらされた毛細リンパ管に再吸収された老廃物なんかが含まれるんや。
- う〜ん、なんか難しい。もう少し簡単にお願いします。
- 簡単にいうと、リンパ液は血液と似てるんやけど、赤血球や血小板といった細胞成分に乏しい。要は、血液のうち液体成分だけをとってくれば、リンパ液に近づくってことやな。
- なるほど。ではリンパ管は体のどこを流れているのですか？
- そこや！　ここで血管とリンパ管の関係に注目しよな。血管は動脈と静脈の2種類に分類される。動脈は心臓から体の各部分に血液を届ける血管で、静脈は体の各部分から心臓に血液を返す血管やな。
- はい。それは、5章1（p.154）でもお聞きしました。

リンパの流れ（全体像）

- ほんなら、リンパ管は、動脈と静脈のどっちに似てると思う？
- えーと、静脈ですかね（汗）。
- まさか勘で答えてへんやろな？　理由は？
- 勘ではありません！　理由は、リンパ管は動脈みたいに激しく動いているわけではなさそうだからです。
- う〜ん、間違いとちゃうけど、完璧やないな〜。要はな、液が流れる方向や。
- 方向？？
- 動脈は、心臓から全身に向かって血液を流している。静脈はそれと逆ね。リンパ管も静脈と同じように全身から心臓に向かって流れているのよ。
- じゃあ僕の勘が当たっていたのですね！
- やっぱり勘か。あかんな〜。って、寒いな。

ところで、今説明してくれたリンパの流れの方向はめっちゃ大事で、これを知っとかんとリンパ管の全体像がつかめへんのや。教科書に出てる図をよ〜見てみ。流れは、体の末端から、心臓の方（体の中心）へ向かって流れてるやろ？

🧑 はい。え!?　でも、心臓の図を何度見てもリンパ管が心臓に流れ込む（帰ってくる）ルートがないような。

🐶 そこが味噌や。リンパ管は、最後は太いリンパ管となって、とはいえ目ではまず見えへんのやけど、左右の鎖骨下静脈と内頸静脈という太い静脈の結合部（**静脈角**）に流れ込む。つまり、**心臓に直接流れ込むわけやないん**や。

👩 この鎖骨下静脈は試験によく出てくる曲者ね。

🐶 それでな、ここが不思議でもあり面白いんやけどな、<u>左静脈角に流れ込むリンパ液のほうが、右静脈角に流れ込むリンパ液よりも明らかに多いんや</u>（**図5.4-1**）。

👩 これがリンパ管の流れの左右差ね。

🧑 うぉ——!!　本当だ。それも併せて覚えておきます。

図5.4-1 リンパ管の流れの左右差

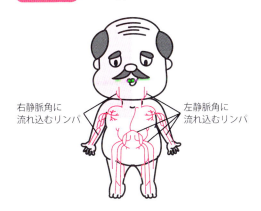

リンパ浮腫

- 少しややこしいんやけど、下半身からのリンパ管の走行を見てみ。両側の足先からはじまる両下肢のリンパ管は、鼠径部を通ってさらに心臓のほうへ上がっていくのが分かるやろ。もし、下肢のリンパ管が何らかの理由で詰まったり、流れが悪くなったらどうなると思う？
- ？？
- 「リンパ浮腫」と言って、両足がパンパンに腫れてしまうの。これはリンパ管の所在とその中を流れるリンパ液の走行（方向）で説明できるわね。
- そういうこっちゃ。

リンパの流れ（胸・腹部）

- 鼠径部って、足の付け根のことですね。そこからの流れはどうなるのですか？
- 比較的体表に近いところを流れるリンパ管もあるけど、動脈に沿って深部に入っていくリンパ管もあるんや。
- リンパ節やリンパ管は、「流れの方向」としては静脈に近いのに、「場所」としては動脈に近いものがある、なんとも不思議よね。
- ほんまやな。ほんでもって、深部に入ったリンパ管は、腸管からのリンパ管とも合わさって、横隔膜の下の「**乳び槽**」というところで一度太くなる。
- 解剖学で習った「乳び槽」とは、リンパ管の走行の途中にあったのですね。
- ちなみに、腸管リンパ管は食べ物を消化した成分の特に脂肪分を運ぶため、リンパ液は乳白色をしているのよ。
- そうや。そして、「乳び槽」から出たリンパ管は「**胸管**」と名前を変え、胸の中に入っていく。
- 結構そのままですね。ただ、「胸管」が「リンパ管」の一種だという

ことは今知りました。

🐼 その胸管は左右の肺に挟まれた領域（縦隔）およそ食道や胸部の大動脈の近くをたどっていくんや。そして、そのまま心臓の裏をスルーして、胸部から首の近くまで行って、左静脈角に合流するんや。

👧 静脈角、つまり、ここがリンパ管の終点ね。リンパ管は、末梢組織から始まって**静脈角**で終わるので、厳密には血管のような**閉鎖循環系**と異なり**開放循環系**ね。

リンパ管の左右差と臨床

👦 一連の流れがわかった気がします。胸管は、右静脈角には合流しないのですか？

🐼 原則せえへん。でもほかにもリンパ管はあるから、その中には右静脈角に合流するものもある。

👦 なるほど。これがリンパ管の流れの左右差ですね。

👧 教科書的には、「両下肢、腹部、左胸部、左腕、左頭頸部のリンパ液は左の静脈角に、右胸部、右腕、右頭頸部のリンパ液は右の静脈角に注がれる」となっているわ。

👦 左右差によって何か違いは生じるのですか？

🐼 普通に生きてる分には、何も問題はない。ただ、手術を受ける場合、手術の部位によっては、損傷のリスクが高くなることがある。他には、胃にできた癌細胞がリンパ管（胸管）経由で特に頸部のリンパ節に転移した場合、右じゃなく左の頸部リンパ節（**左鎖骨上窩リンパ節**）に転移する場合があるんや。

👧 胃は腹部の臓器だから、リンパ液は右じゃなく左の静脈角に運ばれるからね。これは「**ウィルヒョウのリンパ節転移**」といって病理学ではとっても大切なのよ。

👦 なるほど！　血管とは違い、目にはほとんど見えないものだからこそ、しっかり解剖学を勉強することが大切なのですね。

🐼 今日もいい感じで終わることができたな。

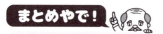

リンパ管と血管の違い

- ☑ リンパ管内を流れる成分は細胞成分に乏しく、血液の血漿成分に近い。
- ☑ リンパ節はリンパ管の途中に位置し、免疫系の重要な拠点となる。
- ☑ リンパ液の流れは末梢から中枢で、静脈に近い。
- ☑ 血管は心臓→末梢→心臓という閉鎖循環系であるが、リンパ管は末梢組織から静脈角までの開放循環系である。
- ☑ リンパ管は最終的に静脈（静脈角（鎖骨下静脈と内頸静脈の合流点））に注がれ、合流する。
- ☑ リンパ管の走行は左右不均衡である。両下肢、腹部、左上半身のリンパ液は左静脈角に注がれる。

CHAPTER 5

5 血栓症と塞栓症

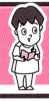

- 先生、「血栓症」と「塞栓症」って名前が似ていますね。でも違いがいまいちよくわかりません。
- 私も何度聞いてもこの2つは混乱するわ。でも確か厳密に意味の違いがあるはずよ。
- 字的に「血」と「塞」しか違いがないもんな。そら混乱するのも無理ないわ。
 　せやな〜、ほな、「血栓症」または「塞栓症」で思いつく病気って何か知ってるか？

血栓症

- 「血栓症」は、以前、脳梗塞の原因になるかのようなことを聞いたことがあります。
- 私はこの前、テレビで「エコノミークラス症候群」の特集をしていて、そこで肺塞栓症が出てきたのを見たわ。
- ふんふん。二人とも、なかなかいい線いっとるな。<u>「血栓症」は簡単にいうと、「血栓」っていう「血の塊」が血管の中にできることによって起こる病気のことをいうんや。</u>
- 先生、「血の塊」って正確にいうと、血液中の「血小板＋フィブリンというタンパク質」ですね。
- せやせや。<u>本来「血栓」は止血のためにできるもんやけど、なんでか、出血がなくても作られてしまうことがあるんや…。</u>
- え！　どうしてですか？　血管の中に血の塊ができるって、そんなの困りますよね。

🐶 そうなんや。血栓はある一部（局所）に起こることが多くて、それによって何らかの症状が出ることもある。恐ろしいことに場合によっては全身で血栓ができることもあるんや。

👧 症状が出るのは血の塊が血流の邪魔をするからですか？

🐶 まあそういうことやな。

👩 脳梗塞は脳への血流が阻害されるため、場合によっては「腕がマヒしたり、しゃべりにくくなったり」という症状が出る血栓症といえますね。

🐶 せやけど、まあそれはかなり飛躍した話やな。順を追って説明していくと、「血栓」ができて、それによって生じる症状には**「血流障害」によるもの**と、**「炎症」**によるものがあるんや。まず、「血流障害」についてはイメージできるか？　血管の中に、大きな血の塊ができたら、そこより先に血液が行きにくくなるやろ？　ほな、そこから先にある細胞・組織は血流不足となり、必要な酸素や栄養分をもらえんようになる。せやから細胞は残念ながら壊死してしまう。壊死までいってもうたら、これはもう「梗塞」っていうレベルや。

👧 なんか難しい。では、もう1つの「炎症」によるものとはなんでしょうか。

🐶 うん。これもちょっと複雑なんやけど、血管の中に「血栓」ができると、それより先には血液が行きにくくなる。ほな、血栓より前の血管内には血液が溜まってしまうやろ？　行き場を失った血液成分が血管の外に染み出ていくしかなく、出ていった成分が血管外の組織を刺激するんやわ。そこに炎症が起こって、「痛み」「腫れ」「赤くなる」「熱感」などの具体的な諸症状が出てくる。

👩 これらの症状は「炎症の4徴候」といいますね。

塞栓症

🐶 せやな。ほんなら次に塞栓症の話に進むわな。塞栓症とは字のごとく、栓（せん）で塞ぐ（ふさぐ）ことやけど、ここでは血栓症との違い

図 5.5-1 塞栓症

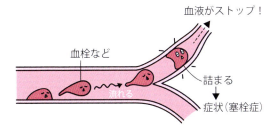

を明確にすることが大事や。まあ簡単にいうと、血栓症は「できた血栓がその場で引き起こす（主に血流）障害」のことで、塞栓症は「<u>できた血栓などが血管の中を流れてきて、その先の別の場所の血管を詰まらせて引き起こす血流障害</u>」のことを意味する（図5.5-1）。「血栓など」といったのは、塞栓症を起こす"モノ"はほとんど血栓やけど、厳密には他のモノもあり得る。例えば、「空気」「コレステロール」「組織片」などで、これら原因物質をまとめて「塞栓」っていうんや。

つまり血栓症も塞栓症も「症状」を表す言葉で、血栓症はその場で引き起こされる血流障害で、塞栓症は塞栓ができた場所とは違う場所で起こる血流障害。そして、血栓と塞栓はその「原因物質」そのものを指す言葉ですね。

血栓による症状

素晴らしい。ようまとめてくれたな。ほなここからは「血栓によってどんな問題が生じるか」「なぜ血栓ができるか」「治療としてどういうことをするべきか」を話すわな。

例えば塞栓症の代表格として、「**肺塞栓症**」っていうのがある。これは、肢の静脈内にできた血栓（これ自体が血栓症）が静脈内を流れて、心臓（右心房→右心室）を経由して、肺動脈を流れ、（肺

動脈は血管幅がだんだん狭くなっていくから）血栓はやがて肺動脈の細い枝にスポッと詰まってしまう（このため**肺動脈血栓塞栓症**ともいう）。その結果、肺での酸素交換が妨げられ、最悪、血栓や塞栓の大きさによっては命に関わる、怖い病気なんや。

🧒 テレビでは、飛行機のエコノミークラスに長時間同じ姿勢で乗っていると、肢(あし)を動かすことが少ないので「長時間の安静」となり血栓ができやすくなってしまうので、別名「**エコノミークラス症候群**」「**ロングフライト症候群**」とも呼ばれるって言ってたわ。

👦 ところで先生、血管には動脈と静脈がありますが、血栓はその両方にできるのですか？

🐶 お〜！！ ナイスクエスチョン！ その通りで、血栓には「動脈血栓」と「静脈血栓」があってな、少し緊急性はちごうとるけど治療は共通する部分が多いんや。

梗塞を知る

🐶 ほんなら、さっき出てきた「**梗塞**」って、どんなイメージを持ってる？

👦 なんかすごく悪い感じがします。ほかに梗塞がつく病名で「心筋梗塞」とかがあるから。

🐶 なるほどな。心筋梗塞も「梗塞」っていう言葉が含まれとるよな。よっしゃ、正確にこの言葉の意味を理解しとこか。

🧒 梗塞とは、「**血流障害によって細胞が壊死すること**」ですね。

👦 え・し（壊死）？ ん〜〜、なんか破壊的なイメージですね。

🧒 壊死は細胞のもつ本来の寿命を待たずして起こる予期せぬ死のことだから、「自然に起こる死」とは異なるの。

👦 予期せぬ死って……なんか怖いですね。

🧒 例えば火傷とか切り傷・擦り傷のような不慮の事故による組織・細胞の損傷が壊死ね。

🐶 確かにそれも壊死になるなぁ。せやけど今話しとる「梗塞による壊死」っちゅうのは切り傷・擦り傷とはちょっと様子がちゃうんや。

ところで「細胞が生きていくための必須要素」って何や？
- 栄養素と酸素です。
- それを細胞に届けるのは？
- 血液です。
- せやな。ちゅうことは、血液が滞ってしもうたら細胞はもはや栄養素を受けとることができず、生きていけへん。せやから予期せぬ死、つまり、壊死することになるわけや。特に神経細胞や心筋細胞は一度壊死してもうたらその組織は元に戻らんのや。そこが難儀なところや。そして実は、壊死は梗塞によるものが一番多いんや。

血栓のできやすさ

- そうなんですね。先生、では、どうして血栓ができるのですか？
- 実はようわかってへんのやけど、「できやすい人」という傾向がある。どういう患者さんが要注意かといえば、**「長時間の安静」「血管内膜の損傷」「凝固能の亢進」**などが挙げられる。
- なんか、めっちゃ難しい。
- 「長時間の安静」の代表例としては、長期に入院して、しかも骨折後とか体をあまり動かせない状態にある人が挙げられますね。「血管内膜の損傷」はちょっと想像が難しいですが、普通に生活している人に起こるわけではなく、ほとんどは外因性ですね。その要因は例えば、外傷（ケガ）・手術（やむを得ず血管を触る）・骨折（骨が血管に触れる）などが挙げられます。「凝固能の亢進」はさらに想像が難しいですが、これも勝手になるわけではなく、癌の患者さんや感染症の患者さんでみられます。この場合は局所だけに血栓ができるとは限りませんね。
- ご名答！　よう知ってるな〜。ま、あまり詳しくやりすぎると病理学の授業になってしまうので、なぜ癌や感染症が血栓を作りやすいかは、体全体で炎症反応が起こりやすくなっているから、っていう程度に理解しといてくれたらええわ。

🧑 なんとなく血栓ができやすい傾向のイメージができました。

血栓に対する治療

🐼 よっしゃ、最後に「治療」に関して話すわな。
🧑 さすがに「血栓」ができてしまったら、もうどうしようもないでしょ？
🐼 実はな、血栓ができても小さなものであれば溶ける、それも自然に溶けることがあるんや。
👧 血液成分には「**線溶系**」という**血栓を溶かす因子**が含まれていますね。その因子の中では**プラスミン**が重要よ。
🧑 すごい！　人間の体ってうまくできていますね。
🐼 せやな。でも、できた血栓が逆にどんどん大きくなったり、それがちぎれて飛んで行って塞栓症を起こすことがあるから、早めの治療はやっぱり重要なんや。血栓ができたら、それ以上大きくならんように**抗凝固薬**という薬で、いわゆる「血をサラサラにする」。具体的にはヘパリンという点滴の薬や、**ワーファリン**という飲み薬がその代表格や。他にも新しい抗凝固の内服薬がどんどんできてきてるし、状態によっては**アスピリン**という抗血小板薬で対応することもある。とりあえずは「抗凝固薬」を投与する、と覚えといてくれたらええわ。
🧑 もしその薬が効かなかったら？
🐼 薬がすぐに効かなくても、ちょっと様子を見ることもあるんやけど、どうしても早く血栓に対応しなければならないとしたら、積極的に血栓を「溶かしにいく」ことがある。
👧 緊急性が高い疾患としては、脳梗塞や心筋梗塞が代表格ですね。
🐼 そうや。その薬を「**血栓溶解薬**」という。具体的には**ウロキナーゼ**という名前の薬。
🧑 他には手段はありますか？
🐼 カテーテルで血栓を「物理的に壊しにいく」こともある。カテーテルというのは、細長い点滴の管みたいなもんのことで、手ぇか足の血管から管を入れて、目的とする血管まで進めていくんやけど、なかな

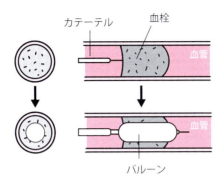

図 5.5-2 バルーンで血流障害を改善

👩 か熟練した技術がいるんやわ。よくテレビでそのシーンが出てくるわな（図5.5-2）。

👧 あれ、結構かっこいいわよね。スーパードクターって感じで。

🐶 ははは。ほんまやな。ほな、今回のテーマ「血栓症と塞栓症との違い」をもう1回おさらいして終わりにしょうか。両者の「違い」は血流を妨害する血栓などが障害を引き起こす「場所」によって区別するわけで、それ以外の素因や治療についてはほとんど同じ、っていうことやな。

👦 よくわかりました！ ところで、先生の来月の海外出張のフライトクラスは…？

🐶 もちろんエコノミークラス。

👦 先生、血栓できないようお気を付けくださいね。

まとめやで！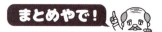

血栓症と塞栓症
- ☑ 血栓症は、血栓が血管内にでき、これによって生じる症状をいう。
- ☑ 血栓によって血流障害が生じると、梗塞や炎症を起こすことがある。
- ☑ 塞栓症は、血栓などが血管を流れ、先の血管を詰まらせて起こる障害をいう。
- ☑ 塞栓症の原因は、血栓以外に、空気、コレステロール、組織片などがある。
- ☑ 血流障害や梗塞によって重篤な障害をまねく恐れがある場合は、積極的な治療が施される。

CHAPTER 5

6　終動脈や門脈

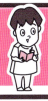

- 先生、血管の勉強をしていたらわけわからない用語が出てきたんですよ。
- 漢字の読み方やったら自分で調べてや。
- 違います。とにかくいろいろあって…。終動脈とか門脈とか…。
- あ〜、それな。ようある質問やわ。今日はそのあたりをマスターしよか。まず、超基本。血管を2種類に分けるとしたら？
- それは僕をバカにしてるでしょ！「動脈」と「静脈」です！
- ほいな。じゃあええか、もうちょっと突っ込むで。解剖生理学における動脈と静脈の違いを3つ以上挙げれるか？
- わかりそうで、わかりにくい問題をいつも先生は出してきますね。性格曲がっているんじゃないですか？
- そら曲がってるわ。でも、それがどないや？
- はいはい…動脈は酸素の多い血液が流れていて、静脈は酸素の少ない血液が流れているので、血液の色が赤っぽいか黒っぽいかという違いはあります。
- あちゃ〜。間違ってはいてへんけど、完全じゃないわぁ。なぜかいうとな、今、浜田君が言うたのは血管の中を流れている"血液"のことやろ？　動脈も静脈も"血管"のことやで。
- おっしゃることがよくわかりませんが…

動脈と静脈の違い

- やっぱりここは何度勉強しても間違えるのよね。血管は筒のようなもので中は元来空洞よ。だから先生のご質問は、血管の壁そのものの

ことなのよ。だから、その壁の違いを考えてみればいいのよ。

なーんだ、そういうことか。血管の壁は、「外膜」「中膜」「内膜」の3層構造をしているということは習いましたよ。

その通り。その3層の中で、動脈と静脈で一番違うのは、「中膜」や。動脈の中膜は静脈よりもかなりぶ厚い！　せやから、動脈は壁がしっかりしとる。静脈は中に血が流れてへんかったらぺったんこや。

「中膜」は「膜」と呼ぶものの、実質は筋肉、つまり平滑筋でできた層状の組織よ。

了解です。これで1つクリア。次は…。

次は？　ほんなら血管の内膜に注目してみよか。

内膜はいくらなんでも一緒じゃないですか？

「弁」って聞いたことないか？

心臓の「弁」なら知っています（p.162）。心臓の部屋と部屋の間にあるもので、血液の逆流を防止するための扉だと習いました。

せやったな。実はな、血管にも弁があるんや。でも、その弁は静脈にあるけど動脈にはないんや。なんでかわかるか？

逆流を防ぐ弁…が、なぜ静脈にあるのか。う〜ん。

考えてみぃな、動脈は心臓のポンプ機能と平滑筋の弾力、そして血流が速く勢いがあるから、通常の方向と逆に流れるいうことは、まあないわな。でもな、静脈はどうや？　流れは遅いわ勢いはないわ、しかも下肢やったら下から上へ持ち上げないかんわで、へたしたらいくらでも逆流してまう。その逆流がないように、要所要所に「弁」がかましてあるんや。その「弁」は心臓と同様、血管の「内膜が変形」してできたもんなんや！

へ〜、僕にとって新鮮なことですが、確かに納得がいきます。これで2つクリア。次は…。

他の違いはな、やっぱりこれはな自分の五感を使って見つけることや！

五感というと、「見て」「触って」ということになりますよね。

変な意味ちゃうで。まず「見る」から入ろ。自分の腕見てみ、血管は見えるか？

この前、病院に行ったら採血されたから、血管がどれかわかりますよ。僕の血管はよく出ていると、かわいい看護師さんに言われました。

そのかわいい看護師さんが針を刺した血管は動脈か静脈かどっちや？

あまりにかわいかったので、そんなこと考えませんでした。

痛かったか？

それも、あまりにかわいかったので…

アホか…。動脈を刺すとめちゃくちゃ痛いはずやから、まず静脈や！っていうか、浜田君が体表から見て見えとる血管はすべて静脈や。

えっ、そうなんですか！

静脈は体の比較的浅いところにあるものと深いところにあるものの2種類ある。逆に、動脈は基本深いところにしかない。ここでいう「深いところ」いうのは皮膚・皮下・筋層のうちの「筋層」に相当するんや。とはいえ、一部浅いところを通る場所がある。ちょうどその"スポット"に指をあてると「トクン、トクン」と動きを感じることができるというわけや。

首では総頸動脈、肘では上腕動脈、手首では橈骨動脈と尺骨動脈などが触れることができるわね。ところで、先に出てきた浅いところにある静脈を「表在静脈（皮静脈）」、深いところにある静脈を「深部静脈（深静脈）」と呼ぶのよ。

体のどれくらい浅いところにあるかが、動脈と静脈の違いですね。

で、3つ目のポイントはわかったんか？　さっきの「脈」に注目すると！

脈をとるのは動脈しかできない、ということですか？

せや。動脈は「拍動する」が、静脈は「拍動しない」。ちなみに「拍動」とはどういう意味や？

そりゃあ「ドックンドックン」でしょ！

浜田君、医学的に説明しようね！

- 「心臓の動きに合わせた、規則的な動き」、ですよね。
- ちなみに、心臓の拍動を心拍、血管の拍動を脈拍といって区別しているのよ。

終動脈

- ほな、そろそろ今回のテーマである「終動脈」と「門脈」にいこか。浜田君の終動脈についての理解は？
- う〜ん、血管の末端部分、ですか？
- 50点！「**終動脈**」はそれほど難しくなくて、動脈の先の方で特に「**他の動脈とネットワークがない動脈の末梢**」ということなんや。
- ネットワークというのは血管同士のつながり、つまり吻合（ふんごう）血管のことね。終動脈は、心臓、脳、肺、腎臓、肝臓などに見られるわ。
- でもな、終動脈には決定的な弱点があるんや。もしもな、血栓などがどこかの血管で詰まって血流が滞ってしもたら、吻合血管がないから、**もとの血管だけに依存してたそれ以降の組織へは血流がいかんようになってしまう**。最悪の場合、組織の壊死（梗塞）を起こしてしまうんや。
- なるほど。だから心筋梗塞、脳梗塞、肺梗塞が起こるわけですね。納得しました。

門脈

- では先生、「**門脈**」は…？ 肝臓にある「肝門脈」は聞いたことがあるのですが。
- ほんなら、しいて言えば門脈は、「動脈」か「静脈」のどっちやと思う？
- うーん。肝臓に流入する血管だから…動脈かな？
- よく考えてみいや。肝門脈をさかのぼって考えていくとな、この血管はいくつかの静脈が合流してできる血管やったやろ？
- ……（汗）。

図 5.6-1 門脈系

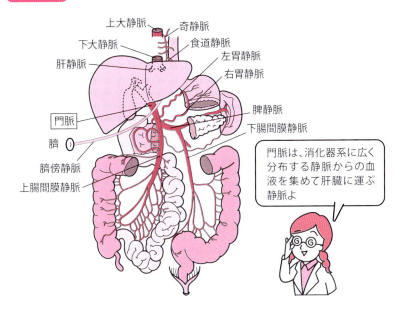

門脈は、消化器系に広く分布する静脈からの血液を集めて肝臓に運ぶ静脈よ

🧒 脾静脈、上腸間膜静脈、下腸間膜静脈が合わさってできる静脈よ（図5.6-1）。

🐶 せや。これらの静脈が合流してできる血管っちゅうことは、当然でき上がった血管も「静脈」になるわな。

👦 は、はい。

🐶 そもそも「門脈」とは、どのような血管を意味するか知ってるか？　実は門脈と名前が付く血管は、肝臓のほかにも脳下垂体や膵臓にもあるんやで。

👦 えぇ！　そうだったんですか！？　肝臓だけじゃないのですか！

🐶 門脈を理解するためには、毛細血管のことを復習する必要があるな。毛細血管のイメージはOKやな？

👦 糸くずみたいな、ものすごく細かい血管のことでしょ！

🐶 確かにそうやけど、なんで糸くずみたいになるか知っとるか？

心臓から出た動脈は、体のあらゆる部位で、どんどん枝分かれして、最後は毛細血管という糸くずよりももっと微細な目に見えない血管となって各細胞に血液成分を供給する。そして細胞が代謝で吐き出す物質の回収も毛細血管が行う。そして毛細血管は徐々に合流して静脈となり、やがて心臓に帰る。

血管全体を単純化すると、「心臓→動脈→細動脈→毛細血管→細静脈→静脈→心臓」の順で血液は流れているのね。

するとな、血液が心臓を出て、また心臓に戻るまでに通常毛細血管を1回経由するわな。

そうですね。

ところが、例外が存在するんや。それが、門脈なんや。

なるほど、門脈は例外なんですね。

肝門脈の場合の話をするわな。

　　心臓から出た動脈で特に腸管に向かう動脈は、腸管内で毛細血管となって血液を供給した後、静脈となる。そのときの血管は、「心臓→動脈（→細動脈）→毛細血管（→細静脈）→静脈」となるわな。問題はこの次や。普通やったら静脈はこのまま心臓に帰るはずやけど、1か所寄り道しよるんや。

寄り道!?　僕みたいですね。

静脈は何本か合流して1本の門脈となり、寄り道先の肝臓に向かいよる。肝臓でまた毛細血管となり、各肝細胞に血液を供給する。それからまた静脈（肝静脈）となって、やっとこさ心臓に戻るんや。

ややこしいからまとめるわね。「心臓→動脈→（腸管内の）**毛細血管→静脈→《門脈》→**（肝臓内の）**毛細血管→静脈→心臓**」という順路になるわね。

坂本さん、ありがとう。ほんで、この順路をよう見ると血液が毛細血管を2回通過することに気が付くか？

はい！　そうか！　門脈とは「**毛細血管と毛細血管の間をつなぐ血管（静脈）**」のことなんですね。

194

完璧！！　それが門脈の定義や。ちなみに、さっき脳下垂体にも門脈があるって言うたけど、毛細血管の1つ目は視床下部、2つ目は下垂体前葉に存在してるんや。合わせて覚えといてな。

わかりました！　今日もありがとうございました。

まとめやで！

終動脈や門脈

- ☑ 動脈の末梢で吻合を持たない血管を終動脈という。
- ☑ 終動脈を持つ臓器は限られ、心臓、脳、肺、腎臓、肝臓などが挙げられる。
- ☑ 通常の循環ルートは、心臓→動脈→細動脈→毛細血管→細静脈→静脈→心臓である。
- ☑ 例外として、心臓→動脈→毛細血管→静脈→《門脈》→毛細血管→静脈→心臓のように2か所毛細血管を経るとき、その間を結ぶ血管を門脈という。
- ☑ 門脈は肝臓の他、視床下部‐下垂体、膵臓でも存在する。

CHAPTER
5
循環器系

6

終動脈や門脈

CHAPTER 5

 7　脳底部の輪状血管構造

- 先生……。
- どないしたん？
- 頭が割れそうに痛いです。
- なんや二日酔いか？　まあ、ちょうどええわ。今日は脳の血管の勉強しよう！
- ちょうどええわって先生、少しは僕のこと心配してくださいよ。それと僕の苦しみをダシに勉強のネタを決めないでくださいよ…。
- そら堪忍。でも頭部でもとくに脳の血管は多くの学生が苦しむところやろ？
- まあ確かにそうですけど。やっぱり脳の血管ってすごく大事なのですよね？
- そりゃそうや。脳は、人間の体の中でとくに酸素と栄養分の消費量が多い臓器なんやから。
- なんでも脳の重量は体重の約3％だけど、心臓から拍出される血液の約15％が脳に行くのよ。たくさん血液を必要とするから脳血管はそれだけ大切ね。
- 解剖学の本では特に動脈のページが多いですね。
- せやな。頭部の血管の病気は動脈がほとんどやからな。とりあえず頭部の血管は動脈を中心に勉強すればええと思うで。

頭頸部に向かう動脈　

- ほなら質問な。頭部や頸部に血液を送る動脈は、どこからスタートする？

😖 う〜ん。

🐼 わからんか？　答えは「心臓」や！

👦 …。それは反則ですよ。それくらいはわかります。

🐼 「スタート」言うたやろ？　じゃあ次。心臓から出る太い動脈は「上行大動脈」、ほな、次に名称が変わってなんていう動脈になる？

👦 大動脈弓（弓部大動脈）です！　これは楽勝！

🐼 おお、やるなぁ。じゃあ、大動脈弓から枝分かれする3本の動脈の名前は何や？

👦 右腕頭動脈、左総頸動脈、左鎖骨下動脈です。

🐼 おっしーーぃ！！　残念でした。

👧 腕頭動脈に「右」は付かないのよ。なぜなら「腕頭動脈」は体の中で1本しかないからね。

👦 く、くやしい…。確かに「左」、「右」が名前に付くのは左右両方あるからですね。

👧 そうね。あと、腕頭動脈って変な名前だけど、「腕」と「頭」に向かう動脈だからこんな名前が付いているのよ。

🐼 そういうことやな。腕頭動脈はすぐに右上肢に行く「右鎖骨下動脈」と、右頭頸部に行く「右総頸動脈」に枝分かれする。それに対して左側は、大動脈弓から直接、左頭頸部に行く「左総頸動脈」と左上肢に行く「左鎖骨下動脈」が枝分かれするんや。

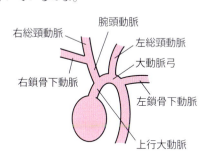

👦 左右で違いがあるのは面白いですけど、"左右の腕頭動脈"から腕と頸方向に分かれればシンプルで覚えやすいのに…。
　　結局、頭頸部に向かう動脈は、右総頸動脈と左総頸動脈ですね？

🐼 うん。でも、それだけやないのが、世の中そう甘くないところや。

👦 先生、勘弁してくださいよ、ややこしいのは。

図 5.7-1 脳に向かう動脈とウィリスの動脈輪

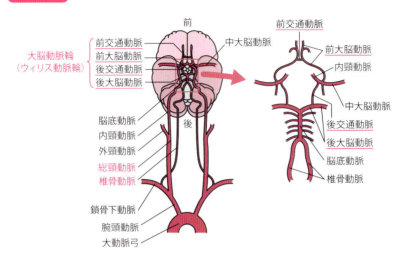

- 🐶 いやいや、これは勘弁できひん。確かに右総頸動脈と左総頸動脈は頭の方に向かう大切な動脈や。でもな、実は、左右の鎖骨下動脈からも頭に向かう動脈が分岐しよるんや。
- 👧 「椎骨動脈」っていうのよ。
- 👦 椎骨動脈…？
- 🐶 そう。この動脈は頸部の背骨（頸椎）にある孔（横突孔）を貫通して上部（頭部）に向かって行くんや。せやから、**頭部に行く血管は、①左右の総頸動脈と②左右の椎骨動脈の合計4本やな**（図5.7-1）。
- 👦 了解です。では先生、「総頸動脈」って名前が付いているということは、ここからさらに枝分かれするということでしょうか？
- 🐶 ナイス読み！ 総頸動脈は大体、甲状軟骨（のど仏）の高さで《外頸動脈》と《内頸動脈》に枝分かれするんや。
- 👦 なぜ「内」と「外」なんですか？ 何か基準があるのですか？
- 🐶 それ、大事なポイントやな。内と外を分けるポイントは「頭蓋骨」、もっ

- と具体的には、脳を包む「硬膜」や。
- 「硬膜」というのは脳と脊髄を包む「髄膜の最外層」にある丈夫な膜のことね。
- その硬膜より内側（中）にある器官すなわち脳に血液を送るのが内頸動脈、硬膜を含めたその外側の組織すなわち頭蓋骨、顔の筋肉、顔の皮膚などに血液を送るのが外頸動脈なんや。

脳へ向かう動脈のネットワーク

- まとめると、結局脳への血管はどうなる？
- 左右の内頸動脈と左右の椎骨動脈、合計4本ですね。
- そうよ。次に出てくる「Willisの動脈輪」は、これら4本の動脈に由来することを忘れないでね。
- ハイ、忘れません！！！
- ほな次。脳の血管の最大の特徴は、これら4本の血管がネットワークを作って、互いの守備範囲を助け合うんや。
- 守備範囲？　助け合う？　ってどういうことですか？
- 例えば三塁手が風邪で休んでいるとき、その守備範囲はガラ空きになる。それはめちゃくちゃ困るやろ？　だから遊撃手（ショート）がその三塁手のカバーをするわけや。同じことが、頭の血管にもいえるんや。もし右内頸動脈が急に流れなくなったら、普段その血液をもらっている脳の細胞は全部死滅してしまうことになる。下手したら、脳の細胞が一気に死んでしもうて、命も危うくなる。
- そりゃ大変です！
- そや。それでは困るから、4本の頭部の血管はネットワークを作って、いざというときに助け合う（補う）システムを作ってるんや。
- 今流行りの「チーム医療」みたいなものですね。
- なんかちゃう気がするけど…。まあ、そんなもんかな。

Willisの動脈輪

🧑‍🦰 その血管ネットワークというのが"Willis（ウィリス）の動脈輪（大脳動脈輪）"ね（図5.7-1右）。

👦 解剖学でよく出てくる人名由来の用語ですね。

🐶 そうや。ほんなら具体的に見ていくわな。まず、頭蓋骨（硬膜）の中に入った内頸動脈は、左右とも、前大脳動脈と中大脳動脈に枝分かれしよる。

　一方、椎骨動脈は、ちょっとややこしいけど、まず、左右の椎骨動脈が1本の「脳底動脈」という動脈になって、その後に左右の後大脳動脈に枝分かれするんや。

🧑‍🦰 いま出てきた3つの血管、前・中・後大脳動脈は「大脳」という名前が付くだけあって、脳の中の主に「大脳」に血液を送るのよ。

👦 ん〜、つまり、「左右の内頸動脈と左右の椎骨動脈」は「左右の前大脳動脈、左右の中大脳動脈、左右の後大脳動脈」になる、というわけですね。

🧑‍🦰 ナイスよ。それで、これらの血管をネットワーク化（つなげてしまう）するための血管があって、それが「前交通動脈」と「後交通動脈」よ。

🐶 前交通動脈は左右の前大脳動脈をつなげる1本の血管、後交通動脈は中大脳動脈と後大脳動脈をつなぐ左右2本の血管や。

👦 ピンとこないなあ。

🧑‍🦰 図を見れば一目瞭然よ。

👦 あ！　本当だ！　左前大脳動脈→前交通動脈→右前大脳動脈→右中大脳動脈→右後交通動脈→右後大脳動脈→左後大脳動脈→左後交通動脈→左中大脳動脈→左前大脳動脈と輪ができますね！！この環状血管がWillisの動脈輪なのですね。

🐶 そうや。この構図を見れば、動脈が詰まったりして血流が滞っても、ほかの動脈からWillisの動脈輪を通じて血液が送られるということに気付くやろ。

例えば…？

例えば、右前大脳動脈がWillisの動脈輪のどこかで詰まってしまったとする。ほならその先へは血液が行けへん。その代わり、左前大脳動脈からの血液が、前交通動脈を通って右前大脳動脈まで流れてくるから右前大脳動脈から栄養を得ている脳細胞は破壊を逃れるってわけや。

ほんなら、左内頸動脈で詰まったら左中大脳動脈の血流はどうなると思う？

先ほどのWillisの動脈輪の図を思い出してね。左中大脳動脈につながる血管は何？

左の後交通動脈です。だから、左後大脳動脈から左後交通動脈を通じて血流が確保されます！　Willisの動脈輪、すごい！！

気付いたみたいやな。もちろんこのWillisの動脈輪があるから脳梗塞（つまり脳細胞が血流不足で壊死してしまうこと）が絶対起きないというわけではないけどな。

詰まる場所にもよるわね。そういう意味ではWillisの動脈輪というのは完全なものではないのよね。でもこれがなければ、もっとひどい状況になることが多いでしょうね。

そやな。実際このネットワークという構造を見るとわかるように、いろいろな場所から血液が集結する。多方面からの血流という物理的な力が血管に負荷をかけ、それで血管に瘤（動脈瘤）を形成し、やがてはそれが破れたりする。これが、クモ膜下出血の原因になったりするわけや。

あと、Willisの動脈輪の血管の一部が狭窄するために起こるモヤモヤ病という疾患もあるわ。この病気はWillisの動脈輪の血流を補うために新しくできるモヤモヤした血管なのだけど、とても細くてもろいの。だから出血することもしばしばあるわ。

クモ膜下出血もモヤモヤ病からの出血も脳内（頭内）だから血の逃げ道がなく大変なことになりますね。なんだか複雑な心境です。人

間の体ってうまくできているようで、その反対もあるのですね。

そやな。今日はいろいろ具体例に理解できたな。今日はこれくらいにしときまひょ。ところで頭痛は治ったんか?

まとめやで!

脳底部の輪状血管構造

☑ 脳に血液を送るのは、左右の内頸動脈および左右の椎骨動脈である。

☑ 4本の動脈は脳底部でネットワークを形成し、Willisの動脈輪（大脳動脈輪）を形成する。

☑ Willisの動脈輪から先は、前大脳動脈、中大脳動脈、後大脳動脈を分岐し、脳に血液を提供する。

☑ Willisの動脈輪のどこかで血流不足が起こっても前・後交通動脈によって血流が補填され、脳への血流不足を避けられる。

☑ Willisの動脈輪の構造の異常により脳内出血をまねく場合がある。その場合は重篤になることがある。

CHAPTER 6

第 6 章
泌尿器

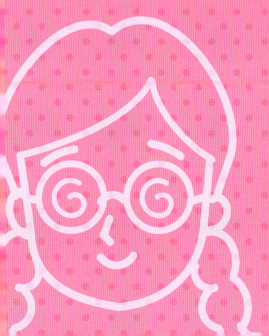

CHAPTER 6

1 腎臓の中の構造
～血管・尿路～

- 🧑 いろいろ解剖学の講義を受けてきましたが、中でも腎臓はやけに内部構造を詳しく勉強しますね。糸球体、尿管、集合体、ボーマン嚢などいろいろ用語が出てきてすごく混乱します。何か勉強のコツみたいなものってありますか？
- 👨 せやな。確かに腎臓の中って一見複雑に見えるなぁ。
  ほな質問や。そもそも腎臓はどういう仕事をしている臓器や？
- 🧑 それくらいはわかっていますよ!! 尿を作って、排泄する臓器です。
- 👨 「排泄する」って、何をや？
- 🧑 老廃物とかでしょ？
- 👨 せやな。それじゃあウンチは？
- 🧑 ウンチも老廃物です。
- 👧 どちらも老廃物じゃないの（笑）。
- 🧑 あっ、ホントだ…。でもなぜ2か所から老廃物が出るのでしょう…。
- 👨 そこや。まずはそこをきっちり理解しとかなあかん。便は、あくまで消化管内で発生した不要物質、つまり腸細胞の死骸、食物残渣、消化液あるいは腸内細菌などやな。一方、尿はどこの不要物質や？これが重要ポイントや。
- 🧑 うーん難しい質問ですね。
- 👨 難しく考えんでええで。尿は液体やろ？ 「体内の液体」というたら何が思いつく？
- 🧑 血液です!!
- 👨 せや! 腎臓は"血液を原料"に血管内の不要物質を排泄するため、「尿」を生成する器官なんや。

204

😊 便と尿を明確に区別するのは大切なポイントね。便は毎日するとは限らないけど、排尿は毎日しかも複数回するわよね。これは腎臓が体内（細胞）で産生される老廃物や過剰な電解質や水を速やかに排泄する必要があるためね。これで、**血液の量と質が一定に保たれるのよ**。

🐶 まずスタートとして腎臓の構造を詳しく学ぶ意味がわかったか？

👦 は、はい。

🐶 それがわかったらズバリ！　腎臓の構造を極めるポイントは、①腎臓内を通る「血管」、②作られてゆく尿の通り路となる「尿路」や。

腎臓の構造：血管

🐶 まず、1番目のポイントである血管から。ほな、腎臓に流れ込む動脈について。それは何や？

👦 腎動脈です！

🐶 そう。その腎動脈はどんどん枝分かれして、やがて毛細血管になる。ここまでは他の臓器と全く同じや。他の臓器と違うのは、「同じ臓器内で2か所毛細血管が存在する」ところや。

👦 本来臓器の中の毛細血管は1か所ですよね？

🐶 そういうこと。で、その2か所ある毛細血管を血液の流れ順に見ていくと、1つ目は「**糸球体**」、そして2つ目は「**尿細管周囲毛細血管**」や。

👦 糸球体の正体は「毛細血管の塊（かたまり）」だったのか！　なるほど。で、2か所あるということは、そこには大事な機能を持つことが隠されているわけですね。

🐶 ええ心がけや。そこで、血管（血流）の重要性を考える場合、その血管の上流と下流を意識せなあかん。

👦 糸球体と尿細管周囲毛細血管の"前後の"血管ということですね。

🐶 そう。糸球体の上流（流れ込む側の血管）が「**輸入細動脈**」、下流（出ていく側の血管）が「**輸出細動脈**」や。

😊 「輸出細動脈」を「輸出細静脈」とするミスが多いので注意ね。

🐶 次に尿細管周囲毛細血管は、やや太い輸出細動脈が再び細かく枝

分かれして、尿細管の周囲を張り巡り、ここで静脈血となって臓器を出ていく血管になるんや。要は、ここから先は「○○静脈」となるわけや。

- なるほど！ すると、尿細管周囲毛細血管は腎臓内を走る血管が「○○動脈」から「○○静脈」に切り替わる境目なのですね！
- そうね。静脈は、どんどん他の静脈と合流して、最終的には「腎静脈」となって腎臓を出て下大静脈につながり、心臓に帰っていくわけね。これで腎臓の中の血液の流れはある程度完結よ。

腎臓の構造：尿路

- よし。次は、2番目のポイントである尿路やな。
　さっき出てきた毛玉のような「糸球体」、それを支える「ボーマン嚢（糸球体嚢）」というのがある。喩えるなら、「エッグスタンド」みたいな構造やな。

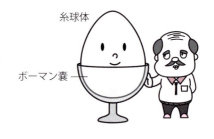

- 糸球体とボーマン嚢を併せて「腎小体（マルピーギ小体）」と呼ぶのよ。ちなみに、「嚢」という語は解剖学でもよく出てくるの。「袋」という意味よ。他に、胆嚢や陰嚢などで嚢という漢字が使われているわ。
- 次、毛細血管である糸球体から、血液中の液体成分である血漿成分が漏れるんや。なんと一日で換算すると約150リットルも。
- そんなにも！！！
- 実際、**腎小体は1個の腎臓で約100万個ある**から（日本人はもっと少ないという説があるが）、すべての腎小体で濾過された合計やけどな。で、その漏れた液体成分はボーマン嚢が回収する。これがいわゆる尿の元の元や。
- この液を「原尿」と呼ぶのよ。この時点ではまだ"未熟な"尿ね。

図 6.1-1 腎臓の構造：尿路

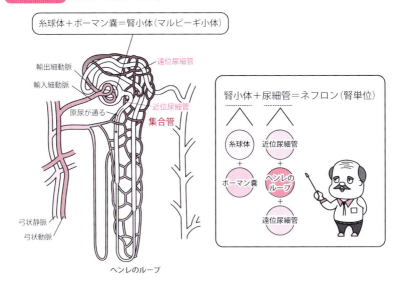

🐶 その後、ボーマン嚢から先は尿細管という長い管につながって原尿は尿細管の中を流れていく。尿細管はかなり長く伸びてるんやけど、ボーマン嚢の後は「近位尿細管」→「ヘンレ係蹄（ヘンレのループ）」→「遠位尿細管」と続き、複数の遠位尿細管同士が集まって「集合管」となる（図6.1-1）。"近位"と"遠位"という言葉は上流と下流に似たイメージやな。

👩 ここで重要な用語の確認ね！《腎小体》とそれに続く《尿細管》（近位尿細管、ヘンレのループ、遠位尿細管）をまとめて「ネフロン（腎単位）」と呼ぶのよ。ただし、ネフロンは集合管を含まない用語であることに注意ね。

🐶 ここで、もう少し大きな視点（マクロな視点）で腎臓の内部構造を見よか。腎臓も他の臓器と同様、「皮質」と「髄質」という"領域"に分けられるんや。

👩 皮質は比較的表面に近い部位で、髄質は比較的中心部に近い部位

🐶 のことだったわね。
🐶 なんで皮質と髄質の話をしたかっちゅうと、ネフロンの大半（85％）は皮質に、残り（約15％）は皮質と髄質の境界にあるんや。
👧 前者を皮質ネフロン、後者を傍髄質ネフロンと言って、両者は機能を異にするのよ。

腎臓の構造：腎盂

🐶 続いて、集合管の先は、腎臓に1つだけ存在する「腎盂」へと続く。腎盂は最終的にでき上がった尿が流れる場所というわけや。
👦 「腎盂」って腎臓の中の「髄質」なのですか？
🐶 ちょっとちゃうかな。腎臓の「根っこ」と思ってくれたらいい。つまり、腎臓の内部は、皮質、髄質、腎盂の3領域に分かれとると考えた方が分かりやすいな。それで腎盂から先は「尿管」となって、最終的にでき上がった尿は尿管を通り膀胱へと流れていくわけや。
👧 尿細管と尿管、ややこしいですけど、これがいわゆる尿路ですね。
👧 そうね。尿管は腎門という腎臓の内側から出るの。腎門にはその他、腎動脈、腎静脈が出入りするのよ。
👦 腎門ですね。よく肝門や肺門とか、他にも門と付く部位がありますね。
👧 そう。最後に、ちょっと面白い質問をするわよ？　腎動脈と腎静脈を流れる血液、どちらが汚いと思う？
👦 そりゃ、腎静脈でしょ？
👧 なぜ？
👦 だって、腎静脈って静脈血じゃないですか。汚いですよね。
🐶 汚いって言葉は解剖生理学用語としてはどうかと思うけど、この質問、確かに面白いな。ええか、老廃物を濾し出した後の血液は腎静脈、濾し出す前の血液は腎動脈を流れるやろ？
👦 確かに。
🐶 ということは、"老廃物の量"という観点からは腎静脈の方が少ない、言い換えたら"キレイ"なわけや。

ただし！ "酸素の量" という観点では、腎静脈の方が少ない、つまり、浜田君の言う通り静脈血や。結局のところ、腎臓につながる腎動脈と腎静脈を流れる血液成分の質を語る場合、酸素と老廃物を切り分けて考えなあかんわけやな。

なるほど！　おもしろい。まんまとひっかかりました！

よし。腎臓の構造はかなり勉強が深まったな。でもまだまだ。具体的に尿がどうやって作られるか、そこも勉強せないかんからな。

そっか、まだ機能的なことが勉強できていませんね。

まとめやで！

腎臓の中の構造～血管・尿路～

- ☑ 腎臓は皮質、髄質、腎盂の3領域で構成され、尿の生成に重要な働きを担う。
- ☑ 糸球体とボーマン嚢を併せて腎小体 (マルピーギ小体) といい、1個の腎臓で約100万個存在する。
- ☑ 腎小体と尿細管を併せてネフロンという。
- ☑ 尿細管は近位尿細管、ヘンレのループ、遠位尿細管で構成される。
- ☑ 腎臓内に2か所毛細血管が存在する。1つ目は糸球体、2つ目は尿細管周囲毛細血管である。

CHAPTER 6

2 尿の生成〜濾過〜

- あの〜〜。
- どうしたんや。
- 前回の話の続きが気になるのですが〜。引き続き「腎臓が尿を生成する」部分もお教えいただきたいのですが〜。
- やっぱりそう来たか。自力では難しいみたいやな。ま、それもしゃあないな。じゃあ続きの話、しよか。
- ぜひとも！　よろしくお願いします！

腎臓の機能

- ほな、はじめに、尿を作る目的とは？
- 目的？　う〜ん、老廃物を除去することでしょうか。
- どうやって？
- どうって、繰り返しになりますけど、老廃物を選び、それを尿として排出するのじゃないのですか？
- そうだけど、老廃物だけを除去する方法、つまり、体内に残す物質と体外に排泄する物質をどう「振り分ける」の？　そこが問題なのよね。
- 大事なポイントや。

　血液内には不要なものもあれば、必要なものもある。それをどうやって選択するのか。こういう目的や意義、さらに疑問を最初に明確にすることは、その後の過程がわかりやすくなるから大事なことや。

　で、その「振り分け」のために腎臓が働くポイントが3つある。まず1つ目、今回のテーマである「濾過」や。他の2つは何か知って

210

るか？

😀 生理学の授業では「再吸収」という用語が出てきました。

🐼 よっしゃ。あと1つは？

😀 あとは思い出せません。

👩 「分泌」よ。これ、出てこない学生さん多いわね。

😀 う～～ん、記憶になかったです。

🐼 今回はとにかく濾過に焦点を当てて勉強するわな。

👩 濾過は、糸球体内を流れる血液成分がボーマン嚢に"漏れ出す"ことだったわね。つまり、糸球体とボーマン嚢に開いた小さな孔を通り抜けるの。一日にすべての腎小体で濾過される量は約150リットルだったわね（図6.2-1）。

😀 はい。覚えていますよ。で、この濾過って、血液を流れている成分のうち水分と不要なもの（老廃物）だけが出るのですか？

🐼 違う。漏れるということは、孔を通り抜けるということやから、体内にとって栄養素となる物質、つまり有用物質も濾過される。

😀 う～ん。なんか、腎臓の機能って非効率ですね。ボーマン嚢で、毛細血管から不要な物質だけを濾過して、一気に尿を作ってしまったらいいような気がします。

図 6.2-1　腎臓の濾過機能

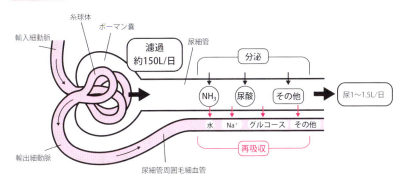

🙎‍♀️実際、毛細血管から不要物質も有用物質もとにかく濾過して、尿が尿細管を流れる過程で必要なものを「再吸収」したり、まだ排泄が不十分なものは「分泌」したり、かなり遠回りしている感じがするわよね。

🐶確かにその意見は納得できる。でもな、1回の濾過で血液の中の排出すべきもの（老廃物など）を"選び出す"ことは非常に難しいんや。ただでさえものすごい勢いで血液は流れとる。それに排出すべきものの中には、できるだけ早く排出せなあかんものもある。

🙎‍♂️ヒトの腎臓の万能性なら、1回で濾過できるような気もするけど、実際は難しいんですね。

濾過・再吸収の喩え話

🐶それはな、おもちゃ箱で考えてみるとわかりやすいで。

🙎‍♂️何ですかそれ？

🐶おもちゃ箱の中にいろいろなキャラクターの消しゴムが膨大にあるとする。昔、「キン消し」って流行ったんやけどな。キン肉マンで出てくるキャラクターの消しゴムを略して。

🙎‍♀️実際には消しゴムとしての機能性は乏しく、飾り置き、あるいは友達同士の自慢や相撲ゲームで遊んでいたのよ。

🐶そうや。ワシもいっぱい持っとった。で、このおもちゃ箱には、キン肉マンに限らず、ドラえもん、ハットリくん、あさりちゃん、オバQなどなど、とにかく歴代のいろいろなキャラクターがいっぱいあるとする。

🙎‍♂️昭和の香りがしますね。

🐶で、その中からパーマンの消しゴムのみを処分したいとする。おもちゃ箱の中にはとにかく多くのものが入ってて、色もみな同じようなもんで、すぐにパーマンは見つからへん。さあどうする？

🙎‍♂️パーマンというのが僕にはわかりませんが、それはともかく、僕だったら一度おもちゃ箱をひっくり返します。

🐶 その後は?

👦 パーマンとやら以外のキャラクターをどんどんおもちゃ箱に戻します。

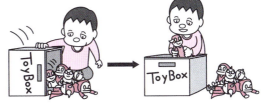

🐶 それを繰り返すと?

👦 最終的にはパーマンが残ると思います。

🐶 せや！　そういうことなんや。1個1個あれちゃうこれちゃうって選別してたら日が暮れてまうやん。一度ひっくり返して必要なものを元に戻す方が結局はようて効率的なんや。

👦 なんか微妙な喩え話ですが。なんとなく理解はできます。

🐶 話を腎臓に戻すわな。腎小体で、基本的に「濾し出す」というある意味大雑把な作業工程の中で、例えば尿酸やアンモニアだけを選ぶなんてそんな細かな仕事をするんはめちゃくちゃ難しい。

👧 確かにそういう気がします。

👩 だから腎臓は、血液から必要・不要にかかわらず大きな物質（血球や蛋白質など）以外をいったん捨て（濾過；おもちゃ箱をひっくり返す）、尿が尿細管の中を流れていく過程で必要なものを再び血液に戻したり（再吸収；必要なキャラクターをおもちゃ箱に戻す）、捨て足りない不要なものを尿中に追加で捨てたりする（分泌）のよね（**図6.2-1**）。

🐶 そういうことや。

👩 ところで、この濾過という現象、つまり**糸球体からボーマン嚢へ漏れ出すには血圧が60mmHg以上必要**というのはご存知?

👦 いえ、どうしてですか?

🐶 濾過とは、血液成分が「糸球体からボーマン嚢へ移動する」ことやろ？　でも、常にそれに逆らう力も働いているんや。

👦 なぜそんな大切な機能に逆らわないといけないのですか?

図 6.2-2 濾過するための血圧

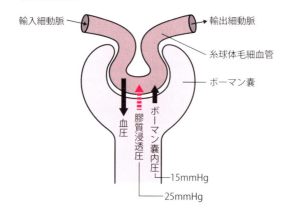

- まぁそう思うわな。でも実際あるんや。それは、**血液の膠質浸透圧とボーマン嚢の中に存在する圧力（ボーマン嚢内圧）**や。それに打ち勝つ力がないと移動できひんってわけや（図6.2-2）。
- なるほど。確か、ショックという状態によって乏尿になると習いました。その理由はこれで説明できますね。
- 大事なポイントね。ショックは血圧が著しく低下している状態だから尿の生成が抑えられるわけね。
- ここはめちゃくちゃ試験で狙われるところやな。腎臓にとって、いや体全身にとって、血圧を一定以上に保つこというのはむちゃくちゃ大事なことなんや。せやから腎臓は、独自に血圧を上げる術を持っとるわけやな。
- あ、それ知っています！ **レニン-アンジオテンシン**ですね。
- そうよ。腎臓で分泌されたレニンは血中のアンジオテンシノーゲンをアンジオテンシンⅠに変え、ACE（アンジオテンシン変換酵素）という酵素がアンジオテンシンⅠをⅡに変える。この「**アンジオテンシンⅡ**」が血圧を上げる働きがあるのよね。
- よっしゃ。ほな次は、疾患の話を少しかましておこう。この「濾過」

のプロセスで生じる病気を考えてみよか。

腎臓の疾患

😦「濾過」のプロセスですから、血球や血液中のタンパク質という本来濾過されないものが濾過され、尿中に漏れてしまう状態を考えればよいのでしょうか？

🐶 その通りや。いわゆる「濾過しすぎ」で「漏れ漏れ」になると、尿中に出ていってしまう。

👧 例えば、腎臓に感染症や免疫疾患で炎症が起こると、赤血球が尿中に漏れて「血尿」が出たり、タンパク質が尿中に漏れてしまうと「タンパク尿」が出てしまう。「ネフローゼ症候群」というのは、いろいろな原因でタンパク尿やそれに付随して低タンパク血症が起こる状態をいうのよ。

👦 確か、血中のタンパク質つまりアルブミンが少ないと体が浮腫む徴候が出るのでしたね。

🐶 素晴らしい。よう覚えてたな。もう1つだけ追加させてな。もし、逆に「濾過」の機能自体が低下してしまって、「漏れ漏れ」の逆になってしまったら…。

👦 逆ということは、濾過量が低下するから尿があまり作られなくなりますね。

🐶 何らかの原因で、腎臓が硬くなって、濾し出す腎小体自体も硬くなると、「原尿」そのものを作る能力自体が低下するんや。

😦 そんな病気もあるのですか！

👧 そうね。糸球体濾過率の測定をすることで、腎臓の機能を測定することができるのよ。GFR（糸球体濾過量）といって、検査すると数字で腎機能が表されるのよ。慢性の腎不全になると徐々に腎機能が衰え、それに並行してGFRも低下していくのよ。**糖尿病は慢性腎不全の原因のトップ**だから気を付けないといけないわね。

🐶 そういうこっちゃ。腎機能が低下して体内のホメオスタシスが保てな

くなったら透析治療をせないかんからな。これは身体的、精神的、時間的、労力的、経済的に多くの負荷がかかるわな。

濾過の仕組みと血圧の重要性、また疾患について今日も勉強になりました。ありがとうございました。

まとめやで！

尿の生成～濾過～

☑ 糸球体を流れる血液成分がボーマン嚢に濾し出される現象を濾過という。

☑ 濾過された後の原尿は、再吸収、分泌を経て最終的に排泄される尿になる。

☑ 濾過される成分は、体内の不要物質のみならず有用物質も濾過される。

☑ 濾過が起こるためには一定以上の血圧が必要となる（60mmHg以上）。腎臓は独自にレニンを分泌しアンジオテンシンⅡの生成によって血圧上昇に寄与する。

☑ 糸球体の障害（炎症等）により尿の生成に異常をきたすことがある。

CHAPTER 6

3 尿の生成〜再吸収・分泌〜

- 今日はな、前回勉強した「濾過」の次の段階を勉強しよか。
- 「再吸収」と「分泌」ですよね。先生から誘ってくださってありがとうございます。
- 糸球体からボーマン嚢に濾過された尿の元が、近位尿細管まで流れてきたところから今日はスタートするわな。
- その「尿の元」は医学用語では「原尿」と呼びますよね。
- そや！　なかなか成長してきたやんか。で、原尿が近位尿細管まで流れてきたとき、その原尿の中には有用な物質がまだたくさん含まれてるから、そのまま体外に排出されたら具合悪いわな。
- だから、有用な物質を「再吸収」するということだったはずですね、おもちゃ箱理論がおもしろかったです。でも、なぜ「吸収」と呼ばずに「再吸収」と呼ぶのでしょうか？
- そやな。医学用語の意味や定義を考えるのは重要なことやな。ほな、「再吸収」って他にどういうときに出てくる？
- 腎臓以外ではあまり聞かない言葉ですよね。生理学の教科書では「再吸収とは、血液あるいは間質液に含まれている物質が、一度別の空間に出されたのち、再び血液あるいは間質液に吸収されること」などと書かれています。
- 腎臓以外でも再吸収は「微小循環」のところでも出てくるで。要は再吸収というのは、「血液から一度排出された物質を、もう一度血液に取り込むこと」という意味やな。よく似た言葉で、消化管で使われる「吸収」は、別に血液から排出されたものを取り込んでるわけやない。ポイントは「血液から外に出て、再び血液の中に戻る」

ということやな。
🧑 その説明を聞いて、少しスッキリしました。

原尿成分

🐶 ほな次は、どのような物質が再吸収されるかやけど、その前に原尿の成分を復習しよか。
🧑 栄養素などの有用物質もあれば不要物質もあるのでしたね。
👩 原尿には分子量の大きな物質、例えば血球やタンパク質等は含まれないことに注意ね。
🐶 そうや。**原尿**の中は水が大半で、**尿素・クレアチニン**などの老廃物のほか、**グルコース・アミノ酸・ビタミン・電解質**なども含まれてるんや。この原尿の成分をまず押さえることが重要やな。
🧑 グルコースなどは有用物質ですから再吸収の対象となるわけですよね。
🐶 そのとおりや。ほか、アミノ酸やビタミンもそう。これらが尿細管から血液へ「再吸収」されるわけやな。
🧑 ナトリウム（Na）などの電解質も、そのままどんどん尿の形で排出され続ければ、大変なことになりそうですね。電解質も頑張って血液に取り戻さなければなりませんね。
🐶 電解質はほかにどのようなものがある？
🧑 ナトリウムのほかには、カリウム（K）、塩素（Cl）、カルシウム（Ca）などが大切そうです。
👩 そうね。でも電解質は体内で過剰になるといけないから余分なものは排出されるのよ。

再吸収

🐶 OK。ほんなら聞くけど、再吸収はどうやって行うんかな？　自然と尿細管の中から外に出てくれるんか？
🧑 ちょっと待ってくださいね。再吸収って、ダイレクトに尿細管から血

管に移動するのですか?

せやな。そのあたりのイメージが付きにくいかもしれんな。まず、尿細管の外に出た液体成分は間質という血管と尿細管の間にある結合組織に一旦ため込まれ、それがやがて血管内に回収される。これで再吸収は完了や。

出た!結合組織! 第1章で出てきましたね。バッチリです。ただ、再吸収自体は、結構大変な作業のように思えるのですが…

その通りで、自然に尿細管の外に出てくれるわけやない。尿細管の壁に、「**チャネル**」という特殊なタンパク質があって、その「チャネル」が再吸収の仕事をしとるんや。

いわば壁の「門」みたいな役割を果たしているのね。他に「**ポンプ**」というタンパク質があって、物質を能動輸送させるのよ。

でも結構重労働やから、それなりのエネルギーが必要なんや。体内のエネルギー通貨といえば思いつくのは?

グルコースでしょうか?

ブー。グルコースはエネルギーの原料や。グルコースの異化反応で生成されて"すぐに使える"エネルギー源って何やった?

ATP!! つまり、アデノシン三リン酸です!!

正解!! 特にポンプを動かすためにはATPが必須なんや。

能動輸送の「能動」というのは、「受動」とは逆で下方から上方へと物質を移動させる、いわば自然の流れに逆らって運ぶことだから、能動輸送のポンプを働かせるにはエネルギーがいるわけね。

あと忘れたらいかんのが「水分」も再吸収されることや。原尿は1日150リットル位作られるから、これが全部おしっこになったらワシらソッコーで干からびてまうやん。だから、原尿のうちの**99%**が**再吸収**されるんや。

150リットル×(100%−99%)=1.5リットル。結局、最終的に**排出される尿は約1.5リットル**ね。

どの物質が、尿細管のどの部位で再吸収されるのですか?

まず"量的"には、原尿のうち近位尿細管で約65％、ヘンレのループで約15％、遠位尿細管と集合管で残りが再吸収される。

それと浜田君の質問の"質的"なことやけど、実は結構複雑や。少なくとも、近位尿細管ではグルコース、アミノ酸、ビタミンなどの栄養素が100％再吸収され、その他電解質が再吸収され、ヘンレのループでは水と電解質が、遠位尿細管でも水と電解質が再吸収され、最終的には原尿の1％が残り、余分な電解質や排出すべき老廃物が含まれるわけや。

なるほど、水はすべての部位で再吸収されるのですね。

ここで絶対外せない重要なポイントがあるの。近位尿細管はある程度機械的に再吸収するのだけど、遠位尿細管や集合管は、抗利尿ホルモン、アルドステロン、心房性ナトリウム利尿ペプチド、パラソルモンなど各種ホルモンの影響を受け、そのときの体の状態に合わせた機能的な（調節的な）再吸収を行い、ホメオスタシスの維持に寄与するのよ。

そうそう、それポイントやな。

ところで、何らかの原因で高血糖になると濾過された後の原尿のグルコース濃度もむちゃくちゃ高くなる。本来原尿のうちグルコースは100％再吸収されるはずやけど、いかんせん限界がある。再吸収の能力の限界を超えたグルコース濃度やったら、再吸収しきれんから、最終的に尿中にグルコースが出てしまうんや。

さすがの腎臓も**再吸収の限界（閾値）があるの**よね（**図6.3-1**）。

その原因の1つって、糖尿病ですか？

そういうことや。糖尿病患者さんは健常人よりもかなり血糖値が高くなる。せやから、濾過された直後の原尿も相当グルコース濃度が高いわけやな。

分泌

ほな次、「分泌」について触れておこか。

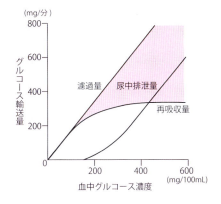

図 6.3-1 グルコースの再吸収

- 😀 分泌は「外分泌」と「内分泌」があることを、先生から教わりました。
- 🐼 う～ん、強いて言えば外分泌やけど、腎臓が行う分泌はあまり外分泌か内分泌かというくくりはせえへんのや。
- 👧 腎臓による「分泌」は、糸球体で濾過できなかった老廃物や不要な物質を「血管から尿細管」へ運ぶ機能をいうのよ。
- 😀 具体的にはどのようなものが分泌されるのですか？
- 🐼 **水素イオン**（H^+）、アンモニア、尿酸、ペニシリンなどの薬物、それと**カリウム**などやな。
- 👧 余分な水素イオンの分泌というのは血漿pHを一定に保つためにとても大切よ。腎不全が進行すると、水素イオンが排出できずpHが下がってしまう（酸性に傾く）の。これが有名な「**代謝性アシドーシス**」ね。
- 🐼 あと、カリウムの分泌低下も要チェックやな。腎不全が進行して「**高カリウム血症**」を起こせば、不整脈さらに重症になったら心停止の可能性も出てくる。せやから、腎不全患者は食事にも人一倍気い遣わなあかんのや。
- 😀 なるほど。前回の濾過機能に引き続き、ここでも疾患に関係していますね。

最終的にでき上がった**尿**は、**95％が水分で残り5％が老廃物**などの固形成分なの。尿の色は「ウロビリン（ウロクロム）」といって胆汁由来の色素よ。とにかく尿生成は体内の老廃物や余分なミネラルを排出するとっても大切な機能ね。

「肝腎要」は物事の本質や大切なことを表す言葉やけど、昔の人は、人体の肝臓、腎臓、要（腰）は特に大切な場所と考えてきたわけやな。

濾過、再吸収、分泌の3段階によって尿を生成する腎臓はすごく大切な臓器なんですね。よくわかりました。ありがとうございました。

まとめやで！

尿の生成〜再吸収・分泌〜

☑ 原尿から有用成分を血液に戻すことを再吸収という。

☑ グルコース、アミノ酸、ビタミンなどの有用物質は近位尿細管で約100％再吸収される。

☑ 過剰に濾過された成分は有用物質でさえも再吸収しきれず尿中に排泄されることがある。

☑ 近位尿細管は機械的な再吸収、遠位尿細管や集合管はその時の体の状態に合わせた機能的な再吸収を行う。

☑ 遠位尿細管は、各種ホルモンやビタミンの影響を受け、調節に寄与する。

☑ 糸球体で濾過できない体内の不要物質は尿細管周囲毛細血管から尿細管側へ分泌される。

CHAPTER 7

第7章
神経

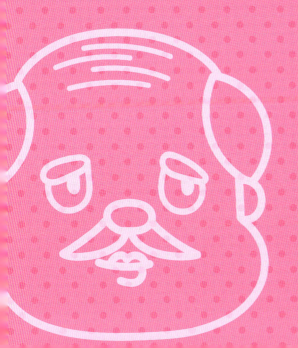

CHAPTER 7

1　神経細胞の興奮

👦 痛い！！

🐼 どないしたんや！！

👦 今、机の角に肘をぶつけてビビッてきました。

🐼 あ〜、肘の側面を通る尺骨神経に当たったんかぁ。

👦 なんか電気が通ったみたいに一瞬しびれました。やっぱり神経って、電気を発生させるのですね。

🐼 そうやな。神経は自ら電気的興奮を発生させて（**インパルス**ともいう）それを末梢組織や中枢に伝えるんや。

👦 なんか不思議ですね。神経はどうやって電気を発生させたり、それを伝えたりできるのですか？

🐼 そうやな、電気的興奮といっても、その正体は物理で出てくる電子の流れじゃなく、イオンの流れなんや。電子はマイナスの電荷、イオンは陽イオンと陰イオンがあってそれぞれプラスの電荷、マイナスの電荷をもつやろ。

👧 電荷っていうのは、電気的な力のことね。全く電気的な力を帯びてない状態を「0（ゼロ）」として、そこからプラスの方向またはマイナスの方向に力をもてば、その物質は電荷をもつことになるわね。

🐼 非興奮状態の神経細胞や筋細胞というのは、通常、**細胞外に比べて細胞内が負に帯電しとる**。これを「**静止電位**」っていうんや。

👦 なぜ神経細胞内は負（マイナス）になっているのですか？

🐼 前提知識として、細胞内外は様々な物質が溶解しとるけど、中でも電荷をもつ物質、例えばタンパク質、陽イオンや陰イオンなどが溶解し、全体としてプラスとマイナスの数の均衡が保たれとるわけやな。

せやけど、おもろいことに、細胞内外に溶解する物質の組成が全然違うんや。例えば、細胞外は主に塩素イオン（Cl^-、クロールともいう）とナトリウムイオン（Na^+）が多い。一方、細胞内はカリウムイオン（K^+）とリン酸イオン（HPO_4^{2-}など）が多い。ここまでええかな？

はい。でもどうしてそんなイオン組成の偏りができるのですか？　不思議ですね。

細胞の表面にはポンプがあるのよ。例えば、Na^+/K^+ポンプ（p.228）っていうのがあるのだけど、これはATPを消費して細胞内のNa^+を細胞外へ、細胞外のK^+を細胞内へ濃度勾配に逆らって運搬するのよ。

さっきの章で出てきた「能動輸送」ってやつですね。ということは、ポンプが働くと細胞内はK^+が、細胞外はNa^+が多くなりますね。

そうね。それから、ポンプ以外にチャネルっていうのがあってね。これは、ある特定の物質、例えばイオンなどを濃度勾配に従って細胞内外を移動させることができるタンパク質なの。ポンプとの違いは、濃度勾配に従う（自然に起こる）からATPを必要とせず、「受動輸送」を行うの。

さあ、準備は整ったな。実は、神経細胞が静止状態のとき、K^+チャネルがわずかに開いとるんや。このわずかにっていうのがポイントやで。

ということは、少しずつK^+が流れることができる。

その通り。で、流れる方向は？

K^+は細胞内の方が多いから、細胞内から細胞外へ流れる。

そう。そこでや。K^+というのは陽イオンやから、細胞の内側の視点に立つと、プラスの電荷の喪失になる。

そうですね。

ちゅうことは、K^+チャネルのある細胞膜付近の細胞の内側は、陽イオンの喪失により相対的にプラスの電荷をもつイオンよりマイナスの電荷をもつイオンの方が多くなる。一方、細胞の外側は、陽イオン

図7.1-1 細胞膜付近の電荷

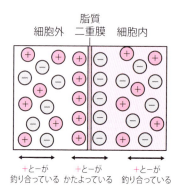

🧑 の加算により相対的にプラスの電荷をもつイオンの方が多くなるわな（図7.1-1）。

👦 ということは、細胞内外で電位差が生まれる！

🐶 そういうことや！

👩 神経細胞の場合、細胞内は−70mV〜−60mVくらいね。ボルト（V）というのは電圧で、0を基準とした電気の力、つまり電位差のことよ。

👧 感動です！　そういうことだったのですか。このわずかにチャネルが開くっていうのがポイントですね。

👩 この「細胞内が負、細胞外が正」に分かれている状態を「分極」というのよ。

神経の興奮

👦 では、神経の興奮が起こる仕組みは？

🐶 神経は、他からくる神経伝達物質や電気刺激を受けると、静止電位から逸脱して**脱分極**する。脱分極が一定の閾値を超えると**活動電位**が発生するんや。

👦 活動電位とは？

🐶 それは、次のような流れで起こるんや。

①神経細胞へ刺激が伝わる

②その刺激が閾値を超える

③Na^+チャネルが開く

④Na^+は、濃度勾配に従って、細胞外から細胞内へ流入する

⑤陽イオンの流入により、細胞内が負から正に電位が変わる（分極状態が崩壊するため「脱分極」という）

⑥脱分極があるレベルまで達するとNa^+チャネルが閉じる

⑦K^+チャネルが開く

⑧K^+は、濃度勾配に従って、細胞内から細胞外へ流出する

⑨陽イオン流出により、細胞内が正から負へ電位が変わる

⑩ある閾値まで下がるとK^+チャネルも閉じて元の静止電位の状態になる（これを「再分極」という）

頭がクラクラしそうですが、要するにイオンの流入と流出が起こることで、細胞内の電位が「負→正→負」と変化することが活動電位というわけですね。

そうよ。これら一連の反応、つまり、分極→脱分極→再分極（活動電位）の時間は1〜5ミリ秒だからまさに瞬間の出来事ね。

先生、そしたら神経で何度も何度も活動電位が発生すれば、細胞内外のイオンのバランスが変わってしまいませんか？

大丈夫、大丈夫。さっきの話を思い出してや。Na^+/K^+ポンプが働いて常に元の状態に戻してくれるんや（**図7.1-2**）。なんでも神経細胞は、細胞内に存在する全ATPのうち、約半数をNa^+/K^+ポンプに費やすそうや。

ここで重要なポイントがあるわ。刺激の強さというのは、活動電位の大きさではなく、単位時間当たりに何回活動電位が発生するか、つまりその頻度によって決まるのよ。これを「全か無かの法則」というわ。

じゃあさっき僕が肘を角でぶつけたときも、大きな活動電位が発生したのではなく、多数の活動電位が発生したわけですね。

では、神経が活動電位を発生させて、それがどのように伝わって

図 7.1-2 Na⁺/K⁺ポンプ

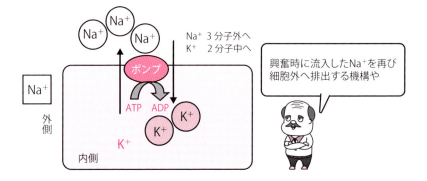

興奮時に流入したNa⁺を再び細胞外へ排出する機構や

いくのですか？

🐶 繰り返しやけど、ある場所で活動電位が発生すると、その部位の神経細胞内が負から正に電位が逆転する、まさにその部位に注目してな。そこで、興奮部（正）と非興奮部（負）に電位差が生じるわけや。この電位差によって、正から負の方向へ電荷をもつ物質（イオン）が移動する（電流が流れる）。一方、細胞外は、非興奮部（正）から興奮部（負）へ電流が流れる。

👧 このイオンの流れを「**局所電流**」というのよ。

🐶 局所電流は、すぐ両隣の部位（非興奮部位）への刺激となって、そこにまた興奮が生じる。そして再び局所電流が生じてその隣に刺激が加わり、というのを次々と繰り返して興奮が伝播していくんや。

🧒 でも、両隣に興奮が伝わるのだったら、一生グルグル同じところで興奮が生じるのではないですか？

🐶 それはない。一度興奮した部位は「**不応期**」といって、興奮が終了してすぐ隣から刺激が来ても反応しない時間を設けてるんや。せやから、最初に興奮を起こした部位から神経細胞の線維上を拡散するように拡がっていきよる（**両方向伝導**）わけや。

🧒 うまくなっていますね〜。

神経の興奮速度

- ところで、神経の興奮速度はどのくらいなのですか？
- 髄鞘を持つ神経細胞（**有髄神経**）と持たない神経細胞（**無髄神経**）で変わるんやけどな。髄鞘というのは神経の線維上に連なっていて、絶縁体の働き（電気を通さない）があって、電流が流れへんのや。せやから、<u>興奮は髄鞘部分を飛び越えて（跳躍して）次の髄鞘のない部分に達するから、有髄神経は飛躍的に速いスピードで伝えることができるんや。</u>
- 有髄神経の興奮伝導速度は、種類にもよるけど1秒間で数十mから百数十m。一方無髄神経は、1秒間で0.5～2mくらいよ。
- へぇ～、そんなに異なるのですね。髄鞘も大切ですね。
  ありがとうございました。神経の静止電位と興奮の発生（活動電位）、そして興奮の伝導の仕組みがだいたいわかりました。

まとめやで！

神経細胞の静止膜電位と活動電位
- ☑ 細胞膜表面にはイオンを運ぶチャネルやポンプが備わっている。
- ☑ 細胞内外には様々な電荷をもつ物質（イオン）が溶解している。
- ☑ 非興奮時における神経細胞内の電位は負である（分極）。
- ☑ 外部刺激によって活動電位が生じると細胞内の電位は一時的に正となる（脱分極）。
- ☑ 活動電位はイオンの神経細胞内外の流入、流出によって惹起される。
- ☑ ある場所で活動電位が生じると（興奮部位）、その両端（非興奮部位）との間に局所電流が流れる。
- ☑ 局所電流により次々と興奮部位が伝播していく。

CHAPTER 7

2 神経の分類法

- 先生、僕もそうなのですが、友人はみな神経系を苦手とします。とにかく出てくる神経の名前が多いこと。何か覚え方のコツなどありますか？
- ワシの経験でも確かに神経を苦手とする学生が多い印象があるわ。筋肉もそうやけど、神経も出てくる名前が多いから、その気持ちは分からんでもないなぁ。
- 私も学生時代は苦労したわ。
- ほんで結局、神経系ってまず何が大事かというと、分類と走行（所在）なんや。特に分類が全くできてへん学生が多い多い。
- 分類、ですか。そうですね、中枢神経と末梢神経くらいしか意識したことないです。
- ズバリ！「神経系のポイントは分類にあり」。
  ほな、分類の話を始めよか。
  まず、神経系は**中枢神経**と**末梢神経**に分けられる。まるで親分と子分みたいなもんやな。
- 中枢神経が親分、末梢神経が子分ですね。でもどうしてですか？
- 中枢神経は基本的に指示命令系統、いうたら「司令塔」役で、末梢神経はひたすら情報を伝えよる「伝令」役やからな。
  ほな、中枢神経を大別するとどうなりまっか？
- 確か、**脳**と**脊髄**です。脳は、大脳、脳幹、小脳、中脳、橋、延髄で構成されます。
- ブッブー。ひっかかったらあかんで。脳幹ではなく、間脳やな。
- よく似てますね。確かにそうでした。

図 7.2-1 中枢神経系の区分

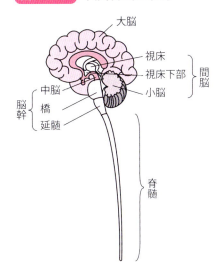

🐶 あかんあかん、この2つはえらい違いや。左右の大脳に挟まれた場所にあるから「間脳」や。脳幹っていうのは、「中脳・橋・延髄」を合わせた用語やな。臨床では、間脳も併せて脳幹っていう場合もあるけど、解剖学的にはその3つやな。

👩 キノコの傘の部分が大脳、傘の付け根の辺りが間脳、キノコの柄の部分の上部が脳幹、その下が脊髄って感じね（図 7.2-1）。

脊髄も、頸髄、胸髄、腰髄、仙髄、尾髄と細かく分けられるわよ。

末梢神経の分類：構造面

🐶 ほな末梢神経に注目しょうか。どっちかいうと分類が大事なのはここからや。

「末梢神経」って一言でいうと、中枢神経と体の様々な組織（筋肉や皮膚、内臓や分泌腺など）を結ぶ神経のことやな。末梢神経の何に注目するかによっていろいろな分類の仕方があるわけや。

そこで、末梢神経を次のような分け方をしてみよか。①構造面に

図 7.2-2 末梢神経

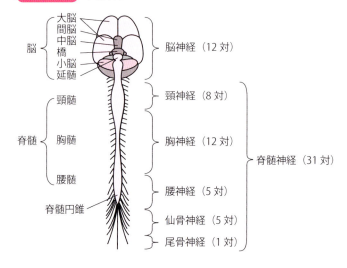

着目、②分布先に着目、③神経の伝導方向（伝達する情報の種類）に着目。

- なんかややこしい話になりそうですね。
- そうかもな。ほなら①構造面に着目すると、末梢神経は、《脳から出る神経》と《脊髄から出る神経》があるのがわかる（図7.2-2）。前者を「脳神経」、後者を「脊髄神経」っていう。脳神経は左右12対、脊髄神経は左右31対あるんや。脳神経12種類は、1番から12番までローマ数字（Ⅰ〜Ⅻ）で表されることも覚えといてな。
- 脳神経は順番に、（Ⅰ）嗅神経、（Ⅱ）視神経、（Ⅲ）動眼神経、（Ⅳ）滑車神経、（Ⅴ）三叉神経、（Ⅵ）外転神経、（Ⅶ）顔面神経、（Ⅷ）内耳神経、（Ⅸ）舌咽神経、（Ⅹ）迷走神経、（Ⅺ）副神経、（Ⅻ）舌下神経の12個ね。これは絶対覚えておくことよ。
- 昔から《嗅いで見て動く車の三の外に顔内の舌が迷って走る副に舌下げ》や《急止した動く車が三転し顔耳咽切り冥福した》などの覚え方があるわな。

🧑 脊髄神経は何か覚え方があるのですか？

🐶 残念ながら有名なものはないわ。よかったら浜田君、考えてぇや。

👧 脊髄神経の31対は、上から**頸神経（8対）**、**胸神経（12対）**、**腰神経（5対）**、**仙骨神経（5対）**、**尾骨神経（1対）**で構成されているわ。頸神経が8対っていうのに注意ね。背骨の頸椎の数（7個）と異なるから。

🐶 浜田君、ちょっと聞くけど、中枢神経は何と何やった？

🧑 脳神経と脊髄神経です。

🐶 ありゃまぁ〜、ひっかかったなぁ。中枢神経は、脳と脊髄やろ？脳神経も脊髄神経も末梢神経や。実はこれ、結構言葉の使い方を間違える学生が多いから要注意や。

　ところで、脊髄神経と脳神経で異なる点があって、脊髄神経は、脊髄から出た後、上と下の脊髄神経同士がつながったり離れたりして、複雑に絡まり合う場所があるんや。

👧 それを「**神経叢（そう）**」というのよ。上から、頸神経叢、腕神経叢、腰神経叢、仙骨神経叢、尾骨神経叢があるわ。ちなみに、胸神経は肋骨の中を通るので、神経叢はつくらないわ（胸神経叢というのはない）。

末梢神経の分類：分布先

🧑 なんか深まってきましたね。では、分類パート②いきましょうよ。

🐶 パート②は分布先に着目やったな。

　パート②は、「**体性神経**」と「**自律神経**」に分けることができる。体性神経の分布先は、骨格筋、骨、関節、腱、皮膚など体の骨格系・外皮に関係する部位に向かう神経で、主に**運動神経**と**感覚神経**で構成されるんや。一方、自律神経の分布先は、内臓、血管、平滑筋、分泌腺などに向かう神経で、**交感神経**と**副交感神経**で構成されとる。

　おもろいことに、体性神経が伝える情報は比較的意識に上りやす

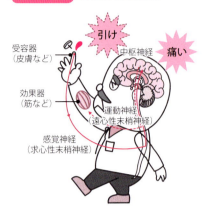

図7.2-3 神経の伝導方向

く、自己コントロールしやすいものが多い。自律神経は逆に意識に上りにくく、自己コントロールしにくいものが多いんや（p.236参照）。

末梢神経の分類：神経の伝導方向

- では、最後。分類パート③、「神経の伝導方向」とは何ですか？
- 神経の伝導方向には、**中枢から末梢へ情報を伝える方向**と、**末梢から中枢へ情報を伝える方向**がある。前者を「**遠心性神経**」といって主に運動情報を伝えるんや。具体的には、運動神経、自律神経の運動根やな。後者は「**求心性神経**」といって主に感覚情報を伝える。具体的には、感覚神経、自律神経の感覚根（**内臓求心性神経**ともいう）やな（**図7.2-3**）。
- ちなみにヒトの感覚はすごく多種多様よ。痛覚、温度覚、冷覚、圧覚、触覚、位置覚、振動覚、視覚、嗅覚、聴覚、平衡覚、味覚など様々な感覚があるわ。
- まとめると、神経っちゅうのは必ず、感覚なのか、運動なのか、中枢なのか、末梢なのかなど、どの部位やどないな機能を持つ神経なのかを考える癖をつけると、ごっつい理解が楽になるで。あとは、細かい神経を一つひとつ覚えていくのと走行を見ていく単純作業に

なるから、何にも怖がることないんやで。

これでちょっと気持ちが楽になりました。神経は、まずは分類が大切ですね。ありがとうございます。

まとめやで！

神経の分類法

- ☑ 神経系は中枢神経と末梢神経に大別される。
- ☑ 中枢神経は脳（大脳、小脳、間脳、脳幹（中脳、橋、延髄））と脊髄で構成される。
- ☑ 末梢神経は構造面、分布先、伝導方向などから種々の分類法が存在する。
- ☑ 脳神経は12対、脊髄神経は31対存在する。
- ☑ 体性神経は主に骨格筋を支配する運動神経（遠心性）と、主に皮膚を支配する感覚神経（求心性）で構成される。
- ☑ 自律神経は、平滑筋、内臓、血管、腺などを主に支配し、交感神経と副交感神経で構成される。

3　自律神経の拮抗的分業

- 先生、内臓って不思議ですよね。僕らが全然意識しなくても、常に働いている。ごはん食べても、知らない間に消化され吸収されている。疲れたりして、内臓の働きが弱まったら大変ですね。僕はすぐにさぼりたがる性格だから、内臓も自分の仕事さぼったりしないのですかね。
- なんかおもろいこと考えとるな。内臓がさぼったらどうなる？
- ヤバイです。
- 基本的に内臓は、自律神経やホルモンによってコントロールされとって自律的に動いてるんや。
- 自律神経って、交感神経と副交感神経のあれですか？
- そうや、両者が**拮抗的に働く**ことによって体内環境を保ってくれてるんや。

拮抗的に働く

- そうそう、この「拮抗的」っていう言葉がよくわからないのですよねー。
- 拮抗的っちゅうのは、シーソーをイメージしてくれたら分かりやすいかな。シーソーの両端は、片方が下にあるとき、必ずもう一方は上にある。またその逆。少なくとも両端とも下や上に同時にくることはないやろ？　このような関係を拮抗的っていうわけや。
- つまり、交感神経が活発になると、副交感神経は抑制がかかるっていうわけね。少なくとも同時に活発になることがない。
- 自律神経っちゅうのはな、内臓や分泌腺を支配して、体のホメオスタシスの維持になくてはならないもんや。

体は場合によって非常に活動的にならなあかんときがある。危ないものを避けなあかんとき（逃避）、敵と戦わなあかんとき（闘争）、逃げなあかんとき（逃走）、緊迫した場面やストレスがかかるとき（緊張）、こんな時は交感神経が活発になりよる。その状況下では、**循環器・呼吸器の機能が亢進し、多くのエネルギーを消費**するわけや。

　一方、食べたものを消化し、安静にし、体を休息させるとき、つまりリラックス状態のときは副交感神経が担う。こんな時、**消化器系・泌尿器系が活発**になる。身体的には**血圧や心拍が安定し、エネルギーを貯めこむ**方向へと向かうのや。

つまり、これら相反する生理機能は、同時に作動させることなく、やっぱり拮抗的に働くわけね。

でもちょっと注意な。例えば交感神経が活発になっているとき、生理学では交感神経が「優位に働く」といわれる。ただ、そのときも副交感神経はある一定のレベルは働いとって、ゼロ（0）ではないということや。つまり、抑制されとるときも一定のレベルは活動してることに注意やな。そういう意味ではシーソーというのはちょっと誤解を招く喩えかもしれんな。

基本的に、ほとんどの臓器や器官は交感神経と副交感神経の両方の支配を受けているの。代表的な部位における自律神経の影響を**表7.3-1**にまとめておくわね。

この表を見ていると、なんか腑に落ちないことがあるんですよ。例えば、交感神経が優位になると、「排尿が抑制」される。ん〜〜、僕は緊張するとやたらとトイレが近くなります。

あ、なるほどな。言われてみればそやな。

血圧が高くなるからじゃない？

血圧が高くなれば血の流れや血管壁を押す力が強くなって、結果的に尿量が増加するということですか？

きっとそうね。

じゃあ、やっぱり「排尿が抑制」っておかしいじゃないですか！

表 7.3-1 体の各部位での自律神経の影響

交感神経	部位・機能	副交感神経
拡大（散瞳）	瞳孔	縮小（縮瞳）
抑制	涙の分泌	促進
少量の濃い唾液	唾液腺	大量の薄い唾液
拡張	気管支	収縮
収縮	血管	拡張
増加	心拍数	減少
上昇	血圧	低下
収縮	立毛筋	—
促進	発汗	—
上昇	血糖	低下
抑制	消化管運動	促進
抑制	消化液分泌	促進
抑制	排尿	促進
射精	男性生殖器	勃起

※「—」は、支配がないため影響を及ぼさない。

 あ・の・な、よく考えや。尿の生成と排尿とは別の現象やろ？

……。

排尿という現象は、膀胱を構成する平滑筋が収縮し、尿道周囲にある尿道括約筋が弛緩することで膀胱にたまった尿が出る反応や。尿の生成とは別に考えなあかんで。

なるほど。確かに！　もし交感神経優位で排尿が促進されれば、射精と排尿は同時に起こることになりますね。

……。

そういうことや。男性だと射精と排尿が同時に起こらへんのは経験上わかるわな。

基本的にやな、交感神経っちゅうのは闘争、逃走、緊張、ストレスなどかなりエネルギーがいる場面で優位になるわけや。そのときって、栄養素や酸素を急激に必要とするから、**血圧・心拍数・血糖値を上げ、気管支平滑筋を弛緩させ**（気道を広げることでたっぷり空気（酸素）を吸い込む）、**瞳孔を広げる**（外の情報を収集させるために多くの視覚情報が入ってくるようにする）わけや。だから、交感神経と副交感神経の各末梢組織への影響を問う問題が試験に出たら、体がどのような状況か（安静？or活発？）をイメージすれば自ずと答えが出るもんや。

自律神経の求心性の役割

- 先生、そうするとこの表を見る限り、自律神経はもっぱら遠心性の役割を担うわけですね。求心性の役割はないのですか？
- 一般に、自律神経っていうと内臓や腺を動かす遠心性神経を指すことが多い。けどな、求心情報、特に内臓からの感覚情報も含むことがあるんや。この場合、「**内臓求心性神経**」といって、一般の自律神経と一線を画す用語もある。
- 内臓からの感覚ってどんなのですか？
- 胃腸、中腔器官、血管壁の伸展具合や血圧受容器、pHなどの化学受容器からの情報などがあるな。
- 自律神経の求心性の情報は意識に上ることもあるけど、無意識のことも多いのよ。
- 意識できる（知覚できる）ものとしては、腹部の膨満感や空腹感、胃痛、胸痛、尿意、口渇感、悪心などがあるかな。これらを見ると不快感が多いのが特徴やな。体の中から訴えるSOSや。
- 確かにどれも経験があります。無意識でいられるというのは幸せなことかもしれませんね。

　ところで、血圧受容器って何ですか？
- それが意識されない感覚の1つやな。大動脈や心臓の一部に「血

圧受容器」があるんやけど、体の血圧を随時モニターして、高すぎたり低すぎたりした場合、その情報を中枢神経に伝えるわけや。中枢神経は、それに応じて心拍数や血管の収縮具合を調節して血圧の調節を行うわけや。

うまくなっていますね〜。僕の知らないところで体はすごくがんばって働いてくれているのですね。

交感神経と副交感神経の構造

最後に構造的なお話が必要ですね。

せやな。**交感神経と副交感神経はどこから出てるかわかるか？**

いえ、全くわかりません。

交感神経も副交感神経も末梢神経の一部であることには変わりないわな。

　　交感神経は、胸髄と腰髄から出る。つまり、すべて脊髄から出る。
　　副交感神経は、脳神経である**動眼神経、顔面神経、舌咽神経、迷走神経から出るもの**と、**仙髄から出るもの**がある。

あと、自律神経と体性神経の細胞レベルの構造の違いがあるの。自律神経は一部の例外を除いて、中枢神経から末梢組織に至る経路に、1回「神経節（節）」を通って神経細胞の切り替えが起こるのよ。節よりも中枢側にある神経を「節前神経（節前線維）」、節より末梢側にある神経を「節後神経（節後線維）」って呼んでるわ（**図7.3-1**）。

それは大事なポイントやな。それで、もう1つの違いは節後神経が末梢組織に放つ神経伝達物質や。

神経伝達物質というのは、神経の末端（終末という）から放出される物質で、神経同士の連絡や末梢組織を刺激する役割があるわ。**交感神経の節後神経はノルアドレナリン、副交感神経のそれはアセチルコリンを放出する**のよ。

だからノルアドレナリンまたはアセチルコリンを放出された末梢組織

図 7.3-1　神経細胞の構造の違い

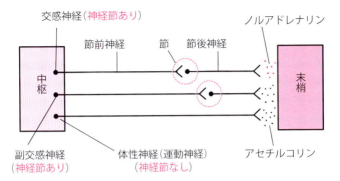

は全く異なる反応をするわけなんですね。

そういうことやな。自律神経について、かなり理解が深まったんとちゃうか？　今日はこれでおしまい。

まとめやで！

自律神経の拮抗的分業

- ☑ 自律神経は無意識下で体内恒常性維持に寄与する。
- ☑ 自律神経は内臓、血管、平滑筋、腺などを支配する。
- ☑ 交感神経は活動時、副交感神経は安静時に優位となる。
- ☑ 交感神経と副交感神経が同時に働くことはなく、片方が働くときはもう一方の活動は抑制される。
- ☑ 中枢から末梢組織の間を結ぶ自律神経は、途中一回節を経由し、節前神経から節後神経に変わる。
- ☑ 交感神経の節後神経からはノルアドレナリンが、副交感神経の節後神経からはアセチルコリンが分泌され末梢組織に刺激を与える。

4 心臓死、脳死および植物状態

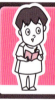

- 🧑 今日はちょっとブルーな気分です。
- 🐶 何かあったんか？
- 🧑 今日は臓器移植の授業があったんです。臓器移植以外に助かる方法はない、そのためには脳死患者さんから臓器の提供を受けないといけない。でも、その臓器がまったく足りてないから法整備などでなんとか提供者を増やそうとしている。でも家族の気持ちを考えると…難しい問題ですね。
- 🐶 なるほどな。それは生命観や生命倫理、または家族の絆とも関係する結構深い話やな。
- 🧑 ところで先生、「脳死」という状態は「植物状態」の言い換えですか？それとも、全く異なるものなのですか？
- 🐶 ズバリ！ 脳死と植物状態はちゃう。一般の方はもとより、学生もこれを混同してる者が多いな。
- 👩 浜田君のいう、脳死者からの臓器移植は難しい問題ね。私も以前から考えることはあってもなかなか自分の中で意見や結論を出しづらいと思っていたのよ。まずは先生がおっしゃるように、脳死と植物状態は全く異なるからそこから理解しておいた方がいいんじゃない？
- 🐶 そやな。脳死と植物状態の違いを理解するためには、まず脳の機能をしっかり理解しておく必要があるわな。どうや、脳については大体知っとるか？
- 🧑 No！（脳）なんちゃって。
- 🐶 さぶいな〜〜。

大脳の機能

🐶 じゃあ、坂本さん、ワシ、浜田君のシャレで疲れたさかい解説をお願いできるかな。

👧 はい。わかりました。

まず**大脳**は、ヒトの脳の中で最も大きく最上部に位置する器官で、大脳の表面を**皮質**、内部を**髄質**と呼んでいるわ。大脳皮質は**新皮質**と**古皮質**からなり、ヒトは他の動物に比べて新皮質がとても発達しているの。

新皮質は、高度な精神活動を営む場所で、具体的には、感覚、運動、言語、認知、判断、思考、学習、記憶、意識などを担当しているの。特に大脳は、"意識の座"として覚醒レベルに関与していて大脳の活性度合いが意識レベルを反映すると考えられているわ（**図7.4-1**）。

👦 なるほど。ヒトの大脳は新皮質が発達している。では、古皮質は何をしているのですか？

👧 **古皮質**は辺縁葉とも呼ばれていて、ヒトの場合、大脳半球の内側、

図7.4-1 大脳皮質の機能局在

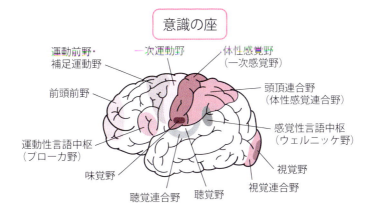

脳幹の周辺に位置するの。教科書によって若干定義の差があるものの、嗅脳、帯状回、海馬などの部位が含まれるの。ここの領域は下等動物ほど大脳に占める割合が大きいのよ（ヒトは小さい）。

　それと、**大脳辺縁系**というのがあって、これは古皮質と視床下部（間脳の一部）を合わせた機能領域で、**自律機能、嗅覚、情動、本能行動**などに関与するのよ。もちろん、下等動物ほど脳全体の中に占める大脳辺縁系の割合が大きいわ。

難しいですね…。僕の脳が脳のことを考えて、苦しんでいる。なんとも不思議です。脳はこれで終わりですか？

まだまだこれからよ。脳は大脳だけじゃないのよ。

間脳の機能

ここから、間脳と脳幹を続けて解説するわよ。じゃ、次は間脳。

　間脳は、左右の大脳半球の間に位置する器官で、大きく**視床**と**視床下部**の2部に分かれるの。

　視床には、末梢組織からのほとんどの感覚情報（嗅覚以外）が入力され、視床でシナプスを経由して大脳皮質の各担当領域に出力しているのよ。いわば**感覚情報の中継点**ね。

　視床下部は、大脳辺縁系の一部として**情動**（喜怒哀楽）と**本能行動**（摂食行動、飲水行動、性行動、母性行動）**を発現**し、それに伴う**自律神経や内分泌系の反応を引き起こす**のよ。

どうも僕は本能のままに生きている気がします。

そりゃあかん。実は、大脳新皮質が情動や本能行動を制御しとるんや。ちゅうことは、本能と情動をコントロールできる度合いがその人の大脳の成熟度をはかる尺度になるといえるわけやな。

まさに理性と本能の戦いですね。僕はまだ修行が足りませんね。

忍耐は人間力を鍛える肥しやな。

ところで先生、今も禁酒は続いていますか？

何が言いたいんや！？

ゴホン！ じゃ、次いくわよ、ボーイたち。

脳幹の機能

次は脳幹ね。

脳幹は、中脳・橋・延髄より構成されているわ。臨床では、間脳も含めて扱われる場合があるけれど、解剖学的にはこれら3つよ。ここは、何といっても生命維持機能を担うの。生命維持機能はわかる？

呼吸、循環、消化、排尿など生きていく上で最低限必要なシステムのことでしょうか？

ご名答。その通り。脳幹の中には今言ってくれた多くの中枢があるの。あと、網様体って呼ばれる特殊な領域があることも覚えておいて。

坂本さん、解説をありがとう。今言ってくれた「網様体」は「毛様体」やないからな、注意してな。

で、この網様体やけど、脳幹にあるから「脳幹網様体」って呼ばれるわけやけど、ここと視床下部および視床の一部が連携して作る「上行性網様体賦活系」という領域があるんや（図7.4-2）。

ここには、全身からの求心性の情報（感覚刺激など）が入力され

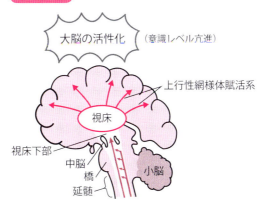

図7.4-2 上行性網様体賦活系

よる。その入力刺激は、上行つまり大脳へとはじき返され（出力する）、大脳皮質を刺激・活性化して、覚醒状態にするわけや。

さっき出てきた大脳新皮質は"意識の座"ですね。ところで先生、小脳を忘れていませんか？

小脳の機能

あらごめんなさい。**小脳**は大脳の後下方、脳幹の後方に位置するカリフラワー状の器官よ。主に、体のバランスの維持、スムーズな動き、意識しなくてもできる慣れた運動（熟練の技）など主に**運動調節に関与**するのよ。

脳死

ほな、これである程度準備は整ったな。ほなら、いよいよ本題に入ろか。

今日はちょっと重いテーマやけど、脳死と植物状態そしてそれと併せて死について考えていこか。

まず、死というのは次に示すように医学的に定義されてるからしっかりおさえなあかん。

死の三徴候

①**心停止**、②**呼吸停止**、③**瞳孔散大**

これは心臓死とも呼ばれる状態で、脳の機能は停止（瞳孔が動かない）し、意識がなく、自発呼吸もなく、回復の可能性がない状態をいうんや。

いわゆる僕たちが想像している「死」ですね。

せやな。次に、脳死について。

脳死は全脳死とも呼ばれる状態で、「大脳半球のみならず脳幹までを含む脳全体の機能が不可逆的に停止している状態」と定義されとる。この状態は、循環系は機能してる（心拍はある）ものの、脳の機能停止、意識がなく、**自発呼吸もない**から人工呼吸器が必要と

なる。

🧑 循環は保たれているということで、臓器移植の話が出てくるわけですね。

🐶 そういうことやな。脳は不可逆的に停止して回復の見込みはないけど、内臓機能はしばらく保たれてるから、この間に臓器を摘出して移植を希望されてる患者さんに提供しようという考え方やな。

🧑 なるほど。でも、やっぱり複雑な気持ちです。よほど厳重な脳死の審査が行われないといけませんね。

🐶 その通り。せやから脳死の判定基準というのがあってな、次のようになっとる。

脳死判定基準の定義

（1）深昏睡（JCS300、GCS3）

（2）瞳孔径が左右とも4mm以上で固定

（3）脳幹反射（対光反射、角膜反射、毛様体脊髄反射、頭位変換眼球反射、前庭動眼反射、咽頭反射、咳嗽反射のすべて）の消失

（4）平坦脳波

（5）自発呼吸の消失（無呼吸テスト試行により確認）

（6）これらが6時間以上経過してもすべて再確認されること

（公益社団法人日本臓器移植ネットワークホームページを参考に作成）

🧑 かなりいろいろな項目がありますね。判定は難しそう。

👩 ちなみに、6歳未満の場合は1回目と2回目の判定は24時間以上置く必要があるわ。判定医も十分な経験をもつ専門医あるいは学会認定医で移植と無関係な医師2人以上で判定を行う必要があるわ。

🧑 項目1つ目の深昏睡（JCS300、GCS3）というのは何ですか？

🐶 これは意識レベルを数値化したものや。意識レベルは、意識清明（正常）から意識混濁、昏迷、昏睡の順に低くなる。意識レベルを数量的に評価するために、国際的にはGCS（グラスゴー・コーマ・スケール）、日本ではGCSに加えてJCS（ジャパン・コーマ・スケール、

GCS（点数が低いほど意識レベルが低い）

反応	レベル	スコア
開眼	自発的に開眼する 呼びかけで開眼する 痛み刺激で開眼する 開眼しない	4 3 2 1
言語反応	見当識の保たれた会話 会話に混乱がある 混乱した単語のみ 理解不能の音声のみ なし	5 4 3 2 1
運動反応	命令に従う 疼痛刺激を払いのける 疼痛刺激に対する逃避反応 疼痛刺激に対する四肢の異常な屈曲反応 疼痛刺激に対する伸展反応 全く動かない	6 5 4 3 2 1
	合計（正常）	15

3-3-9度方式）も用いられてるんや。

意識レベルの判定にも経験がいりそうですね。

　先生、医学的にはいろいろ定義があってもその前提として、法律がないと医療機関は動けませんね。そのあたりはどうなっているのですか？

ここもまたすごく深い部分なんや。

JCS（点数が高いほど意識レベルが低い）

まず、覚醒の程度によってⅠ〜Ⅲの3段階に分け、さらにそれを細かく3段階に分ける。点数は、「Ⅲ－300」などと表記する。健常者は「0」。

覚醒の有無	刺激に対する反応	スコア
Ⅰ 覚醒している	だいたい意識清明だが、今ひとつはっきりしない	1
	見当識障害がある（時・人・場所の認識）	2
	名前、生年月日が言えない	3
Ⅱ 刺激すると覚醒する	ふつうの呼びかけで容易に開眼する	10
	大きな声またはゆさぶると開眼する	20
	痛み刺激を加えつつ呼びかけを繰り返すとかろうじて開眼する	30
Ⅲ 刺激しても覚醒しない	痛み刺激に払いのける動作をする	100
	痛み刺激に少し手足を動かしたり、顔をしかめる	200
	痛み刺激にまったく反応しない	300

臓器移植法

臓器移植に関しては、1997年施行の「臓器移植法」に規定されているんやけど、種々の理由によって2010年に改正（改正臓器移植法）されたんや。

改正の重要ポイントはいくつかあるんやけど、今回は脳死がテーマやから、その意味で話すと、改正前の法律は、脳死患者さんで、その方が臓器提供される方であれば、その方の状態は「死」とみなされたんや。なぜなら、もし臓器提供される脳死患者さんが「死でなければ」臓器を摘出する医師が殺人罪に問われることになる。つまり、法的に脳死状態でかつ臓器提供される方を死と定義すること

で、医師の行為を正当化し法で守っていたわけや。

　しかし、改正後は、脳死は臓器提供の有無に関係なく「人の死」と定義されたんや。人工呼吸器につながれていさえすれば、身体があたたかく、髪の毛や爪も伸びる、そして脊髄反射があったとしても脳死と判定されれば、「人の死」とみなされるようになったわけや。ここが大きく変わった点やな。

🧑 そうなんですか。解説ありがとうございます。

植物状態

🧑 では、最後に植物状態というのはどういう状態なのでしょうか。

🐶 そうやな、今日のテーマの3つ目の植物状態について話をして終わろか。

　植物状態（遷延性意識障害）は、**大半の大脳機能の停止**、しかし脳幹機能は残存しているため心臓は機能し、自発呼吸もできる。その上、まれに回復することもあるんや。

🧑 えっ！　回復の可能性があるのですか！

　大脳は機能を停止しているけど、脳幹の機能は保たれていることが心臓死と脳死との違いですね。脳幹には生命維持中枢があるから自発呼吸ができる。ところで先生、この植物状態もまた判定などあるのですか？

🐶 もちろんや。

植物状態（遷延性意識障害）の定義

脳損傷を受けた後、以下の6項目を満たすような状態に陥り、ほとんど改善がみられないまま満3カ月以上経過したもの。

（1）自力で移動が不可能である。
（2）自力で摂食が不可能である。
（3）糞尿失禁状態にある。
（4）声は出しても意味のある発語は不可能である。

(5)「眼を開け」「手を握れ」などの簡単な命令にはかろうじて応ずる
　　こともあるが、それ以上の意思の疎通が不可能である。

(6) 眼球はかろうじて物を追っても認識はできない。

(日本脳神経外科学会、1972)

👩 植物状態というのは、生命維持機能を担う自律神経系が「植物神経系」と呼ばれることに由来しているらしいわよ。

👦 何か今日のお話はすごく考えさせられるものがありました。少なくとも心臓死、脳死、植物状態それぞれが異なることが理解できました。どうもありがとうございます。

まとめやで！

心臓死、脳死および植物状態

- ☑ 心臓死＝心停止、呼吸停止、瞳孔散大
- ☑ 脳死（全脳死）＝大脳半球のみならず脳幹までを含む脳全体の機能が不可逆的に停止している状態
- ☑ 植物状態＝大半の大脳機能の停止、しかし脳幹機能は残存しているため心臓は機能している状態
- ☑ 脳死は現在の法律では「人の死」と定義されている。
- ☑ 脳死判定には厳密かつ厳格な判定基準がある。

CHAPTER
7
神経
4
心臓死、脳死および植物状態

CHAPTER 7

5　プールに浮かぶ脳・神経

🧒 脳や脊髄ってすごく柔らかいのですよね。でもすごく大事な機能を持っている。僕はよく壁に頭をぶつけるんですが、その衝撃で脳とか大丈夫かなって心配になります。

🐼 確かに、脳は豆腐のように柔らかい。でも、ちょっとやそっとで障害を受けないように作られとる。でないと…、なぁ。

🧒 そりゃそうですよね。確か脳は頭蓋骨や髄膜に囲まれて守られていますものね。

🐼 それだけやない。もっと巧妙な仕組みがあるんや。実は、脳と脊髄はプールに浮かんだような状態で収納されているんや。

🧒 プール！？

🐼 そうや。プール好きか？

🧒 海の方が好きです。

🐼 あ、どっちか言うと海の方が近いかも。

🧒 何のことですか？

🐼 ほな、話を進めよか。

脳の構造

🐼 脳（脊髄も）の外側にある**髄膜**とは何かはOKか？

🧒 OKです！　外側から**硬膜**、**クモ膜**、**軟膜**です。

🐼 そや。脳は大脳、間脳、小脳、中脳、橋、延髄が含まれ、そして脊髄へと続いていくんやったな。このすべてが髄膜に覆われとる。
　　ほな、次。髄膜の外側は何に覆われとるかな？

🧒 髄膜の外側は骨だから、頭蓋骨でしょうか。でも、脊髄の外側は…。

図7.5-1 脊柱管の構造

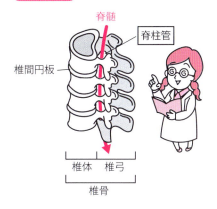

- 脊柱管よ。脊椎は椎骨という骨が縦に積み重なってできているの。で、その椎骨には椎孔という穴が開いているのだけど、積み重なるから筒状（トンネル状）の構造ができるのよ。その中を脊髄が通るの（図7.5-1）。
- なるほど。脳は頭蓋骨、脊髄は脊柱管によって守られているのですね。で、プールとか海ってどういうつながりがあるのでしょうか。
- よっしゃ。ほな、話を続けよう。
  クモ膜と軟膜の間には実は空間があって、そこを**クモ膜下腔**って呼んでる。でもそこには空気があるんやなく、**脳脊髄液**という液体が満たされてるんや。
- 脳脊髄液は、髄液と呼ばれることがあるわよ。成分は海水に近いのよ。
- なるほど、それでプールや海に浮かんでいると。
- そうや。クモ膜下腔というのは髄膜のある場所すべてに含まれとる。せやから脳と脊髄の周りには液体が満たされていて、その液体に浮かんでいるわけや（図7.5-2）。
- アルキメデスの法則はわかるわね。脳・脊髄の重量は約1.5kgだけど、脳脊髄液によって**浮力が働くと実効重量はわずか50g**になるのよ。

図 7.5-2 プールに浮かぶ脳・脊髄

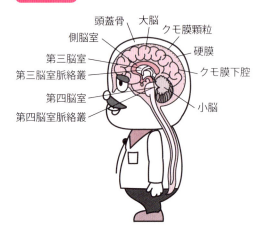

　それと、外部からの衝撃を緩和してくれるの。
🐶 イメージとしては豆腐のパックに入れられた水やな。あの水のおかげでパックを多少振り回しても中の豆腐はつぶれへんからな。
👦 なるほど！　頭の中で浮力が働いているってすごいですね！　豆腐が脳で水が髄液、パックが頭蓋骨ってわけですね。

髄液の産生

👦 で、その髄液とやらはどこで作られるのですか？
🐶 産生場所は、脳室の中にある**脈絡叢**っていうところや。
👦 脳室ってどこですか？
👧 脳の中には腔所があってね、脳室という部屋があるのよ。上から、**側脳室**（左右1個ずつ）、**第三脳室**、**第四脳室**の合計4つあって、それらすべての部屋がつながっているのよ。
👦 脈絡叢っていうのは脳室の中にある。え！でも、脳脊髄液は脳の外にあるわけですよね？　どこかから漏れ出すのですか？
🐶 ええ質問や。まず、今各脳室がつながっていると説明されたわけやけど、当然つながる道があるわけやな。じゃ、坂本さん、続きお願

いな。

👧 はい。側脳室と第三脳室の間は**モンロー孔（室間孔）**、第三脳室と第四脳室は**シルビウス水道（中脳水道）**という交通路があるのよ。

👦 でもそれはあくまで脳の**中**の部屋どうしをつなぐためのものだから、脳の**外**とは関係ないですよね？

🐼 素晴らしい。実は、**脳の中から脳の外への交通路も存在する**。ほな、坂本さん、お願いな。

👧 はい。ここは解剖学の面白い所よ。交通路は2か所あってね、**ルシュカ孔**（第四脳室外側口）と**マジャンディ孔**（第四脳室正中口）という交通路が、**第四脳室とクモ膜下腔をつないでいるの**（**図7.5-3**）。

👦 すごい！　じゃあ、脳脊髄液は、脳の内側にある脳室の脈絡叢で作られて、脳の外側に流れ出る！

🐼 そうや。おもろいやろ！？

ちなみに、**脳脊髄液は全部で約150mLあって、一日約500mL産生されとるんや。**

👦 え！？　脳脊髄液の総量が150mLで、一日に500mL作られ続ける。ということは、絶えずどこかに排出されないといけませんね。

🐼 そういうことや。クモ膜下腔を循環する脳脊髄液は、硬膜の中に存

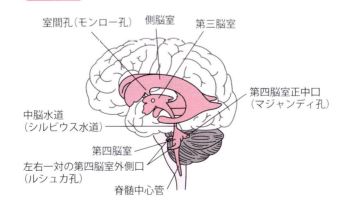

図7.5-3 つながる脳室とクモ膜下腔

在するクモ膜顆粒という部位で静脈に吸収されるんや。せやから脳脊髄液は、産生・分泌→脳内循環→脳外循環→排出という一連の流れを途切れずもってるわけやな。

本当に人間の体ってうまくできていますね。そういえば僕が小さいころ高熱が出て、髄液を採取した経験があります。すっごく痛かったのですが、感染症かなんかの検査でどうしても必要と。でも、こんな中枢神経があるところ、どうやって髄液を抜くのでしょうか。

そりゃ大変な経験やったな。浜田君が言うように、中枢神経を傷つけてしもたら大変なことになるから、脳脊髄液を採取するのは、解剖学に則ってその方法が医学的に確立されとるんや。

そりゃそうですよね。その方法とは何ですか?

実は、脊髄というのは、大体腰椎の2番目くらいの高さで終わる。

え! 脊柱と脊髄の長さは同じじゃないのですか?

それが違うんや。脊柱と脊髄の縦方向の成長は、発生途中までは同じやけど、徐々に差がついて、誕生する頃には脊柱の方が長いんや。脳脊髄液を収める髄膜は仙骨まで達するから、脊髄の下端から髄膜の下端までの空間は、「脳脊髄液はあるけど脊髄はない」スペースとなるわけや。

浜田君が経験したのは腰椎穿刺といってね、先生が説明してくださった解剖学の知識を応用して、**腰椎の3番目と4番目の間、または4番目と5番目の間に針を穿刺**して、脳脊髄液を抜いて、その液の性状を調べるのよ。

ちなみに、調べるのは性状だけやなく、圧も調べることがあるんや。感染症など炎症性の疾患で髄液圧が上昇する傾向があるからな。せやけど、頭蓋内圧亢進など決して腰椎穿刺をしてはならん状態もあるから、実施に際しては要注意なんや。

頭蓋内圧亢進、なんか難しいですね。頭の中の圧力が高まっている状態、って感じですか。

例えば、水頭症という髄液循環障害がある。

脳脊髄液の流れが何らかの理由で障害されると、脳内に脳脊髄液が余分に貯留する。すると、頭蓋内圧が高くなる（亢進する）わけやな。病因としては、髄液の産生量増加、髄液の脳室から脳の外側への通過障害、そして、髄液の吸収障害などによって起こる。症状は年齢によってもちゃうんやけど、乳幼児期であれば、頭蓋骨が完全に硬化する前やから、頭蓋が肥大する。成人では、圧の上昇が柔らかな脳組織を障害し、歩行障害など様々な症状をもたらすんや。

👧 水頭症の「水」とは脳脊髄液のことなのですね。これもなんか怖いですね。

👩 脳と脊髄は髄膜や骨に囲まれているため、一度髄液が溜まると逃げ場がないから、怖いわね。

👦 なるほど。プールの水も多すぎてはいけませんね。うーん、うまくできている人間の体、でも病気と隣り合わせということも考えないといけませんね。今日もありがとうございました。

まとめやで！

プールに浮かぶ脳・神経

☑ 脳は頭蓋骨に囲まれ、脊髄は脊柱管の中に存在する。

☑ 脳と脊髄は髄膜（硬膜、クモ膜、軟膜）に覆われる。クモ膜と軟膜の間にクモ膜下腔があり脳脊髄液で満たされる。

☑ 脳脊髄液は脳室の中の脈絡叢で分泌され、クモ膜顆粒で回収（吸収）される。

☑ ルシュカ孔とマジャンディ孔は脳内と脳外を結ぶ通路となり、脳脊髄液の交通を保証する。

☑ 脳と脊髄は脳脊髄液の中に浮かんだ状態で存在し、これが浮力の発生となり物理的な衝撃や外力へのクッションとなる。

CHAPTER 7

 6 脳の発生と神経細胞数

- 先生、脳って本当にすごいですよね。僕たちが日ごろ意識的に体を動かすことはもちろん、体内では内臓が意識しないところで頑張ってくれてるんですものね。そういうのって、ほとんどが脳の働きのおかげじゃないですか。その上、ヒトの大脳は僕みたいに高度な知能や精神を生み出すわけでしょ？
- どないしたんや急に。それとなんか最後の方に空耳みたいなん聞こえたけど。それか勉強のし過ぎで変になってしもたんか？
- いやいや、僕の頭の中はいたって普通ですよ。やっぱり僕は脳についてはすごく興味があります。人間の体は約60兆個の細胞でできているわけですけど、そのすべてを制御する中枢神経、つまり脳は、一体どのくらいの細胞数が存在するのですか？
- そやな〜、脳の細胞数について話す前に、脳に興味あるんやったら、やっぱり発生のことから話さなあかんかな。
- （実はあまり興味ないのだけどな……）

脳の発生

- 神経系は器官形成期といっておよそ受精後3〜8週に多くの臓器が作られる時期があるんやけど、そこで神経の形成は盛んに行われる。坂本さん、この先は頼んでええかな？
- はい。お任せください。
　神経の形成の最初は、**受精18日頃**に起こる「外胚葉の正中に**神経溝**が出現する」ことから始まるのよ。そして、**22日頃**に脳・脊髄の原基となる**神経管**が形成されるの。神経管は中が空洞の管状の

図 7.6-1 神経の形成

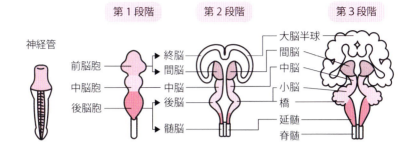

　構造で胎生4週末には3つの**脳胞**（**前脳胞**、**中脳胞**、**後脳胞**（菱脳胞））が確認できるわ（**図7.6-1**）。《前脳胞はやがて**終脳**と**間脳**》に、《中脳胞は**中脳**》に、《後脳胞は**後脳**と**髄脳**》に分かれるの。これは胎生5週くらいよ。

- 最初に大まかに脳の各領域があって、そこから少しずつ細かな脳ができ上がっていくのですね。
- 脳はこの後どんどん成長していくの。生後脳を見てみると、終脳は大脳半球に、間脳は視床（および視床下部、視床上部）に、中脳は中脳に、後脳は橋と小脳に、髄脳は延髄に分化するの。受精後25週頃には成人の脳と同様の形態ができ上がるのよ。
- 25週って、約半年ですよね？　そんなに早くできるのですか！
- そういうことや。ヒトの場合は大脳皮質の中の新皮質がますます大きくなっていくんや。せやけど脳は頭の骨に囲まれ、大きさの成長には限界があるから、大きさとは違う成長の工夫が施されるんやで。
- 工夫？　中に入り組むとかでしょうか？
- まぁ、半分正しい。大脳半球の表面は、発生の初期は平滑なんやけど、成長するにつれて、脳表面に陥没部である「**脳溝**」と、隆起部である「**脳回**」が発達してくるんや。これが脳表面にたくさんできる。これによって大脳半球は、
- シワシワになる！

🐶 そうや。それで頭蓋の容積を必要以上に増大せんでも、表面積を増やすことができるってわけやな。

👧 神経細胞はとくに脳の表面の「灰白質」に多いから表面積の拡大は重要よ。

👦 なるほど！ しわを作ることで表面積を広げ、そこに神経細胞が密集できる物理的空間を確保しているのですね。

🐶 せやな。まあこんな感じで脳ができあがっていくわけや。

👦 ところで先生、脳の形成で最終的に「大脳」っていうのが出てきませんでしたよ。大脳と終脳は同じものを指すのですか？

👧 いい質問ね。大脳というのは発生学的に考えると、前脳胞に由来するから終脳（大脳半球）と間脳を合わせた名称なのよ。キノコでいう"傘"の部分（p.231参照）。でも慣例的に、終脳＝大脳として扱うことが多いのよ。

👦 そういうことなのですね。大脳と小脳は対になるからその方がわかりやすい。じゃあ、これからも普通に大脳って使っていいわけですね。

先天異常

🐶 そうやな。発生学を勉強すると解剖学にも深みと奥行きがでるようになるな。ところで浜田君、なんでわざわざ発生の話をしてもらったかいうと、もう1つ訳があるんや。

👧 先生、先天異常についてですか？

🐶 そうや。神経系の発生は今見てきたように、発生初期に始まるわけや。もしもやで、その発生過程で何らかの障害が加わって正常な形への分化ができないようなことが起こったらどうなる？

👦 かなり大変なことになりそうですね。

👧 そうね。いわゆる、先天異常の中の奇形として認識される状態になる可能性が出てくるわけね。

🐶 発生の初期では胎芽期が胎生8週末までを示すんやけど、中でも**胎生3週から8週**までは神経を含め多くの内臓や器官が形成される大切

な時期でそれを「器官形成期」と呼んでる。その途中、つまりヒトとしてダイナミックに形態を整えつつある状態の胚（胎児になる前段階）に、何らかの障害が加われば大変なことになるわな。

それは理解できます。でも、どうして"器官形成期"に奇形のリスクが高くなるのですか？　それ以外の時期でも起こりそうな気がするのですが…。

それ、鋭いポイントや。

　もし、障害が起こった時期がきわめて初期（器官形成期以前）やったら、胚はそれ以降の発生に耐えることは難しいから流産するケースが多いのや。逆に、器官形成期が完了し、ヒトとしてある程度形を整えた後の時期に障害が生じた場合、大きな奇形として認識される病変が生じないことが多い。せやから、この器官形成期という時期の障害がもっとも奇形が生じるリスクが高いわけや。

じゃあ、先生、その「何らかの障害」になるファクターは？

実は原因不明なものが多いんや。しかし、わかっているものもある。感染症、放射線、薬剤、アルコールなどやな。

これらは、**生物学的因子**、**化学的因子**、**物理的因子**と種類分けされているわ。そして昔、妊娠初期の妊婦の方に睡眠薬として処方された薬「サリドマイド」によって胎児に奇形（アザラシ肢症という四肢形成不全）が生じて問題になったことがあったのよ。

本当にそういうことがあるのですね。薬もそうですが、何気にレントゲンを健診で撮ったりしますが、これも気をつけないといけませんね。先生のように、アルコール好きも。

そういうことや。母体と胎児を結ぶ胎盤は、めっちゃ優れたフィルター（ここでは有害物質と有用物質を区別する機能を指す）なんやけど、万能ではないからな。妊婦だけじゃなく男性もパートナーを気遣わなあかんな。

神経細胞数

🧒 ところで先生、すごく遠回りしているのですが、僕の最初の質問にはいつ答えていただけるのですか？

🐶 お！すまんすまん！　そうやったな。で、質問って何やった？

🧒 脳の中に含まれる細胞数ですが。

🐶 そうやったな、それで脳の発生の話をしてたんやったな。

　脳は、誕生の頃には全部で神経細胞数2,000億個とか1,000億個とか言われてる。大脳皮質だけでも140億個あるらしい。でもな、体の成長とは違って、生後は増えへんのや。

🧒 増えない!?　え、でも僕たちは新しく言葉も覚えるし、運動もできるようになるし、赤ちゃんの時からどんどんいろいろなことができるようになりますよ！

🐶 そう思うのもようわかる。でもな、増えへん、っていうかむしろ、減るんや。

🧒 減る！！！！？？？

🐶 そうや。まあ最近の科学研究では一部神経細胞は新生するっていうのが発見されているけど、積極的な分裂能力や再生能力はほとんどない。生後は特に大きく増えもせず20歳を超えたくらいから、神経細胞は一日10万～20万個ずつ死滅しとる。

🧒 死滅！！　一日10万個！　どこかの飲食店の一日に売り上げる餃子の数じゃないですか！　大丈夫なのですか？　いつか神経細胞は無くならないのですか？

👩 計算してみましょう！

　1週間で70万個、1か月で300万個、1年で3,650万個、100歳まで生きたとして約30億個。

　当初が1,000億個だとしても、死滅する神経細胞の脳全体に占める割合は約3％ね。

🐶 まぁひと昔前の消費税のパーセンテージやな。

えっ！3%！？　そんな時代もあったのですね。もうすぐ10%だというのに。なんといい時代だ。それにしても…、数が膨大すぎてちょっと返答に苦慮します。

ただし、アルツハイマー病やパーキンソン病のように、疾患によっては死滅する神経細胞の数が極端に増加することもある。

えっ、でも嫌だな。できたら僕の脳の神経細胞は死なないでほしいな〜。ただでさえ僕の神経細胞は最初から少なそうだし。もう20歳を超えていますから、毎日10万個ずつ死滅しているのですね。何か先生、対策はないのですか？

そうやな〜、高学歴の人は認知症になりにくいといわれるけど、自然に毎日死にゆく細胞死（アポトーシス）を完全に食い止めることは難しいな。まぁできることとしたら、積極的に頭を使うこと、有害物質に曝露されないこと、規則正しい生活をすることなどやないかな。読書、勉強、教養、栄養、運動、っとな。

今日もいろいろ勉強になったわね。先生も飲みすぎは脳に毒ですよ！

はい。今日もありがとうございました。

CHAPTER
7

神経

6

脳の発生と神経細胞数

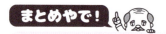

脳の発生と神経細胞数
- ☑ 神経形成は、受精18日頃に起こる「外胚葉の正中に神経溝が出現する」ことから始まる。
- ☑ 前脳胞→終脳と間脳、中脳胞→中脳、後脳胞→後脳と髄脳
- ☑ 終脳→大脳半球、間脳→視床と視床上部と視床下部、中脳→中脳、後脳→橋と小脳、髄脳→延髄
- ☑ ヒトは大脳新皮質が発達している。
- ☑ 器官形成期（およそ受精後3〜8週）には多くの重要な臓器の形成が起こる。
- ☑ ヒトの脳の神経細胞数は1,000〜2,000億個といわれている。
- ☑ 20歳を超えたころから一日に10万〜20万個の神経細胞が死滅する。

CHAPTER 7

7　神経の伝導路

😟 うー……。

👩 どうしたの？

😟 この神経の伝導路ってやらが、なんともかんとも理解できなくて、次の水曜日に小テストがあるんです。これは複雑すぎです。

👩 それね。私も苦労したわ。

👨‍🦳 確かに、立体的なことを教科書の紙面だけで理解しろいうてもそりゃ難しいわ。
　伝導路を理解するためには、大脳から脊髄までの灰白質や核の場所をある程度は知っとかなあかんからな。

👩 要するに、脳から脊髄までの感覚と運動情報を運ぶ神経がどの経路を通るかっていうことなのよね。

😟 それが難しいのですよ。

👨‍🦳 まず、<u>感覚情報は末梢の感覚器から大脳皮質の感覚野に伝わる</u>わけやから、情報は上方へ流れる。だから上行性伝導路。一方、運動情報は大脳皮質の運動野から筋肉に伝わるわけやから、情報は<u>下方へ流れる</u>。だから下行性伝導路や。せやから、伝導路はまず、上行性と下行性の2つに分けられる。

😟 はい。そこまではOKです。

👨‍🦳 上行性伝導路も下行性伝導路も、中枢神経（脳と脊髄）内の通り路のことを指す言葉で、末梢神経までは含めへん。だから基本的には中枢のみを考えればええわけや。

😟 わかりました。それでちょっと気が楽になりました。でも先生、これは何の役に立つのですか？

🐶 例えばやな、脳のどこかに障害や損傷が発生したとする。すると、そこを通る情報は遮断されるかもしれん。道路で大きな交通事故が起こると上下線とも車が動かなくなるやろ？　そのイメージや。すると、その損傷部位を通る神経が働かへんようになるから、その神経が普段何をしてるんかによって患者さんの症状がある程度決まってくるわけや。

👦 なるほど。疾患と結び付くわけですね。

下行性伝導路

🐶 ほな、まずは、下行性伝導路からいこか。

👦 上行性ではなく、下行性なのですね。

🐶 下行性伝導路はまず、《錐体路》と《錐体外路》に分けられる。前者は、大脳皮質の一次運動野から末梢神経に属する運動神経までの伝導路で、いわゆる"動かす"という基本的な運動情報を伝えるわけやな。で、後者は大脳皮質から大脳基底核、視床、脳幹の中にある神経核までの伝導路で、運動は運動でも、いわゆる運動の調節、姿勢やバランスの維持などを担当してる。けど、錐体外路はまだ不明点も多々あるんや。

👦 じゃあ、錐体外路は飛ばしてもいいですね。

🐶 まあ、今回はそやな。錐体路について見ていこか。

　錐体路は大脳皮質の運動野にある神経細胞からスタートする。この神経の線維（軸索）は、大脳の内包後脚→中脳の大脳脚→橋の橋縦束→**延髄の錐体**へ行く。ここで、約8割の神経は**反対側に交差**して、下行する。つまり、延髄で交差する線維（8割）と交差しない線維（2割）に分かれるわけやな（図**7.7-1**）。

👦 先生！　ちょっと待ってください。まず、大脳の運動野から多数の神経細胞があって、それらの軸索が下行し、そのうちの8割が反対側に交差するという理解でいいですね？

🐶 そういうことや。説明不足ですまんすまん。で、「交差した方」は、

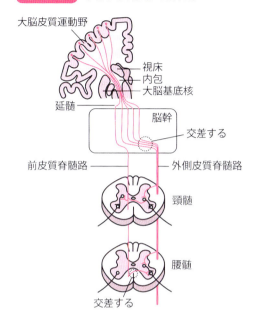

図 7.7-1　下行性伝導路：錐体路

脊髄の側索を下行して、脊髄の前角にある運動ニューロンに至るわけや。一方、「交差しなかった方」は、脊髄の前索をそのまま下行して、脊髄の中で交差して脊髄前角にある運動ニューロンに至る。

👩 側索を下行するルートを「外側皮質脊髄路」、前索を下行するルートを「前皮質脊髄路」と呼んでいるのよ。

👦 じゃあ、結局錐体路の神経細胞はすべて逆側へ交差するわけですね。

👩 左手を動かしてみて。そう、その動きは右脳からの指令によるものよ。

👦 でも先生、頸から下の筋肉が錐体路で動くのはわかりましたが、顔面の筋肉は脳神経によって動きますよね。これはどうなるのですか？

🐼 広義の錐体路は実は脳神経・脊髄神経両方の運動ニューロンへの伝導路を指すんやけど、狭義では、脳神経の運動ニューロンへの伝導路は「皮質延髄路または皮質核路」、脊髄の運動ニューロンへの

🧑 伝導路は「皮質脊髄路」と分かれているんや。
🧑 皮質延髄路は皮質脊髄路とは経路が異なるのですか？
🐶 もちろん、脳神経への連絡やから脳幹レベルで終わることが違いになるけど、基本的には皮質脊髄路とよく似てる。つまり、大脳皮質の運動野からスタートして、下行していく。そしてその神経のほとんどは交差して対側の運動ニューロンに至るわけや。でもな、皮質脊髄路はすべて交差したわけやけど、皮質延髄路は交差せずに同側を下行して同側の脳神経核の運動ニューロンに至るものもあるんや。これによって、脳梗塞などで片方が損傷を受けても、完全に両方麻痺せずに運動機能が残ることがある。両方の脳から支配を受ける筋肉があるからやな（両側性支配）。すべて交差してもうたら、片方が完全に麻痺してしまう。
🧑 なるほど！　それだけ顔面部の筋肉は重要ということですね。

上行性伝導路

🧑 次は先生、上行性伝導路ですね。これは難しいですか？　説明を後回しにされましたから。
🐶 まあ難しいというか、感覚はぎょうさんあるからな。
🧑 焦ります。小テストが…。
🐶 感覚は、大きく分けて、特殊感覚、体性感覚、内臓感覚に分けられる。
🧑 ギャ——、もうダメかもしれない。そんなに覚えられません。
🐶 小テストはすべての感覚が出るんか？
🧑 あっ、確か、体性感覚だったような。
🐶 じゃあ、とりあえず、体性感覚をしよか。体性感覚とは、皮膚や運動器によって検知される感覚やな。まぁその種類の多いこと、多いこと。
🧑 手短にお願いします。
🐶 って言っても、3つに集約される。

図 7.7-2 上行性伝導路

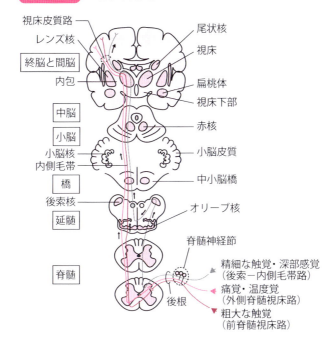

①後索-内側毛帯路、②外側脊髄視床路、③前脊髄視床路（図7.7-2）。

🧑‍🦰 これらもすべて最終的には交差するのよ。つまり、左側の腕をつねると、その痛みは右側の脳で感じるわけ。ところで、下行性伝導路では、大脳皮質の神経細胞は線維を下行させ単独で脳幹や脊髄の運動ニューロンに至ったのに対し、上行性伝導路は、3つの神経細胞がシナプスを介してリレー形式でつながって大脳皮質の感覚野に至るの。

👦 わざわざ交差やリレーって、ややこしいことしなくてもいいのに。

🐼 ほな、まず《①後索-内側毛帯路》から。これは、「**精細な触圧覚、意識できる深部感覚である振動感覚・位置覚（関節の曲がり具合）**」を伝える経路。感覚やから、皮膚などの末梢組織からスタートする。

3つのリレーする最初の細胞を一次ニューロンとするで。

　一次ニューロンはまず脊髄の後ろ（後根）から脊髄の後索に入ってそのまま同側を上行する。延髄の後索核という場所で、二次ニューロンにバトンタッチ（シナプスを形成）。二次ニューロンはその後、交差して感覚入力を受けた逆側を上行するんや。

出た！交差！

そして内側毛帯という場所をずっと上行しよる。やがて視床に達して三次ニューロンにバトンタッチ。三次ニューロンはそのまま大脳の中の内包を通り感覚野に達するんや。これで終了。

　次、《②外側脊髄視床路》は、「**温痛覚**」を伝える経路やな。

　一次ニューロンは脊髄の後ろ（後根）から脊髄の後角に入る。そこで、二次ニューロンにバトンタッチ。二次ニューロンはその高さで交差する。

交差とバトンタッチのタイミング、早っ！

ほんで二次ニューロンはひたすら脊髄の側索を上行する。やがて視床に達して三次ニューロンにバトンタッチ。三次ニューロンはそのまま大脳の中の内包を通り感覚野に達するんや。これで終了。

結構あっさりしてますね。交差のタイミングがポイントですね。

最後に、《③前脊髄視床路》。これは「**粗大な触覚**」を伝える経路。

粗大、っというのは？

粗大な触覚とは、触れられているのは分かるけど、部位の特定や触れた物の性状が何であるかはわからない、おおざっぱな感覚のことよ。

一次ニューロンは脊髄の後ろ（後根）から脊髄の後角に入る。そこで、二次ニューロンにバトンタッチ。二次ニューロンはその高さで交差する。

またもや交差のタイミング、早っ！

ほんで二次ニューロンはひたすら脊髄の前索を上行する。

脊髄の前索を通るので前脊髄視床路っていうのですね。

図7.7-3 伝導路の分類

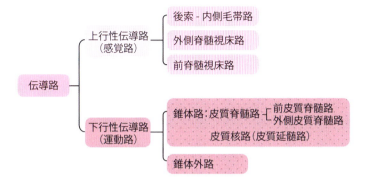

- 🐼 そうや。のみこみが早いやないか。そして視床に達して三次ニューロンにバトンタッチ。三次ニューロンはそのまま大脳の中の内包を通り感覚野に達するんや。これで終了。
- 👦 これもあっさりしてますね。結局、**どの感覚もすべて交差して必ず視床を経由する**のですね。先生、顔面部（頸から上）の感覚も交差して感覚野に伝えるのですか？
- 🐼 そうや。顔面や頭部の感覚は、脳神経の1つ、三叉神経によって伝えられる。これも交差して、やはり視床に向かい、大脳皮質の感覚野に至るんや。
- 👧 最後に伝導路の分類をまとめたものを書いていくわね（**図7.7-3**）。
- 👦 よく理解できました。これでなんとか小テスト頑張ります！ありがとうございました。

まとめやで！

神経の伝導路

- ☑ 伝導路（中枢内の神経線維が通るルート）＝上行性伝導路＋下行性伝導路
- ☑ 上行性伝導路が感覚情報を、下行性伝導路が運動情報を伝える。
- ☑ 下行性伝導路＝錐体路（皮質脊髄路＋皮質核路（皮質延髄路））＋錐体外路
- ☑ 上行性伝導路＝後索-内側毛帯路、外側脊髄視床路、前脊髄視床路
- ☑ 基本的に感覚情報、運動情報両方とも反応側に交差するため、身体と脳のつながりは対側となる。

CHAPTER 8

第 8 章
内分泌

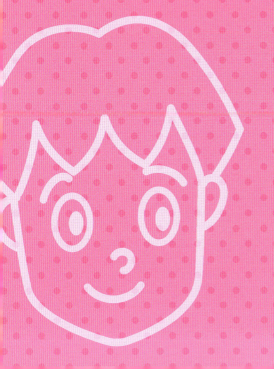

CHAPTER 8

1　内分泌と外分泌

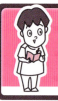

🧒先生、いつも混乱するのですが、外分泌と内分泌の違いって一体どう説明すればいいのでしょうか？
　僕の理解では、外分泌というのは、例えば皮膚から出る汗なんかが汗腺によって体の外に分泌されること。内分泌というのは、ホルモンと総称される物質が体の中に分泌されること、そこまではいいですよね？　でも、「胃液や胆汁、膵液などの消化液は外分泌腺から分泌される」って教科書に書いてあります。胃液や胆汁って体の中に分泌されるのに、どうして外分泌なのですか？　そのへんがさっぱりで。

👨なるほどな。ここがわからん言う学生は結構おるな。解剖学がしっかり理解できとったらどうってことないんやけどな。

用語の使い方

👨そしたらな、いつものように用語の使い方をチェックしとこか。まず1つ目、今の浜田君の話にも出てきたけど「外分泌」と「外分泌腺」の使い分けについてや。「腺」が付くのと付かんのとでは何が違うやろか。

👧ちなみに漢字にも注意してね。「線」じゃないからね、「腺」よ。

🧒了解です。解剖学用語には「月」がつく漢字が多いっていうのを習いましたから。

👨せやな。で、この2つの意味やけど、外分泌というのは「ある分泌物を外に出す（分泌する）」機能のことをいう。外分泌腺というのは「ある分泌物を合成し、分泌する細胞または細胞群（組織）」のことを

274

いうんや。
- 外分泌が機能的、外分泌腺が構造的な意味を表す語、と考えればよいですね。
- せやな。ちなみに腺というのは、1章の4（p.25〜）で出てきた人体4組織の中の1つ「上皮組織」、その上皮組織が変化して分泌機能に特化した細胞（組織）をいうんやったな。
- そうだった気がします。
- ここでワンポイントレッスンね！ 外分泌腺はね、一筆書きができるということも覚えておいてね。
- といいますと？
- 腺にはいろいろな形態があるのだけれど、基本的な形は上皮組織の細胞層の一部が結合組織側に入り組み陥没してできたもので、その底部に腺細胞が整然と陳列しているの。入り組んでできる細い管は「導管」と呼ばれ、分泌物の通り道となる。つまり、上皮組織→導管→腺細胞→導管→上皮組織と一筆書きができるわけね（図8.1-1）。
- 確かにそうですね。でもなぜこれがポイントなのでしょう。
- 一筆書きな、なるほど。その重要性は後々分かってくると思うわ。

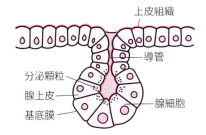

図 8.1-1 外分泌腺の一般構造

外分泌と内分泌の違い

🐶 ほな2つ目、今度は外分泌と内分泌の違いについてや。要はこれが浜田君のいちばん知りたいこっちゃろ？

👦 はい。

🐶 実はめっちゃ簡単や。**外分泌**というのは、分泌物を「**体の外側表面、管腔内や腔所**」などのスペース（これらを自由面という）に分泌すること、**内分泌**はもっと単純で**分泌物を「血液」に分泌する**ってこっちゃ。つまり、分泌する先がどこなんかによって「外」と「内」の使い分けがなされとるいうわけやな。

👧 ちなみに、**内分泌腺が分泌する物質のことを「ホルモン」**と総称するのも大切よ。それと、内分泌腺は、外分泌腺とちがって**導管はもたない**の。

👦 すると、胃液や膵液というのは血液に分泌されるわけではありませんから内分泌ではない、ということですね。でも先生、これらの液はみな体内に分泌される物質ですよ？

🐶 よう考えてみ。口から肛門までの消化管って、長くてぐにゃぐにゃしとるけど、要するに一本の管やろ？　その管の内腔が、外分泌の定義「体の外側表面、管腔内や腔所」に当てはまるわけやな。

👦 う〜ん、定義的にはそうかもしれませんけど、体内なのにどうして外分泌って呼ばれるのかその意味がわかりません。結局丸覚えするしかない気がします。

🐶 それはあかん。丸覚えは一番やったらあかんこっちゃ。しっかり論理的に考えて、納得してから覚えてほしいな。

　そしたらな、こう考えたらどうや。人体をチクワに嚙えてみよか。人体と消化管の関係ってめちゃくちゃ単純化するとチクワみたいな構造やろ？

👦 チクワ！！？

🐶 そう。チクワの外皮が皮膚、チクワの肉の部分が体の身、チクワの

図 8.1-2 消化管と膵臓の関係

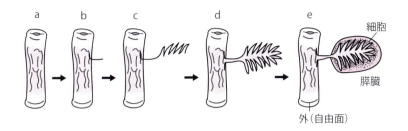

孔が消化管と考えたらどうや？ それでな、チクワの孔の中って消化管内腔やな。ここって、結局外界と交通してるやろ？（図8.1-2a）

😊 そう言われればそうですね。チクワの孔の中は外と同じ物理的空間と考えていいわけですね。

🐼 なんや難しい用語使うな〜…まあええわ。そうすると、胃液と腸液というのは胃と腸から消化管内腔に分泌されるわけやから、結局ここって外界と通じる道筋になる、だから外分泌となるやろ？

😊 なるほど！ 人体をチクワのように単純化するとわかりやすいですね。
　先生、でもですよ。膵液や胆汁の分泌はいかがですか？ 膵液は膵臓で、胆汁は肝臓で合成されますよね？ これらも外分泌といわれるのはなぜですか？ 肝臓と膵臓も消化管臓器じゃないですよ。

🐼 おお、鋭いなー。でもよう考えや。肝臓と膵臓は確かに消化管やないけど消化器ではあるわな？

😊 は、はい。言われれば。

🐼 そこで解剖学の知識が必要なんや。消化管と肝臓・膵臓がどういう関係にあるのか。一筆書きして試してみるか？

👩 消化管からスタートして、幹から枝が伸びるように導管を突出させ、膵臓や肝臓の分泌腺を描いていくのよ。そしてまた消化管に戻る。これ、一筆書きで描けるの、わかる？（図8.1-2b〜e）

😊 ほんとだ！！ ということは、膵臓や肝臓の消化腺は導管を通じて消

化管内腔とつながる、そして膵液と胆汁は外界に通じる消化管内腔に注がれる、だから「外分泌」となるのですね。
- そういうこっちゃ。わかってくれたみたいやな。
- 感動です！！　そういうことだったのですね。じゃあ先生、他にはどんな外分泌液があるのですか？
- 涙、脂腺、唾液、粘液、母乳などがあるかな。
- 涙と脂腺は体表に分泌されるから外分泌なのはわかります。唾液も口腔内だからOKです。粘液って…？
- 例えば気道の表面を湿らせるための粘液があるわ。
- そっか、考えてみれば気道も外界と通じるルートですものね。母乳は…、あっ、なるほど。母乳を作る乳腺も体の外側表面とつながっていて乳房から一筆書きで乳腺も描けますね。だから母乳も外分泌液なのですね。
- ええ感じやん。乳腺は汗腺（アポクリン汗腺）が発達した分泌器官と考えられるからな。やっぱり外分泌でええわけや。

精液は外分泌腺の体液？

- では先生、精液はどっちに含まれるのですか？
- 精液か〜〜、う〜〜ん。まずな、精液っていうのは精子だけやなく複数の体液の混合物なんや！
- え！　そうだったのですか！　精子のみかと思っていました。
- 精液中の精子は厳密には細胞成分やな。その他の体液っていうのは、精嚢、前立腺、カウパー腺（尿道球腺）っていうところで分泌されて、それらの混合液が射精される精液の完成版や。
- これら3つの分泌腺を「**付属生殖腺**（副生殖腺）」というのよ。精液は、精管→射精管→尿道を通って最終的には体の外に放たれるの。
- つまり、これらの液は外分泌腺の体液と考えていいわけですね。
- そういうこっちゃ。そりゃそうと、精嚢は分泌腺でありながら「〜腺」っ

て言わへんのはおもろいな。

言われてみればそうですね。

機能面より構造面を主眼に名付けられたのじゃない?

そうかもな。精嚢はかつては、精子を貯蔵する袋状構造（嚢）と考えられとった。実際、ある程度の精子がこの中におるんやけど"貯蔵"までの機能はないんや。

精嚢腔の中には精子を分解処理する酵素も含まれているそうよ。

では、どこで精子が貯蔵されているのでしょう。

精巣の上部にある「精巣上体」というところよ。

あっ!知ってます。精巣上体は、精巣とともに陰嚢の中におさめられています。

　ところで、それぞれの腺からの各成分に何か役割ってあるのですか?

もちろんよ。まず、精嚢で分泌される液はアルカリ性で、精子に運動能を与えエネルギー源となるフルクトースに富む液で精液全体の60％を占めるの。前立腺で分泌される液は、アルカリ性で精臭のある乳白色の液で精液全体の約20％を占める液よ。それから、カウパー腺（尿道球腺）で分泌される液は、粘稠のある液（粘液）でいわゆる性行為時における潤滑油的な役割があるの。精嚢と前立腺の液は射精時、カウパー腺の液はその前の性的興奮時に分泌されるの。

余談やけどな、前立腺液中に「前立腺由来酸性フォスファターゼ」っていう酵素が多量に含まれとるんやけど、これ、ヒト精液中にしか存在せえへんのや。せやから、性的犯罪を実証するのに現場もしくは被害者の体からこの酵素が検出されたら、それが決定的な証拠になるわけやな。

へ〜、そんなにいろいろな成分が混ざっているのですね。精液から随分奥が深い話になりましたね。外分泌腺のこと、なんとなくわかりました。

外分泌と内分泌の分泌範囲

- 先生、最後になりましたが、内分泌が血液に分泌されることには何か意味があるのですか？
- 大事な質問やな。血液にホルモンを放出するいうことは、血流に乗って全身に運ばれるわけや。だから、内分泌腺から遠く離れた場所であっても標的器官に確実に送り届けることができるわけやな。
- 結局、外分泌と内分泌の分泌範囲がクリアになったわね。外分泌は局所的だけど、内分泌は全身に分泌されるわけね。
- 主な内分泌腺とそこから分泌されるホルモンは図8.1-3を参考にしてな。
- ただ、この図に載っているのはとても代表的なものなの。実際にはもっと多くの場所からホルモンが分泌されるのよ（p.302参照）。
- また深みにはまりそうですね。今回のお話は体の組織構造が詳しく

図 8.1-3　内分泌腺とホルモン

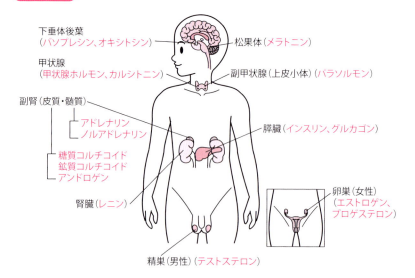

勉強できてとても面白かったです。やっぱり、解剖学だけ勉強していては解決しないこともあるのだと改めて思いました。ありがとうございました。

まとめやで！

内分泌と外分泌

☑ 上皮組織を構成する細胞が分泌機能をもつように特殊に分化したものが腺である。

☑ 外分泌腺は、合成した物質を体表や管腔内に分泌する腺である。

☑ 内分泌腺は、合成した物質を血管内に分泌する腺である。

CHAPTER 8

2 血漿浸透圧と尿量の関係

🧑 どうもこの浸透圧っていうのは学生を混乱させる悩みの種ですね。そこにさらにホルモンが絡んでくると、もうお手上げって感じですよ。

🐶 浸透圧なぁ、せやな〜。うんうん。

🧑 「うんうん」って、先生、一人で納得しないで教えてくださいよ。

🐶 聞いとる聞いとる。ところで、浜田君、ナメクジに塩をかけたことあるか？

🧑 どうしたんですか急に。ありますけど、小さい頃に。ナメクジに塩かけたら小さくなって中から粘っこい液が出てきました。子どもながらにちょっと罪悪感を抱いたのを覚えています。

🐶 ほな、なんでナメクジは小さくなったんかな。

🧑 そんなの簡単ですよ。塩が多い方に水分が移動したからでしょ。

🐶 わかっとるやんか！ それがわかっとったらもう半分理解できたようなもんや。あとは、浸透圧の発生源やな。

血漿浸透圧を左右する物質

🐶 ほな、聞くで。体の中で浸透圧っていうのは何によって発生するんや？

🧑 体液中の塩分とかじゃないでしょうか。

🐶 もちろん、塩分もあるやろう。それ以外は？

🧑 それ以外……。

🐶 浸透圧でだいたい問題になるのが「血漿浸透圧」や。これは、腎臓、内分泌、循環器、代謝とホメオスタシスなどのところで出てくるめっちゃ大事な概念や。血漿浸透圧、どや？

- どや?って言われても。つまり、血漿に含まれている塩分などが浸透圧を発生させているのじゃないのですか?
- いま出てきた、血漿。これは、血液の液体成分のことやな。
- はい、知ってますよ。血漿は血液に含まれる液体成分ですし、血清とよく混同するあれですよね。
- そうやな。血液は、血球(細胞成分)と血漿(液体成分)でできているんやったな。ここで、血漿浸透圧の強弱(大小)を決める重要な要素は血漿のある成分なんやけど、わかるか?
- 結局僕が言った《塩分》ですよね。
- まあそう慌てなさんな。血漿の約91%が水分やけど、それ以外にはどんなものが含まれてるんや?
- さっき言った塩分以外には、タンパク質や栄養素、老廃物などでしょうか。
- それや! で、そのタンパク質の具体的な名前は何や?
- ……。
- 血漿に含まれるタンパク質の大半は、アルブミン、グロブリン、フィブリノーゲンで、主に肝臓で作られるのよ。さっき言ってくれた血漿と血清の違いは、フィブリノーゲンなどの血液凝固因子の有無によって決まるのだったわね。
- 坂本さん、フォローありがとう。この中でも特にアルブミンは血漿中に最も多く含まれるタンパク質で、これも**浸透圧に大いに関係する**んや。つまり、<u>血漿中の塩分やアルブミン濃度が血漿浸透圧の決め手</u>となるわけやな。
- わかりました。つまり、血漿浸透圧は、血漿中に存在する物質の「濃さ」によって決まると考えればいいわけですね。では先生、なぜ血漿浸透圧が上がったり下がったりするのですか?

血漿浸透圧が変動する理由

- その、浜田君の「濃さ」という考えはめちゃくちゃ重要や。

ほ␣なら血漿浸透圧がアップダウンする理由を見ていこか。

　まずは、**血漿浸透圧が上がる理由**。これは、血漿の濃度が高い状態なわけやから、発汗・下痢・嘔吐などで**血漿中の水分が減ったとき（脱水など）**起こるわけやな。一方、**血漿浸透圧が下がる理由**。これは、さっきと逆やな。濃度が低い状態なわけやから、**過度な水分摂取**などが挙げられるわな。

ここまではわかりやすいです。でも、問題はここからのような気がします。

そういうことや。体がいかに調節するかやからな。ここからはホルモンとの絡みが出てくる。脱水などで血漿浸透圧が上昇する状態をイメージすると、これは血漿量が低下してるともいえるわな。

はい。水分が少ないですからね。

そうすると、血圧も低下するわけや。そこで、**視床下部にある浸透圧受容器**がそれを感知して、抗利尿ホルモンを出しよる。

出た！　**抗利尿ホルモン**！

これは「**バソプレシン**」とも言うわね。

抗利尿ホルモンは、腎臓の遠位尿細管と集合管に対し、「水の再吸収を促す」よう働きかけるんや。その結果、**尿量が減少し、循環血液量が増加**するってわけや。ほんで、血圧も上昇する。

反応の結果として循環血液量が増加するわけだから、血圧が上昇しますね。納得です。

そうよ。尿量が減少すれば、血圧が高くなる。まさに尿と血圧は表裏の関係ね。ところで、尿量が減少するということは、逆に尿の濃度、つまり尿の浸透圧が高くなるとも言えるわね。

はい。尿が濃くなるわけですね。

次に、水分摂取量の増加によって血漿浸透圧が下がってるときは、要するに血漿量が増加してるわけやな。

はい。水分が多いですからね。

それでもって血圧も高くなるわな。ほな、さっきと逆で視床下部にあ

る浸透圧受容器は抗利尿ホルモンの分泌を抑制する。そうすると、水の再吸収量が低下して、その結果……

尿量増加！！　だから薄い尿、つまり浸透圧が低い尿がどんどん排出されます！

その通りや。そないして血漿量ひいては血漿浸透圧を調節しとるわけや。

　あと、別の調節機構もあるんやで。血漿量が多い、つまり、循環血液量が多い状態をもう一度イメージしてみて。

はい。できました。

実はな、心臓の心房には「容量受容器」ってのがあってな、循環血液量を感知しとるんや。もし、血液量が多かったら、その情報を脳の延髄にある中枢に伝えるんや。その結果、抗利尿ホルモンの抑制が起こる。

なるほど。血液の容量（圧力）を感知する心臓からの働きかけもあるのですね。

話はまだ続くで。心臓はそれ以外に、独自に、あるホルモンを出すんや。その名もズバリ！「**心房性ナトリウム利尿ペプチド（ANP）**」。

何か舌を噛みそうな名前ですね。

心房が分泌するホルモンで、**このホルモンは腎臓の集合管を刺激して尿の排泄量を増加**させる作用があるんや。と同時に、腎血流量も増やして糸球体濾過量を増加させる。結果的に、尿量が増加し、逆に循環血液量を低下させるってわけやな。

　もうわかったと思うけど、尿と血漿量（それに伴う血漿浸透圧）はシーソーの関係や。つまり、尿が多くなると血漿量は少なくなる、尿が少なくなると血漿量は多くなる。

先生、塩分の多い食事をしたときってやたらとノドが渇きますね。それも今回の話と関係ありますか？

塩分の多い食事をすると、血漿中のNa^+の濃度が高くなるわな。そうすると、「血漿浸透圧が高い状態！」と浸透圧受容器が解釈しよる。

CHAPTER 8 内分泌

2 血漿浸透圧と尿量の関係

ほんで、口渇感が出て血漿を薄めようと、水が飲みたくなるわけや。

なるほど。うまくなっていますね。

でも注意せないかんで。水分をとるということは、血液量が増える、そしたら血圧が上昇する。塩分の摂りすぎは高血圧の原因っていうのはこのことが一因や。だから塩分摂取量の目安を設けてるわけやな。

ところで、腎臓も独自に血流量（尿量）を調節する術を持っているのよ（p.214参照）。

まだ続くのですか。

腎臓は尿をつくる臓器で、その尿の生成にはある一定以上の血圧が必要なんや。せやから、もし腎臓への循環血液量が減少した場合（血圧の低下を伴う）、腎臓から**レニン**というホルモンが分泌されるんや。

レニンの分泌は、循環血液量の減少でも起こるけど、血中Na$^+$濃度の低下、出血による血圧低下でも起こるのよ。

レニンというホルモンは、最終的には<u>アンジオテンシンⅡという物質を生成し、血圧上昇や循環血液量の増加</u>につなげて、なんとか調節しようとするんや。

浸透圧って奥深いですね。

そうね。今回は主に循環器と泌尿器の話だったけど、浸透圧はもっと違う場面にもいろいろ絡んでいるのよ。

ほな2つほど紹介するわな。

　1つ目は**乳糖不耐症**。牛乳の成分である乳糖（ラクトース）を分解する酵素を持たない人が牛乳を飲むと、下痢をする。これは、腸管内に乳糖が溜まることで**腸管内の浸透圧が高く**なって、水分が腸管細胞から腸管内腔へと引っ張られる。だから下痢をするってわけや。

　2つ目は、**腎臓病や肝臓病**によって、**血中アルブミンの低下**が起こると、血漿浸透圧が下がってしまう。すると、血管外の組織中に水分が貯留してしまう。これが外見でもわかるようになるのが、いわ

図 8.2-1 浮腫

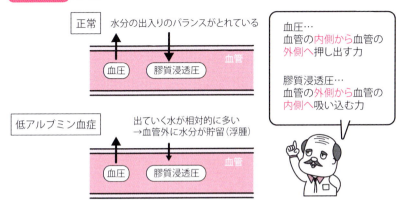

ゆる「浮腫」という状態やな（図8.2-1）。まだまだ他にも浸透圧が絡む病態はあるけど、今日はここまでにしとこか。

なんか、浸透圧・血圧・尿量などいろいろなものが上がったり下がったりして難しいですけど、これらは全部つながっているのですね。

まとめやで！

血漿浸透圧と尿量の関係

- ☑ 血漿浸透圧は、電解質およびアルブミンによって発生する。
- ☑ 血漿浸透圧が増加または減少することにより各種ホルモンが分泌され尿量を変化させる。
- ☑ 血漿浸透圧の増加または循環血液量が減少すると、抗利尿ホルモンが分泌される。
- ☑ 血液量の増加が起こると抗利尿ホルモンの抑制および心房性ナトリウム利尿ペプチドにより尿量が増加する。

3 血中のカルシウム濃度

- 🧑 先生、カルシウム濃度の調節機構がすっごく難しくていつも混乱します。
- 🐶 カルシウム（Ca）の代謝は大事やで。ちゃんと勉強しときや。
- 🧑 そうなんですが、ホルモンがやたらと出てくるし、上げる・下げるっていうお決まりの所でいつもひっかかります。
- 🐶 よっしゃ。ほな、カルシウムの生理機能から見ていこか。血中濃度はなんぼや？
- 🧑 ……。
- 👧 いつもわからないときは黙るのね。血中濃度のおおよその数値は臨床現場ではとても大切だからしっかり覚えておいてね。8.5〜10.5mg/dLよ。カルシウムの役割は、神経細胞における神経伝達物質の放出、筋細胞における収縮運動、細胞内シグナル伝達、血液凝固など、挙げたらきりがないわ。
- 🐶 そして何より、骨の主成分やもんな。
- 👧 人体では、**骨に全カルシウムのなんと99％が貯蔵されているの**よ。もちろんカルシウムは単独では存在せず、リン酸カルシウムや炭酸カルシウムのような化合物の状態で存在しているわ。
- 🧑 まさに骨はカルシウムのバンクといえますね。
- 🐶 そやそや、そのバンクっていう発想ええわぁ。要は、体内のカルシウムに余裕があるときは貯金する。余裕がないときは貯金をおろす。
- 🧑 その貯金をする・しないに関わるホルモンがやっかいなのですよ。

骨吸収と骨形成

- まあそやな。まずな、「骨吸収」と「骨形成」っていう言葉の意味はわかっとるか？
- 骨吸収というのは、骨にカルシウムが吸収されることで、骨を丈夫にすることですか？
- あかんあかん！そこやそーこ、よく間違えるんやわ。ええか、骨吸収というのは、骨から引っ張り出してくる、骨を削るイメージや。
- つまり骨吸収というのは、骨に貯金されていたカルシウムを引き出すということですか？
- そういうことや。で、骨形成というのは逆にやな、血中のカルシウムが余っているとき、骨に貯金するという意味になるわけや。
- そうすると、骨形成が進めば骨を作るということですね。
- そうそう。ええ感じや。これで、骨吸収と骨形成という言葉は整理できたな。

カルシウム代謝に関係するホルモン

- ほな、次ホルモン。坂本さん、頼むな。
- はい。カルシウム代謝に関係するホルモンでまず重要なのが、甲状腺と副甲状腺（上皮小体）から出るホルモンよ。甲状腺からは「カルシトニン」が、副甲状腺からは「パラソルモン（PTH）」が分泌されるの（p.280参照）。
- どちらも、甲状腺って名前が含まれるのがややこしいですね。
- 甲状腺は、喉頭の下部にはりつく薄い組織。副甲状腺は、甲状腺の裏側にある4個の米粒大の小体で、上下2個ずつあるの。場所が場所だけに、この両者で混乱するのも無理ないわ。
- ほな、それらのホルモンの役割やな。
- 「カルシトニンが骨形成」を、「パラソルモンが骨吸収」を行うの。
- すると、カルシトニンが働けば、血中のCa^{2+}が骨へ移行するので、

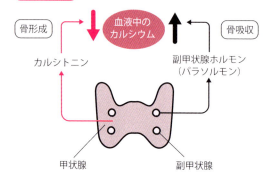

図 8.3-1 カルシウム代謝に関係するホルモン

血中Ca^{2+}濃度が低下する。つまり貯金に働く。パラソルモンが働けば、骨のCa^{2+}が血中へ移行するので、血中Ca^{2+}濃度が上昇する。つまり、預金をおろす方向に働くわけですね（**図8.3-1**）。

🧑‍🦰 そうよ。あと、この2つのホルモンは骨以外にも働きかけるのよ。

🧒 もしかして、腎臓ですか。

🐼 ようわかったな。まぐれか？

🧒 いえ、上げる下げるといえば、尿に関する腎臓かなと。

🐼 おお！ 腕上げたやんかー。

ポイントは、最終的に血中Ca^{2+}濃度を上げる・下げるという"結果"は変わらへん。でも、その"過程"がいくつかあるわけや。カルシトニンは、尿中からのCa^{2+}の排泄を促し、逆にパラソルモンは尿中からのCa^{2+}排泄量を低下させる（つまり、再吸収量を上げる）。

カルシウムといえば

🧑‍🦰 あと忘れてはいけない因子があるわね。

🧒 まだあるのですか。

🐼 そや。それは、**ビタミンD（VitD）**や。

🧑‍🦰 カルシウムといえば、絶対ビタミンDを忘れてはいけないわね。

ビタミンDの役割は、①**食べ物に含まれるCa^{2+}の腸管からの吸収**

を促進し、②腎臓における尿中Ca^{2+}排泄量を低下させ、③さらに骨吸収を上げるの。

血中Ca^{2+}濃度を上げる術をすべて兼ね備えているって感じですね。

ほんで、ビタミンDちゅうのは、最終的に腎臓で活性化されるんやけど、その活性化にパラソルモンが関わっとる。

パラソルモンとビタミンDのコラボですね。

まぁそれだけ血中Ca^{2+}濃度を一定に保つというのは重要ってこっちゃな。ところで、一日のカルシウムの推奨摂取量は最低どのくらいかわかるか？

いえ、全然わかりません。

食事から得るべき「1日の摂取基準」っていうのがあってな（**表8.3-1**）。カルシウムは年齢・性別によって違いがあるものの、浜田君の年齢（18〜29歳）だと男性で800mg、女性で650mgなんや。カルシウムはミネラル（無機質）の中に区分されるけど、今の日本人は不足しがちな栄養素でもあるんやで。

あと、ビタミンDは皮膚でも作られるのよ。皮膚に紫外線があたることでビタミンDの前駆体が作られ、肝臓と腎臓で活性化されれば、ビタミンDとしての機能を発揮できるわ。でも、やっぱりそれだけでは不足するから食べ物からも積極的に取りたいのよね。

ビタミンDを多く含む食べ物ですね。確か、シイタケとか。

そやそや。シイタケでも生シイタケより干しシイタケの方がビタミンDの含有量が高い。その他には魚介類にもぎょうさんあるな。

　あと、**カルシウム不足**による疾患もちょっとは覚えといてな。年齢とともに発生しやすい「骨粗鬆症」。そして「骨軟化症」や小児の病気「くる病」などやな。

食事って大切ですね。成長、発達、そして老化関連疾患に影響する。僕は一人暮らしで食生活が乱れているので、ちょっと考えます。

ワシも人のこと言えんけど、「食事はしっかりと」を心得なあかんな。では今日はこれでおしまい。

| 表 8.3-1 | カルシウムの1日の摂取基準（2015年） | | |

年齢	推奨量(mg)		耐容上限量(mg)
	男	女	男女
0〜5カ月	200※	200※	−
6〜11カ月	250※	250※	−
1〜2歳	450	400	−
3〜5歳	600	550	−
6〜7歳	600	550	−
8〜9歳	650	750	−
10〜11歳	700	750	−
12〜14歳	1,000	800	−
15〜17歳	800	650	−
18〜29歳	800	650	2,300
30〜49歳	650	650	2,300
50〜69歳	700	650	2,300
70歳以上	700	600	2,300

※：目安量

まとめやで！

血中のカルシウム濃度

☑ 骨形成の促進は血中カルシウムの低下が、骨吸収の促進は血中カルシウムの上昇が起こる。

☑ カルシトニンは甲状腺から分泌されるホルモンで骨形成に寄与する。

☑ パラソルモンは副甲状腺から分泌されるホルモンで骨吸収に寄与する。

☑ ビタミンDはパラソルモンと協同して骨吸収の促進に寄与する。

☑ ビタミンDは皮膚で前駆体が合成された後、肝臓と腎臓で活性化されて機能を発揮するが、食品からも積極的に摂りたい栄養素である。

4 ホルモンの分泌調節 〜フィードバック機構〜

- 内分泌系を勉強すると必ず出てくるフィードバック、これがまた難しいですね。
- フィードバックは内分泌の命綱、ひいては人体全体の命綱みたいなもんや。内分泌腺によって分泌されるホルモンによってワシらの体の中はその場面に応じて多様な反応を起こして、ホメオスタシス（恒常性）を維持してくれてるんや。でも、"その場面"が過ぎ去ればもうホルモンはいらなくなるわけやから、結局調節機構というのは大事になってくるわな。
- 要するに、フィードバックというのは調節機構そのものなのですね。
- はやい話、そういうことや。
   この調節機構が一度破綻したらえらいこっちゃ。例えば、血糖値を下げるホルモンは何や？
- インスリンです。
- OK。じゃあ、血糖値を上げるホルモンは？
- グルカゴンです。
- OK。それ以外は？
- それ以外！！　他にあるのですか？
- グルカゴンの他、アドレナリン、ノルアドレナリン、糖質コルチコイド、甲状腺ホルモン、成長ホルモン、エストロゲンがあるわよ。この中でも特にアドレナリンと糖質コルチコイドは臨床上とても大切よ。
- 坂本先生、マニアですね。
- いやいや、マニアちゃう。普通や。まあともかく、血糖値調節っていうのは面白くって、血糖値を上げるホルモンはいっぱいあるけど、下

げるホルモンはインスリンただ1つなんや。インスリンは、血糖値が上昇してるときに膵臓のランゲルハンス島β細胞から分泌されるホルモンやな。

はい。それで血糖値を下げるのですよね。

そうや。そこまではええ。ほんならもし、インスリンを分泌し続けたら？

血糖値が下がり過ぎてしまいます。

で、どうなる？

きっと、ヤバイですね。

そう、かなりヤバイ。

脳はグルコースをATP合成のためのエネルギー源として大量に消費する器官やから、ちょっとの低血糖でも死活問題や。せやから、<u>高かった血糖値が正常範囲まで下がれば、すみやかにインスリンをストップせなあかんわけやな。</u>

でもどうやって内分泌腺は、目、口、耳もネットもスマホもないのに「ストップ」するタイミングを判別するのですか？

そこで大事なのが、①**負のフィードバック**、②**正のフィードバック**、③**物質の血中濃度による調節機構**なのよ。

ここでそれらが出てくるのですね。

フィードバック

ほな、"フィードバック"っていう言葉の意味を考えよか。

フィードバックっていうのは「帰還」、要するに、「ある物（者）を元通りの場所、人、物に返す（戻す）」という意味やわな。

そこで前提知識として知っといてほしいのが、内分泌腺のいくつかは単独で働くのではなく、上位の内分泌腺から分泌されるホルモンの支配を受けてから働くということや。どういうこっちゃいうたら、上位内分泌腺である《視床下部》がホルモンを分泌し中位内分泌腺の《脳下垂体》を刺激する。《脳下垂体》はそれを受けてまた別のホルモンを分泌し、下位内分泌腺である《甲状腺》を刺激する。次に《甲

図8.4-1 内分泌腺の伝達

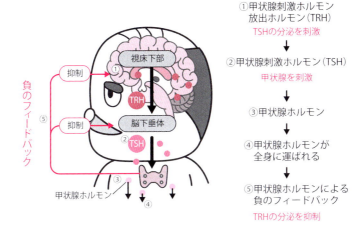

① 甲状腺刺激ホルモン放出ホルモン（TRH）
TSHの分泌を刺激
↓
② 甲状腺刺激ホルモン（TSH）
甲状腺を刺激
↓
③ 甲状腺ホルモン
↓
④ 甲状腺ホルモンが全身に運ばれる
↓
⑤ 甲状腺ホルモンによる負のフィードバック
TRHの分泌を抑制

状腺》はそれを受けてホルモン（甲状腺ホルモン）を分泌する。このホルモンを肝細胞、筋細胞その他多くの細胞が受け取る。受け取った細胞は代謝回転を上げ、結局全身の基礎代謝量も上がる、という具合に上から下に流れるように目的の情報が伝達されるってわけやな（図8.4-1）。長い話やって堪忍な。

🧑‍🦰 要するに、会社の組織の指示命令系統のようね。

🐶 その喩えはすごくわかりやすいな。

社長が今して欲しい仕事の内容を中間管理職に伝え、その中間管理職は聞いた内容を理解し、より細かな指示内容にして部下に伝える。部下はその内容に忠実に仕事をする。それで社長の目的が達成できるわけやな。

🧑 なるほど。

負のフィードバック

🐶 この話、「その後」があって、ここで「①負のフィードバック」が出てくるわけや。

上位→中位→下位内分泌腺とホルモンを介する反応が順次起こるわな。下位内分泌腺は指示通りホルモンを出して標的組織に働きかける。と同時に、下位内分泌腺が出したホルモンは上位内分泌腺へ直接働きかけ、「ウチらはちゃんと働いたわよ〜」って**報告**しにいく。すると上位内分泌腺は**指示出し（ホルモン分泌）**をやめて部下も仕事をやめることができる。

- ブレーキをかけるのですね。
- そう。だから「負のフィードバック」っていうのよ。
- なるほど、下位が上位に帰還し、それがブレーキをもたらす。これによって、下位は仕事を終えることができるわけですね。

正のフィードバック

- では、正のフィードバックとは？
- 「②正のフィードバック」というのは、下位組織が上位組織にフィードバックするという流れそのものは同じやけど、ブレーキではなくアクセルをふかすんや。そやから"負"やなくて"正"になるわけやな。
- 下位の内分泌腺のホルモンが上位内分泌腺のホルモン分泌をさらに増強させるってわけね。
- えっ！　じゃあ、ずっと働きっぱなしになるじゃないですか！
- まぁ下位ホルモンが分泌する限りはアクセルをふかせっぱなしやけど、そのうち下位が出すホルモン量も下がってくるから、そうなるとこの反応も低下する。正のフィードバックが起こる場面っていうのは限られてるから、覚えてしまった方が早いで。
- その場面というのは？
- 《分娩》と《排卵》ね。
- どちらも女性で起こる現象ですね。
- 分娩時に起こる正のフィードバックというのは、出産のとき児頭が産道を通ると、子宮頸管が伸展されて、それが刺激で脳下垂体後葉からオキシトシンが分泌され、子宮の筋が収縮する。さらに児頭が

🧒 下りてくると子宮筋が伸展されることで一層オキシトシンの分泌が増加し、子宮筋を収縮させることで出産を促すの。このような反応よ。

🧒 へ〜！　そうなんだ！

👩 排卵時の正のフィードバックというのは、下位内分泌腺である卵巣の中にある卵胞からエストロゲンが分泌されるのだけど、エストロゲンが低濃度だと脳下垂体前葉からの性腺刺激ホルモンの分泌は抑制がかかっているの。だけど、やがて卵胞が成熟してエストロゲンの濃度が高まってくると正のフィードバックが働いて性腺刺激ホルモンの分泌が増加し、さらに卵胞でのエストロゲンの分泌も増加する。このようなホルモンの増加が刺激となって、排卵が起こるのよ。

🧒 すごく複雑ですけど、とにかく体に大きな変化や動きをもたらすときに一時的に正のフィードバックという大きな力が働くということですね。

物質の血中濃度による調節

🧒 では先生、「③物質の血中濃度による調節」というのはどういうものですか？

🐶 **血中濃度による調節**というのは、そのまんまやけど、血中カルシウム濃度や血糖値の調節なんかが代表例かな。血中カルシウム濃度が上がればカルシトニン分泌が促され、下がればパラソルモンが分泌される。血糖値濃度が上がればインスリン分泌が促され、下がればグルカゴンの分泌が促されるっちゅう具合にな。

👩 分泌を担当する細胞は担当する物質の血中濃度をしっかりモニタ（監視）しているわけね。

🐶 ほな締めくくりに内分泌系の調節異常による疾患を紹介しとこか。

🧒 えっ！？　まだ話は続くのですか？　これで終わりと思っていたのに…。

バセドウ病

🐶 やっぱりここまで来たらな。ほな、1つだけ紹介するわな。甲状腺機能亢進症の1つ **バセドウ病（グレーブス病）** についてや。

　まず基本知識として。甲状腺から分泌される2つの甲状腺ホルモン〔T3（トリヨードチロニン）とT4（チロキシン）〕は、上位組織由来の甲状腺刺激ホルモン（TSH）を受けることで分泌され、全身の基礎代謝を亢進する効果をもたらす。そして、正常であればその役目が終われば、分泌量が低下していって元に戻る。

👧 負のフィードバックが働くからね。

🐶 ところが、この病気は、諸々の理由により、低下せんまま分泌が続くんや。

👦 じゃあ、どうなるのですか？

🐶 うん。甲状腺ホルモンの本来の機能「基礎代謝亢進」が続くことになる。

👦 えっ！　じゃあ、ずっと基礎代謝が上がりっぱなしになるじゃないですか！

🐶 そういうこっちゃ。基礎代謝が慢性的に亢進するから、動悸、頻脈、発汗、下痢、息切れ、体温上昇、体重減少、心悸亢進、眼球突出、イライラ、神経質など様々な症状が現れるんや。

👦 どうして甲状腺ホルモンの分泌がストップしないのですか？

🐶 原因は、<u>甲状腺刺激ホルモン（TSH）の受容体に結合する異常な自己抗体が出現すること</u>や。この抗体はTSHの受容体に結合することで、甲状腺細胞を刺激し続けるわけや。その結果、甲状腺細胞は上位からの司令と勘違いし甲状腺ホルモンをずっと分泌し続けることになる。

👧 つまり、**負のフィードバックであるブレーキが効かない** のよね。

👦 なるほど。疾患を考えるとホルモン調節の重要性がよくわかります。今日もありがとうございました。

まとめやで！

ホルモンの分泌調節～フィードバック機構～

- ☑ ホルモンの分泌は、上位、中位、下位組織の順に段階的に分泌される。
- ☑ 下位組織由来分泌ホルモンが上位組織に抑制的に作用することを負のフィードバックという。
- ☑ 下位組織由来分泌ホルモンが上位組織に促進的に作用することを正のフィードバックという。これは排卵と分娩時に起こる。
- ☑ 血中に含まれる物質濃度の増減によってホルモンの分泌量を変化させる内分泌腺も存在する。

CHAPTER 8

5 内分泌系と自律神経系による体内恒常性維持

🧒「体のホメオスタシスを維持するために、内分泌系と自律神経系は特に重要である」と習いました。これらって、何か使い分けとか、得手不得手みたいなのってあるのですか？

🐕 なるほど。なかなか深い話やな。それにはまず、内分泌系と自律神経系の仕組みをしっかり理解しとかなあかんな。その辺はどうや？

🧒 内分泌系はホルモンでしょ、自律神経系は神経でしょ。ただそれだけの違いではないのですか？

🐕 う〜ん、もうちょっと詳しく語りたないか？

🧒 そりゃあまぁ（ちょっと微妙だけど…）。

🐕 そやろそやろ。

内分泌系

🐕 ほならまずは、基本的な仕組みから見ていこか。最初に、内分泌系。
　　ホルモンは、内分泌腺で作られるんやったよな。そしてどこに分泌される？

🧒 確か、血液です。

🐕 OK。血中に放出されたホルモンはその後どうなる？

🧒 血液だから、全身を循環します。

🐕 その通り。ほな、すべての細胞に影響を与えるんか？

🧒 いえ、確か、その**ホルモンに特異的な受容体**を持つ細胞・組織でないと反応しないはずです。

🐕 そう。そこ、結構ポイントやな。

👧 ホルモンの受容体だけど、細胞の表面に備わっているものもあれば、

- 細胞の中に備わっているものもあって、それは相手となるホルモンが親水性か疎水性かによってどっちの受容体と結合するかが決まるのよ。
- ホルモンの種類は一般に、**ペプチドホルモン**、**ステロイドホルモン**、そして**アミン型ホルモン**の3つがあってな、ステロイドホルモンは疎水性でそれ以外は一般に親水性、せやから結合する受容体は細胞表面タイプか細胞内タイプかが決まってくるわけや。
- 受容体の所在によって生理機能の違いなどあるのですか？
- 親水性のホルモンは**細胞表面の受容体**に結合した後、細胞の中で比較的速やかに反応が起こるんや。

  でも、疎水性ホルモンは**細胞の中の受容体**と結合した後、核に移行して遺伝子の発現を行う。つまり、《DNA→mRNA(転写)→タンパク質合成(翻訳)》を経るから、効果を発揮するには時間がかかるんや。
- 具体的には体にはどれくらい内分泌腺ってあるのですか？
- そらぎょうさんあるわ。まあこの**表8.5-1**を見てぇな。
- すごいですね、これを覚えないといけないと思うと、ちょっと。
- 私も苦労したわよ。でも、一つひとつコツコツ覚えていく以外ないわね（p.280参照）。
- とほほ。

自律神経

- じゃ、先生。自律神経の方は？
- 自律神経は**交感神経**と**副交感神経**からなるっていうのはもうええわな。各臓器や器官は基本的にこの両者から拮抗支配を受けているんや。
- その基本的に…が何か気になります。
- 場所によって、両方ではなく単独支配の場所もあるんや。例えば、副腎髄質。ここは交感神経の単独支配や。
- 自律神経はホルモンみたいに、上位、下位っていうのはあるのです

表 8.5-1　ホルモンとその主な作用

分泌器官	ホルモン	主な標的組織	主な作用
視床下部	放出ホルモン	下垂体前葉	下垂体前葉ホルモンの分泌を刺激
	抑制ホルモン	下垂体前葉	下垂体前葉ホルモンの分泌を抑制
下垂体前葉	成長ホルモン（GH）	多くの組織	成長促進、タンパク質合成促進
	プロラクチン（PRL）	乳腺	乳房・乳腺の発育と乳汁産生・分泌
	甲状腺刺激ホルモン（TSH）	甲状腺	甲状腺ホルモン分泌を促進
	副腎皮質刺激ホルモン（ACTH）	副腎皮質	副腎皮質ホルモン分泌を促進
	性腺刺激ホルモン（LH・FSH）	性腺（卵巣・精巣）	性腺を刺激
下垂体後葉	オキシトシン	子宮	子宮筋収縮
		乳腺	射乳の誘発
	バゾプレッシン（ADH）	腎臓	水の再吸収を促進
甲状腺	甲状腺ホルモン（T3、T4）	多くの組織	基礎代謝亢進、正常な成長・発育に必須
	カルシトニン	骨・腎臓	血中のCa^{2+}濃度低下
副甲状腺	甲状腺ホルモン（PTH）	骨・腎臓	血中のCa^{2+}濃度上昇
膵臓のランゲルハンス島	インスリン	多くの組織	血糖値低下
	グルカゴン	肝臓・脂肪組織	血糖値上昇
	ソマトスタチン	ランゲルハンス島	インスリンとグルカゴンの分泌を抑制
副腎髄質	カテコールアミン（アドレナリン・ノルアドレナリン等）	心筋、血管、肝臓・脂肪組織	心拍数・血圧・代謝率・血糖値の上昇
副腎皮質	糖質コルチコイド（コルチコステロン、コルチゾール等）	多くの組織	血糖値上昇、抗炎症
	電解質コルチコイド（アルドステロン等）	腎臓	Na^+の再吸収促進→尿量減少
	副腎アンドロゲン		女性における性欲亢進、陰毛発育、男性化作用
精巣	アンドロゲン（テストステロン）	多くの組織	男性第二次性徴の発現
		生殖器官	精子形成
卵巣	エストロゲン（エストラジオール等）	多くの組織	女性第二次性徴の発現
		生殖器官	卵胞発育・子宮粘膜肥厚・腟上皮増殖
	プロゲステロン	子宮	妊娠の維持
		乳腺	発達の促進
消化管	消化管ホルモン（ガストリン、セクレチン、コレシストキニン等）	消化管・胆囊・膵臓	消化管機能の調節
腎臓	レニン	血漿	アンジオテンシノーゲンをアンジオテンシンIに変換
	エリスロポエチン	骨髄	赤血球の生成を促進
松果体	メラトニン		概日リズム
心臓	心房性ナトリウム利尿ペプチド	腎臓	Na^+の排泄を促進→尿量増加

か？

🐶 もちろんや。大脳辺縁系や視床下部は自律神経の上位中枢で交感神経と副交感神経のバランスを調節しとるからな。体が活動的なとき、交感神経を優位に働かせることで体は**循環器や呼吸器の機能が活発**になる。安静時やリラックスしているとき、副交感神経を優位に働かせることで体は**消化器や泌尿器の機能が活発**になる。第7章（p.237参照）でも説明した通りやな。

👦 なるほど。

内分泌系 vs. 自律神経

👦 では先生、内分泌系と自律神経系に使い分けや得手不得手みたいなのはあるのですか？

🐶 内分泌系も自律神経系も体内のホメオスタシス維持に働くという意味では共通しとる。でも、その方法はやっぱり違うわけや。
　まずちゃうのは、速度や。神経の方はダイレクトに臓器・器官を支配しているわけやから、速やかに反応が現れる。一方ホルモンは血中を循環して受容体に結合して、細胞内で反応が起こって…と、時間がかかってしまう。

👦 なるほど。速度では、自律神経に軍配！

🐶 次に、持続性。ホルモンの効果は一般的に長時間持続する。しかし、自律神経の効果は一過性であることが多いんや。

👦 なるほど。持続性では、内分泌に軍配！！

👧 軍配って、それがいいかどうかとは別よ。

🐶 次に、スケール。自律神経系は日常起こる環境の変化に対して細やかに調節することが得意なんやけど、内分泌系は自律神経的な細やかな調節もするにはしよるけど、成長や妊娠といった体全体の内部環境を大きく変化する（ベースラインを上げる）ような場面のときにも力を発揮するんや。

👦 おお！　内分泌の力はすさまじい。また内分泌に軍配！！！

🐶 最後に、及ぼす範囲。自律神経が及ぼす範囲は、神経が分布している臓器や組織に限られる、いわば局所的な効果やな。一方、内分泌の場合は血中にホルモンが循環するため、基本的に全身に影響を及ぼすことが可能ってわけや。もちろん、標的部位に受容体があってこそ効果をもたらすんやけど、可能性としては全身レベルや。それに、ホルモンの場合は血中の物質、例えば電解質やグルコースの濃度など、血液中の成分を変化させることにも寄与できるってわけやな。

🧒 圧倒的ですね。この勝負、3：1で内分泌の勝ちですね。

👧 何度も言うけど、勝ち負けじゃなく、そういう用途が体にとって大事なのよ。

🐶 そういうことや。いざワシらに危害を加えるような猛獣が攻撃してきたとき、いちいちのんきにホルモン流して全身に血液が循環するの待ってられへんやん。せやから、様々な場面に適応するために今日までこのような調節機構が好都合っちゅうことで残ってきたんやろな。

　　よっしゃ、今日はここまでにしよ。

🧒 どうもありがとうございました！

まとめやで！

内分泌系と自律神経系による体内恒常性維持

☑ 自律神経系は内分泌系と比べ、速やかに反応が起こる。

☑ 内分泌系は自律神経と比べ、効果が持続的であること、大きな変化をもたらすことができること、受容体があれば全身レベルに影響を与えることができる。

CHAPTER 9

第 9 章
生殖器系

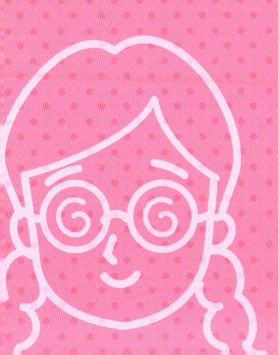

CHAPTER 9

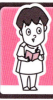 **1 卵子と精子の作られ方**

😊 先生、今日は生殖器の授業だったのですが、どうして男女の体ってこうも違いがあるのですかね。特に不思議なのは、体の中で生殖細胞つまり精子・卵子が作られていることです。しかも随分作られる過程が違いますよね。そのあたり、少し詳しく教えてもらえませんか？

🐼 確かに、生殖器は生まれたときから明らかな違いがあって、しかもそれが次の世代や子孫を残すために備わっていることを考えると不思議な感じがするな。

ほなら、今日は生殖器について、とりわけ精子と卵子の作られ方を中心に話していこか。

精子と卵子が作られる器官

🐼 ほな、精子と卵子って、体のどの器官で作られる？

😊 それは僕でもわかります。精子は精巣で、卵子は卵巣で作られます。

🐼 OK。もちろん男性に精巣が、女性に卵巣が備わっているわけやな。

😊 ところで、精巣と卵巣っていつできるのですか？

🐼 実は、発生の初期（胚子）に生殖器形成は起こっていて、おもしろいことにその原基は男女で同じなんやで。

😊 元気？

👧 違うわよ。"**原基**"よ。性腺（精巣と卵巣）の原基が「生殖腺の原基」、生殖路の原基が「**ウォルフ管**と**ミュラー管**」で、男女共通の構造が最初備わるの。

😊 じゃ、この時点では男女の区別はつかないのですね。

🐼 そうや。

染色体

- ところで、男性の性染色体にはY染色体が含まれとるっていうのはええわな？
- はい。「XY」のうちの「Y」ですね。
- ここからが男女の分かれ目や。

 Y染色体に「*SRY*(スライ)」という遺伝子があるんやけどな。**この遺伝子の働きかけで、（始原生殖細胞が入った後の）「生殖腺の原基」を精巣に分化させ、「生殖路の原基」は（ミュラー管を退縮させて）ウォルフ管だけを成熟させる**んや。
- *SRY*遺伝子があると劇的に変わるんですね。
- *SRY*遺伝子は精巣を発達させ、そこから出る因子やホルモン（テストステロン）によって、ウォルフ管を発達させるのよ。ウォルフ管はやがて精巣上体、精管、精嚢、射精管に分化していくわ（図9.1-1）。
- 女性の場合はどうなるのですか？
- 女性はY染色体がないから*SRY*遺伝子が発現しない。そこで、**生殖腺は卵巣**に、生殖路はウォルフ管が退縮して**ミュラー管が残る**ってわけや。ミュラー管はやがて卵管と子宮に分化する。つまり、本来生殖器は女性化するようにプログラムされているんやけど、その運命を*SRY*遺伝子が変えて男性化するって考えたらええんや。これらの発生は胎生6週以降というから本当に初期に起こっとるんやな。
- すごいですね！ 男女の分化って。では先生、精子や卵子って、どうやって作られるのですか？
- それにはもう少し発生の話をせないかんな。

 最も初期段階の生殖細胞はさっき出てきた「**始原生殖細胞**」なんや。哺乳類では、初期胚の卵黄嚢という場所で始原生殖細胞が生じて、やがて胚の前方に向けて移動して生殖腺の原基（将来の精巣または卵巣）に入っていって、「生殖細胞」に分化するんや。

図 9.1-1 　生殖器の分化

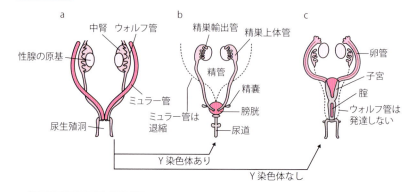

a. 未分化期：
発生の初期では、生殖器の原基は男女で共通し、生殖器の分化は起こっていない。

b. 男性生殖器への分化：
Y染色体があると、生殖原基→精巣、ウォルフ管→男性生殖路へと分化する（ミュラー管は退縮）。

c. 女性生殖器への分化：
Y染色体がないと、生殖原基→卵巣、ミュラー管→卵管・子宮・腟へと分化する（ウォルフ管は発達しない）。

これは胎生4週末以降の話やな。

じゃあ、精巣や卵巣というのはこの始原生殖細胞が侵入して初めて機能を発揮するのですね。

そういうことになるな。ファミコン本体にソフトを入れるようなもんや。

先生、ファミコンは今の子にはわかりませんよ。

そっか、すんまへん。で、精巣に入った始原生殖細胞は、精細管の中で「精祖細胞」になって体細胞分裂を繰り返して細胞数を増やすんや。思春期頃いわゆる個体が成熟してくると、一部の細胞が減数分裂を開始して、精子を作れるようになるんや。

卵子はどうなるのですか？

発生初期（胚子）に卵巣に入った始原生殖細胞は「卵祖細胞」に

なって体細胞分裂を繰り返して細胞数を増やし成熟して「卵母細胞」になる。各卵母細胞は卵胞上皮細胞に覆われて「卵胞（原始卵胞）」になる。**新生児の時点では卵胞は約100万個にまで増えてるんや。**

- さて、ここからが、減数分裂の話ね。
- 精子も卵子も配偶子だから、染色体の本数を$2n$（46）本からn（23）本にしないといけませんね。
- そう。精子と卵子は両方減数分裂を経て形成されるけど、その減数分裂が両者で随分違う。まず、精子が形成されるときの減数分裂から見ていこか。
- また違いがあるのですね。統一してほしいな〜。

精子の形成

- 精祖細胞の一部が減数分裂を開始する前にDNAを複製し、《一次精母細胞》〔$2\times n$、$2\times n$〕になる。一次精母細胞は第一減数分裂を行って2つの《二次精母細胞》〔$2\times n$〕になる。さらに《二次精母細胞》それぞれが第二減数分裂を行って4個の精子細胞〔n〕になる。
- 精子細胞はさらにここから細胞質のほとんどを失って（成熟して）《精子》になるのよ。
- つまり、1個の精祖細胞から4個の精子細胞ができるわけですね（図9.1-2）。
- でも、この段階ではまだ受精能力がないんや。精子は精巣上体の中でさらに成熟を続けて精巣上体尾部まで達したところで受精能を獲得する。染色体数は当然n本やな。
- だいたいどのくらいの大きさになるのですか？
- 全長は約60μm。一日あたり約3,000万個つくられ、1回の射精で1〜4億個放出されるんや。
- すごい数ですね！
- 寿命は、精路の中では何週間も生きるんやけど射精後は体温で24〜48時間やな。ほんで精子形成は卵子と違ってほぼ一生にわたり

図 9.1-2 精子の分化

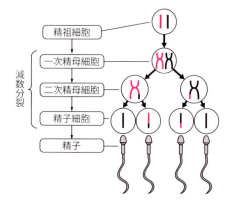

持続されるんや。

卵子の形成

- では、卵子の形成はどんな感じなのですか？
- 精子形成から比べると随分複雑なんや。
  さっき出てきた卵母細胞は出生前にすでに減数分裂を開始して《一次卵母細胞》になる。
  しかし、一次卵母細胞は第一減数分裂前期で分裂を停止するんや（新生児で100万～200万個）。ここから、どんどん数が減って、思春期の頃には30万～40万個になる。
  分裂を停止した一次卵母細胞は、ホルモンなどの刺激により排卵の直前に減数分裂が再開される（第一減数分裂の完了）。
- ずいぶん長い年月待っているのですね。
- そうやな。で、この分裂のとき、一次卵母細胞は不均等に分裂して大きな《二次卵母細胞》と小さな《第一極体》になるんや。
- 精子形成のように、均等分裂ではないということですね。
- 続く第二減数分裂も二次卵母細胞は第二分裂を始めるんやけど、中期で停止するんや。

またストップですか。なんかじれったいなー。今度はいつ始まるのですか？

それが、精子が卵母細胞に陥入したとき（受精）に分裂を完了して、これでやっと本当の意味での卵子になるわけや。このときも第二分裂は不均等に分裂して、大きな《卵》と小さな《第二極体》になる。

結局、1個の卵母細胞から1個の卵子、そして3個の極体ができるわけね。この後、極体は消失するのよ。精子形成とは異なり、もともとあった卵母細胞の栄養分を1つの卵子に偏って与えるわけね。

ところで先生、さっき出てきた「卵胞」というのは卵母細胞とは異なるものですか？

違うもんや。卵母細胞は将来の卵子で、**卵胞というのは卵母細胞を包み育むための細胞集団**と考えたらええ。実際、胎児期に作られた卵母細胞は卵胞上皮という細胞に囲まれて「原始卵胞」という状態で保存される。成熟した女性では月経の周期に合わせて毎月15〜20個の卵胞が成熟を開始して、一次卵胞（単層だった卵胞上皮が重層化する）、二次卵胞（内部に液腔を持つ）を経て、最終的に1個だけが大型の液腔を持つグラーフ卵胞（成熟卵胞、この時は二次卵母細胞）になるわけや。

ここでも選択（セレクション）が起こっているのですね。

ちゅうことやな。で、排卵時は、グラーフ卵胞は破れて、中にある卵母細胞が腹腔内に放出される。

これが「排卵」という現象ね。大体、月経周期の14日目に起こって、左右の卵巣から交互に起こることが多いわ。

排卵後、卵は卵管采にキャッチされ、卵管に入って、受精に備えるわけや。

この時の卵のサイズとかはどれくらいなのですか？

サイズは直径約140μm。

受精できなかった卵はこの後どうなるのですか？

卵の寿命（受精可能な時間）は**24時間以内**や。

CHAPTER
9
生殖器系 ｜ 1 卵子と精子の作られ方

排卵後受精しなかった場合は月経時に脱落した子宮内膜とともに排出される。つまり子宮→腟→腟口のルートを経て出る。

この排卵というのは、男性のように一生涯ではなかったですよね。

12歳で初潮を迎え50歳で閉経。単純計算すると、女性は一生で500個程度の卵を排卵するんや。残りの卵母細胞は1回の排卵あたり数百〜千個ずつ退縮して消滅し、閉経後はゼロになる。

排卵された卵子の寿命はおよそ24時間だから、精子の寿命と合わせると受精が起こるタイミングはそれほど長くはないわね。

しかし、今日もすごい話ですね！！

精子と卵子、どちらも大切なのですが、卵子は作られる時期（年齢）も限られていて、しかも減数分裂が中断したり分裂後に退縮したり、さらに卵胞の成熟にはセレクションがかかるなど、すごく選ばれた細胞だけが卵になるって感じがしました。今日もありがとうございました。

まとめやで！

卵子と精子の作られ方

- ☑ 卵子は卵巣内で、精子は精巣内で作られる。
- ☑ 性腺（精巣と卵巣）の原基：生殖腺の原基、生殖路の原基：ウォルフ管とミュラー管
- ☑ Y染色体上の「SRY遺伝子」の有無により女性生殖器と男性生殖器に分化する。
- ☑ 生殖細胞の大もとの細胞は始原生殖細胞である。
- ☑ 精巣内では、1個の精祖細胞から4個の精子細胞ができる。
- ☑ 卵巣内では、1個の卵母細胞から1個の卵子と3個の極体ができる。
- ☑ 卵胞は卵母細胞を包み成熟させる。

CHAPTER 9

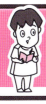

2 胎児循環

🧒 先生、今日は胎児循環について友人から質問があったのですが、結局循環器の基本がわかってない僕には全然答えられませんでした。やっぱり胎児の循環は成人とは違うのですよね？

🐼 そりゃ全然ちゃうわ。
胎児は自分で呼吸するわけでもなく（そもそも**肺が機能していない**）、食べて栄養源を摂取するわけでもない。必要な栄養素は母体から送られる血液で、しかもそれが臍（へそ）から入ってくるわけやから。

🧒 た、確かに。ところで先生、母体と胎児はどうやって結ばれているのですか？

👩 それには、臍帯（さいたい）とか胎盤を勉強する必要があるわね。

胎盤

🐼 胎盤って分かるか？

🧒 もちろん知っていますが、あまり詳しいことは分かりません。

🐼 胎盤は、比較的大きな円盤状をしていて、見た目はスポンジに血液を染み込ませたような感じの構造なんや。それと胎児と母体両方の組織でできているんや（図9.2-1）。

🧒 うんうん。

🐼 組織学的には、胎盤は**母体側の基底脱落膜**と**胎児側の絨毛膜有毛部**とが向き合い、その間には空洞（絨毛間腔）が確保されているんや。どちらの膜組織の中にも血液が流れているんやけど、そのうち母体側つまり脱落膜側から絨毛間腔に向かって"母体"の血液が噴出してるんや。せやから空洞は母体の血液で満たされていること

図 9.2-1 胎盤の形成

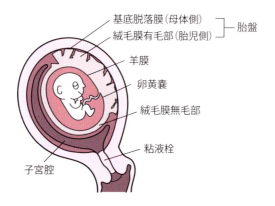

になるわけやな。一方、胎児側の絨毛からは血液が吹き出すことなく、喩えていうなら植物の根のような構造を張り巡らせてその空洞の中の血液に浸ってるんや。

🧒 まさにここは胎児と母体の血液とが接近しているのですね。

👨‍🏫 そういうことや。このような構造のおかげで、絨毛内の胎児の血管は絨毛外の母体の血液から酸素と栄養素を吸収したり、二酸化炭素やその他の老廃物を排泄するわけやな。

🧒 この空洞はまさに**肺胞（ガス交換）と腸管（栄養摂取）と腎臓（老廃物除去）を併せ持った部位**ですね。ところで先生、老廃物やら二酸化炭素はこの後…？

👨‍🏫 もちろん、母体の中に入って母体が後処理をしてくれる。ワシらは生まれる前からすでに母体に助けられてるんや。

👩 ここで、重要ポイント！！

🧒 はい。なんでしょう。

👩 たまに誤解している学生がいるのだけど、胎盤というのは、お母さんの血液が"直接"胎児に入るわけじゃなく、必要な栄養素などを摂取し、不必要なものを排泄するという"間接的"な物質交換をしている場なのよね。決して胎児の血液は、母体の血液とは直接混ざら

ないのよ。

- ほんで、母体の血液中の不要なものは胎児に移行させないように胎盤が守っていることも大事なポイントや。でも、ある種の薬剤やウイルス、有害物質が胎盤を通過することがある。その時は胎児に影響を及ぼすから特に妊娠初期の器官形成期は要注意やな。
- 器官形成期というのは、受精後3〜8週くらいの時期でしたね。
- そうね。あと、胎盤を通過する抗体のことも確認しておく必要があるわね（p.65参照）。
- 確か免疫のところで出てきましたが、**抗体の「IgG」は胎盤を通過する**ものの、その他の抗体は通過しないのでしたね。
- そうそう、よう覚えとった。

胎児の血液

- では先生、次のお話を伺います。胎盤で得た栄養たっぷりな胎児の血液はこの後どうなるのですか？
- 胎盤から先は臍の緒、つまり「臍帯」の中を通り胎児側の臍の方に行くわけや。臍帯の中には、**動脈血が流れる臍静脈、静脈血が流れる臍動脈**が伴行しとって、胎児の体内とつながる。せやから、胎児の臍というのはこれらの血管の出入り口っ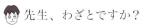てわけやな。

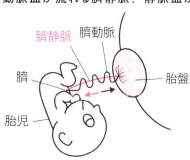

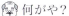

- 先生、わざとですか？
- 何がや？
- 何がって、静脈と動脈が逆でしょ？
- あっちゃー。そうくる？ 循環器のところでやったやん。「心臓に戻る血液を通す血管は静脈」「心臓から出る血液を通す血管は動脈」やって。つまり、血の成分である動脈血か静脈血かは問わへんって言うたやん。

ということは先生、臍静脈は心臓へ行くのですか？

そういうことや。

え、でも動脈血ですよ。全身に行くのではないのですか？

そこが出生後の循環と胎児循環の違いなんや。胎盤で得た動脈血は、臍から胎児の中に入って、心臓へ向かう。だから、臍静脈で間違いないわけや。

なるほど。臍静脈と臍動脈、ややこしいですけど、心臓に向かうか出るかを考えればわかりますね。

では、先生、臍から入った臍静脈はダイレクトに心臓へと向かうのですか？

うん、まあダイレクトというか、ちょっと1か所ある場所を経由して心臓に行くんやな。

それは「アランチウス管」、別名「静脈管」よ。

それは胎児循環で特有の血管ですか？

そういうことや。臍から入った臍静脈はまず肝臓に向かうんや。肝臓は栄養素の供給や有害物質の除去などを行う臓器やけど、胎盤で得た動脈血をわざわざ肝臓に入れる理由はないわけや。せやから、肝臓を回避するバイパスルートがあるわけやな。

それが、アランチウス管ですね。

そうよ。そのおかげで、**血液は直接下大静脈に注ぐことができるの**。

へ〜、すごいですね。そうすると、血液は右心房に行きますよね？そしてその先は、右心房→右心室→肺動脈→肺っていうルートですか？

それが、ちゃうんやわ。

　胎児は肺での呼吸ってせえへんから、血液は肺にほとんど送られへんのや。っていうか、酸素はすでに豊富なわけやから、肺に送る必要もないし、そもそも肺はまだ膨らんでへんし、肺循環の抵抗も大きいもんな。

た、確かにそうですね。じゃあ、右心房に戻った血液はこの後どう

なるのですか？
- 右心房に戻った血液は酸素と栄養に富むわけやから、肺に送らんでいい。そこでやな、なんと、心房中隔に卵円孔という孔があってな、そこを通って**左心房に抜ける**ねん。
- 「卵円孔」、これも胎児循環のポイントよ。
- まだ続きがあるで。上大静脈から右心房に戻った血液は、流れる方向からどうしても右心室に入っていくんやな。血液は逆流できひんわけやから、右心室に入った血液は肺動脈に進まざるを得んわけや。
- 先生、さっき言ったじゃないですか。肺動脈→肺というルートは意味がないって。
- まぁ、慌てなさんな。肺動脈を出た血液は、なんと！
- また出た、「なんと！」
- 肺動脈から太く開いた動脈管（ボタロー管）を通って**下行大動脈に直接抜けることができる**んや。

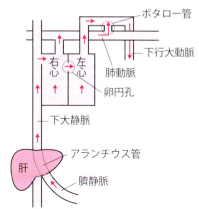

- 胎児循環のポイント、「ボタロー管」ね。チェックよ。
- つまり、アランチウス管も卵円孔もボタロー管もすべて、母体からの動脈血を右心系から左心系にバイパスするルートで、いち早く全身に血液を送るための特別な管というわけですね。
- 素晴らしい！　うまくまとめてくれた！
- しかし、今聞いた胎児循環ってちょっと話がうますぎですね！　本当に不思議です。

ボタロー管はどうなる？

- それでは先生、生後はこれらの血管などはどうなるのですか？

それがな、またほんまにすっごいんや。分娩に伴う刺激（P_{CO_2}上昇、寒冷刺激）などで呼吸中枢が刺激されることで、生後すぐにオギャーと吸息運動は起こるわな。

　そうするとやな、肺呼吸の開始→肺が広がる→肺循環の抵抗低下→ボタロー管の平滑筋収縮→血液は肺へ→左心房に還流→左心房内圧上昇→卵円孔は弁機能により閉鎖する。さらにボタロー管、アランチウス管、臍動静脈は血管壁の筋収縮によって閉鎖して結合組織性成分に置換されるんや。

こうして、卵円孔→卵円窩、静脈管→静脈管索、動脈管→動脈管索、臍動脈→臍動脈索、臍静脈→臍静脈索（肝円索）となって、機能しなくなるの。でも、成人になってもそれらの名残を見ることができるのよ。

人体、すごすぎ！　胎児循環すごすぎです！

　こういうことを勉強すると改めて親を大切にしないといけないなって思います。もちろん自分の健康も大事です。今日もためになるお話、ありがとうございました。

まとめやで！

胎児循環

- ☑ 胎盤は母体と胎児の組織で形成され、物質交換が起こる部位である。
- ☑ 臍動脈（静脈血）：胎児→胎盤へ、臍静脈（動脈血）：胎盤→胎児へ
- ☑ アランチウス管（静脈管）：臍静脈→下大静脈
- ☑ 卵円孔：右心房→左心房
- ☑ ボタロー管（動脈管）：肺動脈→下行大動脈

CHAPTER 10

第10章
感覚器

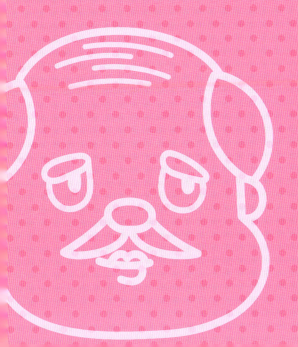

CHAPTER 10

 1 視覚の遠近調節と立体視

- 先生、僕らが今見ている世界は立体的に見えますよね。この絶妙な立体感や距離感というのはどうやって感じているのでしょうか。
- その前に、眼球の構造はバッチリ頭に入っとるか？
- いえ、頭ではなく"眼窩"（眼球を納めるくぼみ）に入っています。
- おちょくってるんか？　ほんなら、もう説明せえへん。
- すみません！　お許しをー！

眼球の構造

- ほな、言うてみ。
- 実は僕は眼球マニアで、結構詳しいですよ（**図10.1-1**）。
　眼球の大きさは約25mmで、眼球の壁は三層構造、つまり**外膜・ブドウ膜・網膜**からなっています。そして…。教科書見ながらでもいいですか？
- なんやそれ。まぁかまへんわ。
- 外膜は前方の**角膜**、残り後方部は**強膜**と呼ばれていて、強膜角膜移行部近くの内面に「**強膜静脈洞（シュレム管）**」というのがあり、眼房水の流出部となっています。
　ブドウ膜は、後方の**脈絡膜**、側方にある**毛様体**、前方にある**虹彩**からなっています。
- 毛様体と虹彩の中にある筋肉は何？
- はい。**毛様体の中には毛様体筋、虹彩の中には瞳孔括約筋と瞳孔散大筋**が存在しています。ちなみに、毛様体からは**チン小帯**（毛様体小帯）が出ていて中央にある**水晶体**（レンズ）の縁に付着してい

図 10.1-1　右眼球の水平断

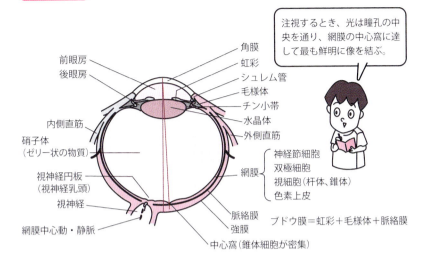

ます。
- 教科書見ながらとはいえ、スラスラ説明できてすごいわね！！
- まあ、もうそろそろギブアップちゃうか。ほな、網膜は？
- 網膜は眼球壁の最内層で、いくつかの層で構成されます。外側から色素上皮、視細胞（**杆体**、**錐体**）、双極細胞、神経節細胞と続きます。
- 杆体と錐体というのは？
- **杆体は光の強さ、つまり明暗を、錐体は色を認識する細胞**です。
  神経節細胞は視細胞の情報を伝えるための軸索を伸ばし、それが束になって網膜にある視神経円板（乳頭）から眼球の外に出ます。
- 「視神経乳頭」については何か知っとるか？
- 何かとは？
- そこは神経節細胞の軸索の"束"が通る場所だから、**視細胞が存在できないのよ**。だから、そこに当たった**光は当然認識できないの**。
- あ、それは盲点ですね！

🐶 そうや！　まぁ正式には「マリオットの盲点」やな。でも大したもんや。
　　この盲点の近傍（4〜5mmほど外側）に「中心窩」っていう部分があってな、ここは注視した時の対象となる物質の光が当たる部分で、**最も視力がいい部位**や。

👧 どうしてここが最も視力がいいのかわかる？

👦 さあ、なぜでしょう。

👧 ここには色を認識する**錐体細胞が密集**しているの。だから高い視力が得られるのよ。
　　あと少し眼球構造について補足すると、眼球の中には硝子体、眼房水などが含まれていて、硝子体は水晶体の後部にある眼球の内腔を満たすゼリー状の物質、眼房水は虹彩の前後の空間（前眼房・後眼房）を満たすリンパ液なの。外から眼球に入ってきた光は、角膜→前眼房→水晶体→硝子体を通り網膜に投射されるの。その後、網膜に当たった光情報が視神経によって脳に送られて、私たちは"見える"ことを体感しているの。

🐶 坂本さん、解説ありがとう。

遠近調節

🐶 じゃあ、浜田君の質問に迫っていこか。遠近調節はどうやってする？

👦 水晶体（レンズ）の厚さが変わることで遠近調節ができるのはわかるのですが、結構複雑ですよね。

🐶 遠近調節の主役は毛様体と水晶体や。
　　まず大事なんは毛様体。毛様体は教科書で見るとわかりにくいんやけど、レンズの周囲に位置する環状構造なんや。その状態をイメージして、次に毛様体の中にある毛様体筋が収縮すると、どうなる？

👦 環状の毛様体の内径が狭まる！！

🐶 そう！　ほな、毛様体と水晶体間に張り付いているチン小帯はどうなる？

👦 ゆるむ！　たるむ！

図 10.1-2 遠近調節

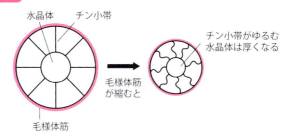

- 🐶 そう！ ほな、チン小帯に引っ張られていた水晶体はどうなる？
- 👦 チン小帯がゆるむから、引っ張る力が弱くなって、**水晶体の弾力性**によって、厚さが増す！（図10.1-2）
- 🐶 ということは？
- 👦 ということは！？
- 👧 ……。レンズが厚くなるということは、近い物にピントが合うわけよね。
- 👦 なるほど（おいしいところもっていかれた…）。毛様体筋が収縮すると近い物が見えるのですね。逆に毛様体筋が弛緩すると、チン小帯の張りが強くなってレンズを引っ張り、レンズの厚さが薄くなるわけですね。
- 🐶 ということは？
- 👦 ということは！？ 遠くの物にピントが合う！
- 🐶 正解！！ 毛様体筋が弛緩すると遠い物が見える。これで、遠近調節はOKやな。まあワシのような高齢者はそもそも水晶体が固くなって弾力性を失いつつあるから、調節力が弱くなるんや。
- 👧 それを老眼というのよ。

光量の調節

- 🐶 あと、浜田君の質問にはなかったけど、光の量の調節は知っとるか？
- 👦 はい。それは大丈夫です。明るいときは、瞳孔括約筋が収縮して瞳孔の径を狭めます。暗いときは、瞳孔散大筋が収縮して瞳孔の径を

広げ、光をできるだけ集めるようにします。
- そういうことやな。ほな、話は視神経に戻ろか。

視神経

- 網膜にある神経節細胞の線維は束になって眼球を出て視神経になるんやったな。
- **第Ⅱ脳神経**ですね。
- そや。視神経は、脳の中を通って**後頭葉の視覚野に情報を伝える**。こうして初めてワシらは目の前の物を認識できるわけや。ほな、その視覚情報の道順、つまり、伝導路について見ていこか。

　眼の前の物体が放つ光、それが網膜に当たってワシらは"見える"を体感するわけやけど、網膜に当たる光の並びと目の前の物体の並びは、上下左右が完全に逆になるんや。これは、物体から放たれる光を角膜やレンズの中央付近を通過させ網膜まで定規を使って線を引けば必然的に分かることやな。
- あ、確かに。
- で、網膜の中央を境にそれより《内側に当たった光》と《外側に当たった光》は、この後の脳への伝導路が異なるんや。
- といいますと？
- 両目ともに、網膜の内側（鼻側）に当たった光の情報は、視神経→視交叉で**反対側に交差**する。その後、視索を通り外側膝状体でシナプスを経由して後頭葉に行く。一方、両目の網膜の外側（耳側）に当たった光の情報は、視神経→視交叉→視索→あとは同じ、つまり、**交差しない**。鼻側の網膜の情報は逆側の脳へ、耳側の網膜の情報は同側の脳へ伝達するわけや（**図10.1-3**）。
- これを視神経伝導路というのね。視神経や脳のどこかに障害があると視力の欠損が起こるけど、どこに起こるかというのはこの伝導路を理解していないとダメなのよね。
- ほんで、視野っていうのはわかるかな。

図 10.1-3 視覚情報の伝導路

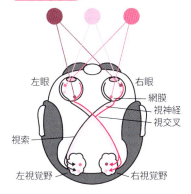

- 見える範囲のことじゃないですか？
- まぁそうやけど、一応正確にいうと「眼の前の1点を注視した状態で見える範囲」が視野や。面白いことに、色の違いによって視野が異なるんや。白、青、赤、緑の順に緑色は最も視野が狭い。
- へ〜、視野は色に関係なくすべて同じじゃないのですね。

距離感・立体感

- では先生、目の前の物体から放たれる光が僕たちの目の網膜に当たって、それが視覚になることは分かりました。でもすごく不思議なのは、網膜に当たった光って二次元じゃないですか。でも僕たちは目の前の物体の距離感や立体感など二次元以上の視覚を感じるわけですよね。これって一体どうなってるのですか？
- 面白い疑問を持ったんやな。でもそれはすごくいい発想や。この話は解剖生理学を超えて認知心理学などで盛んに研究されている分野でもあるんや。
- 僕、余計なこと言いましたね…。
- まぁまぁ、今回は簡単に説明するわな。

まず、距離感やけど、図10.1-4は、目の前に、ある2つの距離

図 10.1-4 距離感

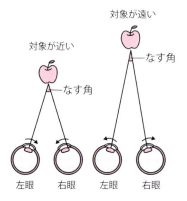

が異なる物体が置いてある様子を示したものや。もし、近い方の物体を見た場合、遠くの物体を見るときより左右の眼球で作られるな̇す̇角は大きくなる。つまり、寄り目になるわな。

🧒 確かにそうですね。指の先端を見ながら指を近づけると寄り目になりますもん。

🐶 ほんなら逆に、遠くの物体を見た場合、そのなす角は小さく、いわば平行に近くなるわけや。
　こういう両目のなす角の情報も脳に入力される。こうして物体の遠近（距離感）は、無意識に両目のなす角によって判定されとる、というわけや。

🧒 なるほど！　そういうことだったのですね。では先生、立体感はどうやって作られるのですか？

🐶 ほんなら人差し指を立てて、指の末端部腹側に注目して、片方ずつ目を閉じてどのように見えるか確かめてくれるか？

👧 左目と右目の見え方が少しずつ違います。

👩 左右の目の間には距離があるため、視差が出るの。これを両眼視差っていうのよ。

🐶 つまりワシらの両目からの情報というのは、同じ物体でもちょっとし

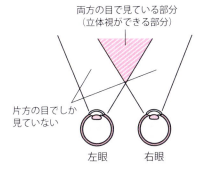

図 10.1-5 立体感

た左右差があるんや。ここで**図10.1-5**を見てくれるか。

　左右の目には当然視野がある。図は左右の視野を表してる。

🧑 両目で重なる部分とそうでない部分が存在しますね。

🐶 そうや。重なる部分は左右の目からの情報が入力されるから視差が出現しよる。重なってへん部分は視差が存在せえへん。脳はこの視差情報を見事に処理して、立体感覚を生み出しとるんや。せやから、**この重なる部分でのみ「立体視」ができる**わけやな。

🧑 なるほど！　そういえばそうですね。片目で物を見ると距離感をつかみにくいですもん。実際、片目でキャッチボールってできませんよね。おもしろい！

🐶 まぁ実際に脳の中では様々な情報を処理してワシらに視覚を与えていて、理屈はそう単純やないんやけどな。とりあえず今日はここまでにしとこか。

🧑 どうもありがとうございました。

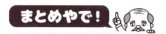

視覚の遠近調節と立体視
- ☑ 眼球網膜に光が当たり、その情報が視神経を経由して脳に伝えられ視覚が得られる。
- ☑ 瞳孔径は光の調節、毛様体は遠近調節に関わる筋が備わる。
- ☑ 遠近は両眼球で形成されるなす角によって脳で処理され、遠近感が得られる。
- ☑ 立体は両眼視差によって脳で処理され、立体感が得られる。

CHAPTER 10

2 音と聴覚器

🐶 わぁっ！！！
😮 ど、どうしたんですか、先生！？　ビックリするじゃないですか！
🐶 いやぁ、話しかけても全く反応せぇへんからどないしたんかなぁ思って。
😐 もうちょっと優しく起こしてくださいよ〜。
🐶 かんにんかんにん、試験前やのにのんきに寝てるから。
😐 まぁそうですけど…。
　ところで先生、今耳元で大きな声で怒鳴られましたが、僕たちが普段聞く音はどういう仕組みで聞く？　認識？　しているのですか？

音とは

🐶 それにはまず「音」の性質について少し勉強せなあかんな。
　前回勉強した光はワシらに「視覚」をもたらす。音は「聴覚」をもたらす。光は太陽や蛍光灯などから放たれる電磁波の一種で、音は音波が正体なわけやな。
😐 ？？？
👧 音波というのは空気中に存在する分子の振動によって起こるのよ。そして、音波は波の性質をもつの。波だから、振動数や振幅があるわ。「振動数」というのは1秒当たりに振動する回数で、Hz（ヘルツ）という単位が使われるの。**振動数が多いほど高い音、少ないほど低い音**になるわ。私たちが感知できるのは、20〜20,000Hzくらいまでね。それ以上多くなると超音波、これは私たちには聞こえない音域なの。

🧑 音の高低はHz数で決まるのですね。では、音の大きさは何で決まるのですか？

👩 それが音波の「振幅」よ。つまり波の幅。単位としては、dB（デシベル）が使われているわ。

　音が波であることを実感するには、口元に手を当てて「あ──」って言うと、微弱な振動を感じるでしょ。ギターの弦を弾いたり太鼓をたたくと、よく見ると弦も太鼓の膜も小刻みに振動しているでしょ？その振動が回りの空気を振動させるのよ。

🧑 ということは、真空中だと音は発生しないのですか？

🐶 そや。真空中は空気（分子）そのものがないから音情報（分子の振動）を伝える媒体が存在せぇへんわけや。そういう意味では、光と音は違うわな。光は真空中でも伝わるし。

　ちなみに、25℃の空気中を伝わる音の速さは秒速340m、光の速さは秒速30万kmとこれまた全然ちゃう。

🧑 なるほど。糸電話の原理は、相手の人が話した時に生じる音波が紙コップの底を振動させ、それが糸に伝わって、自分の紙コップの底に同じ周期の振動が伝わり、さらにコップ内の空気が振動して自分の耳に届くことで"聞こえる"のですよね。面白い！

🐶 そういうことやな。だいぶ音についての理解が深まったようやな。

耳の構造

🐶 ほな、次はワシらの耳の構造やな。

👩 耳の構造は大体理解しているの？

🧑 まぁ大体ですけど。

　耳は、**外耳・中耳・内耳**の3つの部位に分けられます（**図10.2-1**）。外耳は耳介と外耳道からなります。中耳は**鼓膜**から奥で鼓室という空間があります。そこに**耳小骨**、つまり**ツチ骨・キヌタ骨・アブミ骨**があって、アブミ骨は内耳の一部にくっつきます。内耳には音の振動や平衡に関する情報を受容する部分があります。確か、内耳

図 10.2-1 耳（外耳・中耳・内耳）の概観

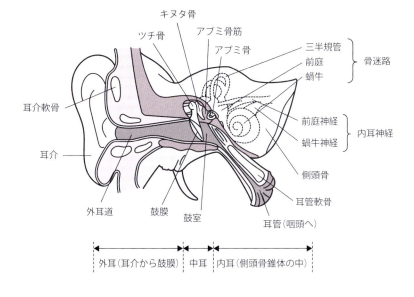

は<u>蝸牛・前庭・半規管</u>の3つの領域でできていますね。内耳の奥には聴覚神経が出ていて、脳に伝えます。

よう勉強してるな〜。それだけわかっとったら、もう話が早いような気がするわ。

坂本さんに、もうちょっと内耳の構造について説明してもらおか。

はい、わかりました。

内耳の外観はさっき浜田君が言ってくれた三領域に分かれるんだけど、内耳には、<u>骨迷路</u>と<u>膜迷路</u>という構造があって、**骨性の骨迷路の中に膜性の膜迷路が納まっているのよ**。

確かに迷路みたいですね。

両者の間は<u>外リンパ</u>、膜迷路の中は<u>内リンパ</u>っていう液体で満たされているのよ。

膜迷路の中に感覚細胞があって、この細胞は細かな毛をリンパ液の中に伸ばしているの。だから別名「<u>有毛細胞</u>」というのよ。

毛が生えているのですね。

なんでこっち見るねん！　ワシの耳の中の有毛細胞も毛は生えとるわ。

その毛は何の役割をしているのですか？

そこがミソなんや。その毛は振動や体の傾きを感知できる。そしてその情報を「神経→脳」に伝えるんやな。

ところで、さっき僕が言った蝸牛・前庭・半規管のすべてにおいて有毛細胞があるわけですよね？　ということは、そのすべてが振動と傾きを感じるわけですか？

いや、それはちゃう。**蝸牛の有毛細胞で「振動（音）」を、前庭で「体の傾き」を、三半規管で「体の回転運動」を主に感知してるんや。**

なるほど。感覚の役割分担が行われているわけですね。

　ところで、振動はあくまで空気中の話ですよね。リンパ液で満たされた蝸牛の中にどうやって振動が起こるのですか？

話がつながってきたな。ほな、話の全貌（ぜんぼう）をお話ししよか。浜田君の有毛細胞を今から刺激するからよう聞いときや。

①体の外のどこかで音が発生する。

②音波が四方八方に広がる。

③浜田君の外耳から音波が入る。

④音波が鼓膜を振動させる。

⑤鼓膜に付着した耳小骨（ツチ骨、キヌタ骨、アブミ骨）を振動させる。

⑥アブミ骨が内耳の前庭窓という場所に振動を伝える。

ちょっと待って！　この耳小骨は単に振動をそのまま伝えるだけじゃなくて、関節運動による増幅によって約20倍に拡大して内耳に伝えるのよ。

続いて、

⑦外リンパが振動する。

⑧外リンパの振動はうずまき構造の蝸牛の中に伝わる。

⑨膜迷路の中に**ラセン器（コルチ器）**という感覚器があり、そこに外・内有毛細胞が存在し、外リンパの振動を毛で感知する。

⑩膜迷路内にあるラセン器（コルチ器）は場所によって感知する周波数が異なり、音の高低の識別に関与する。

と、まぁこんな具合や。どや？　浜田君の有毛細胞に振動が伝わったか？

ええ、まぁ。意味を解釈・理解する脳の問題はありますが…。

聞き取れる音域も年齢差があって、老化とともに高音域つまり高周波の聴力が低下することが多いのよ。

有毛細胞が音の振動を感知した後はどうなるのですか？

そやったな。⑩の続きを話さないかんな。

音の振動情報を受容した有毛細胞は興奮して、細胞の基底部にある**蝸牛神経**にその情報を伝えるんや。蝸牛神経は前庭神経と合流して**内耳神経**となって脳の**聴覚中枢**に達し、我々は「音」として認識できるわけなんや。

聴覚情報も視覚情報のように途中で神経が交差するのですか？

する。聴覚情報の多くは対側に交差する。けど、一部はそのまま同側の聴覚中枢に伝える。これも視覚の伝導路と同じやな。

聴覚もおもしろいですね。音の性質、そして音波がどうやって耳の中に伝わり僕たちが「音」として認識できるか、複雑ですけどやっぱり人間の体ってうまくできていますね。今日も勉強になりました。ありがとうございました。

CHAPTER
10
感覚器 —— 2 音と聴覚器

まとめやで！

音と聴覚器

☑ 音の正体は分子の振動で作られる音波である。

☑ 耳の構造は大きく、外耳、中耳、内耳で構成される。

☑ 内耳は蝸牛、前庭、三半規管で、それぞれ聴覚、体の傾き、体の回転を感知する。

☑ 音波は外耳道→鼓膜→耳小骨→前庭窓と伝えられ、中の蝸牛のリンパに振動を与える。

☑ 蝸牛の中のラセン器（コルチ器）に備わる有毛細胞がリンパの振動を感知し、蝸牛神経経由で聴覚中枢に情報を伝え聴覚が得られる。

CHAPTER 11

第11章
運動器

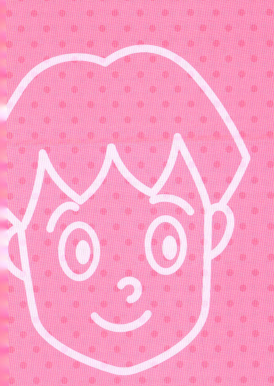

CHAPTER 11

 1　造血機能

🧑 本日の疑問は「血液は、一生骨の中で作られ続けるのですか？」ということなんです。

🐼 う～ん、そうとも言えるし、そうやないとも言える。ちなみに「血液」って何を指しとるんや？

🧑 えっ!?　血液は血液としかいいようがありませんが…。

🐼 もしかしたら、浜田君が聞きたいのは"血球"のことか？

🧑 あっ、そういうことか！　そうです！　血球です。

🐼 そっか。ほんなら血球って具体的には何や？

🧑 それくらいはわかりますよ。赤血球でしょ、白血球でしょ、血小板でしょ。

👩 血液を1つの臓器と考えれば赤血球・白血球・血小板は細胞に該当するわね。これは大事なポイントで、骨の中ですべての血液成分が作られると勘違いしている人がいるの。血液は血液細胞（血球）とそれ以外の液体成分（血漿）に大別されるけど、あくまで**骨で作られるのは血球である細胞成分**ね。そこを先生は確認されているのよ。

🐼 坂本さん、ありがとう。ほな、骨の中のどこで作られるんや？

🧑 中は中ですよ。

骨の構造

🐼 ほな、骨の構造を説明してみぃ。

🧑 わかりました。骨の皮があって、その中に骨の中身があります。

🐼 ワシが医学用語に翻訳するに、「皮質があり、その中に髄質があります」ということやな。

🧒 そういうことです。

🐶 骨組織の一般構造は、まず外側に骨膜があって、骨の周囲にある骨質、そして内部は軟らかい組織があるんや。骨の硬さを生み出すのはリン酸カルシウムや炭酸カルシウムなどの骨基質（骨質）の方やな。

👧 骨質は場所によって**緻密質**と**海綿質**という形態を示すのよ。緻密質は非常に硬い頑丈な部分。海綿質は、"海綿"という語が示すようにスポンジ状に小さな腔所が多数含まれる部位よ。

🧒 骨のすべてがぎっしり埋められた骨成分でできているわけじゃないのですね。

🐶 そうや。それから特に長い骨の内部には**髄腔**という比較的大きな腔所があってな、髄腔や海綿質の中にはむちゃくちゃ大事な**骨髄**っちゅう組織が埋められてるんや（図11.1-1）。

🧒 骨髄は知っています。テレビで「骨髄移植」が報道されていました。

🐶 おっ、いいところに関心を持っとるな。せっかくやから「骨髄移植」と関連付けて勉強しよか。そのテレビでは、骨髄移植は、どんな患者さんに行っていたんや？

🧒 確か、白血病で抗癌剤を大量に投与した後、移植するとか言ってたような気がします。

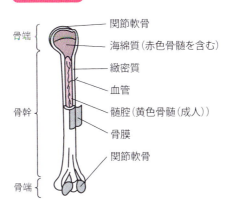

図11.1-1　長骨の構造

🐶 なるほど。抗癌剤を大量に投与するのは血球由来の癌細胞を死滅させるのが目的やな。でもな、副作用として正常の血液細胞を作る能力が非常に低くなってしまうから、その代わりに健常者から提供された骨髄を移植するわけや。

👧 骨髄の中には、血液細胞（赤血球・白血球・血小板）のほか、その血液細胞のもとになる「（多能性）造血幹細胞」があって、どちらかといえば、その造血幹細胞を移植することが目的なのよ。

🧑 なるほど、骨内に存在する血球の大もとの造血幹細胞を入れれば、患者さんの体内で正常の血液細胞がたくさんできるようになりますね。
　ところで、その骨髄移植はどうやってするのですか？　ほかの臓器移植、例えば肝臓移植のように、ドナーのお腹を開けて肝臓を一部取り出して、レシピエントのお腹を開けて、その肝臓を移植するのと同じように行われるのですか？

🐶 実践的ないい質問やな。確かに骨髄を採取するのは骨に太い針を刺して、骨髄を採取する。

🧑 かなり痛そうな話ですね。

🐶 その通り、だから必ず局所麻酔をしてから行う。基本的には、腸骨という腰の骨から骨髄を採取するんやけどな。

🧑 そしてその採取した骨髄を、また別の人の骨に太い針を刺して、骨髄に注入するのですか？

🐶 そこが違うんや。骨髄の移植は点滴でするんや。

🧑 点滴で？　やけに簡単ですね。

🐶 点滴の針は血管内に入れるから、骨髄中の造血幹細胞は、血液の中に入ればその流れに乗って、骨髄にたどり着くことができるんや。

🧑 あ、確かに。

造血機能

🐶 話を戻して、造血機能について。造血機能があるのは、髄腔と海綿質つまり骨の中に存在する腔所を埋める骨髄組織やけど、造血が

すべての骨で行われてるわけやないんや。骨髄にも《赤色骨髄》と《黄色骨髄》といって、造血能がまったくちゃう組織があるんや。

ここは大切なポイントね。**造血が盛んに行われているのが赤色骨髄**、一方、**造血機能がない、もしくはなくなった骨髄が脂肪に置き換わったものが黄色骨髄**なの。

どういうタイミングで黄色骨髄になるのですか？

子どもは比較的全身の骨に造血機能があるんやけど、成人になると次第に黄色骨髄に変わっていくんや。特に大腿骨や脛骨などの長骨はどんどん黄色骨髄に置き換わっていくんや。

なんだか年齢を重ねる辛さを感じますね。先生の骨の中はかなり脂肪化が進んでいるのでしょうか。

ほっといてんか。まぁそういうことや。せやけど、成人以降も造血機能が続けられる部位が当然あって、それは椎骨、胸骨、肋骨、腸骨など（体温の高い）体幹部分の骨が主となるんや。

骨の場所による造血能の差があっても、一生血球は作り続けなければならないということですね。先生が最初「そうとも言えるし、そうやないとも言える」と仰ったことも理解できました。骨髄も心臓ほど目に見える派手さはないですが、一生仕事をし続ける大切な組織ですね。

まとめやで！

造血機能

☑ 骨の中には髄腔や海綿質と呼ばれる腔所があり、中に（多能性）造血幹細胞が存在する骨髄組織がある。

☑ 骨髄は赤色骨髄と黄色骨髄があり、前者は造血機能が盛んに行われ、後者は脂肪組織に置き換わったものである。

☑ 造血機能は一生涯続くが、造血場所は成長につれ体幹部の骨髄に限られるようになる。

CHAPTER 11
運動器

1 造血機能

CHAPTER 11

 2 等尺性収縮と等張性収縮

- 🧑 運動器の用語はいつも難しいですね。さっぱりです。
- 🐶 せやけど、浜田君は筋トレ好っきゃろ？
- 🧑 好きというかなんというか…筋肉が引き締まった男子は女の子にモテるかな…と思っているので。
- 🐶 なんや、そんな動機やったんか。まぁ、それもありやな。ほな、筋トレのイメージで、等尺性収縮と等張性収縮を今日は勉強しよか。

等尺性収縮

- 🧑 それそれ、いつも混乱するのです。まずは等尺性収縮からお願いします。
- 🐶 勉強ってなんでもそうやけど、どうしてそのように命名されたのかな？って考えることって大事なことやな。等尺性収縮という語の意味ってどうや？
- 🧑 「尺」は「長さ」、「等」は「等しい」ですから、「等尺性」とは「長さが一定の（変わらない）状態」、つまり「等尺性収縮」とは「長さが同じ状態で筋肉が収縮する」ということでしょうか。
- 🐶 長さって何の長さやと思う？
- 🧑 ここでは筋肉じゃないでしょうか。
- 🐶 そやな。筋肉の長さが変わらないと、関節はどうなる？
- 🧑 関節…、ですか？
- 👩 多くの四肢の筋肉は、関節をまたいでつながっているの。すると、普通に考えれば筋肉が収縮すると自然に関節を可動させることになるわね。はたして「等尺性収縮」はどうなるかしら。

- 筋肉の長さが変わらないと、関節は動かないでしょうね。
- その通り。関節の角度が一定や。
- 関節が動かないのに収縮って言ってしまっていいのですか？
- じゃあ、ここの壁を両腕で押してみて。
- もちろん動きません。
- 押しながら片方の腕の筋肉を触ってみてくれる？
- 硬いです。
- そういうこっちゃ。見た目は関節や物体が動いてへんけど、実際筋肉は収縮しとる。その証拠に筋肉が収縮すれば硬くなるからな。
- なるほど。じゃあ例えば、ダンベルを手に持って、そのままの状態、つまり肘を曲げもせず、伸ばしもしないというのが等尺性収縮ですね（図11.2-1）。実際このような筋トレをしたら疲れますもん。
- この**等尺性収縮は、関節を動かさないで筋肉を収縮・弛緩させる運動**やから、骨折後のリハビリテーションで関節を動かさないまま（体位を保持したまま）収縮運動を行う場合や、ギプスによる固定で物理的に関節の動きが制限されているときの収縮運動など、すごく重要な概念なんや。
- 運動しないままだと、筋肉がどんどん衰えてくるばかりか、内臓系や運動器、さらに神経系や精神活動の機能低下など様々な障害を招くのよね。それを「廃用症候群」というのよ。

図11.2-1 等尺性収縮

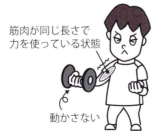

筋肉が同じ長さで力を使っている状態

動かさない

等張性収縮

- 🐶 よっしゃ。ほなら次、**等張性収縮**にいこか。
- 👦 先生、僕これはわかります。これは読んで字のごとく、**張力を一定に保ちながら、筋肉が収縮**することです。
- 👧 張力というのは筋肉が収縮することによって生じる2点間（あるいはそれ以上）を引っぱる力のことね。
- 🐶 筋肉の長さはどうなるんや？
- 👦 長さは変化すると思います。短くなることもあれば、長くなることもあるでしょう。
- 🐶 そうや。短くなる時は**短縮性収縮**、長くなる時は**伸張性収縮**というんや。
- 👦 これこそ、いわゆる筋トレのイメージですよね。関節を動かしながらの筋トレです。上腕二頭筋に着目すれば、ダンベルを持ち上げるときは短縮性収縮、下ろすときは伸張性収縮ですね。では、僕、今から等張性収縮をしに行ってまいりまーす！！
- 🐶 あっ、うまいこと逃げよったな！！

まとめやで！

等尺性収縮と等張性収縮
- ☑ 等尺性収縮とは、関節の可動を伴わずに筋の長さが同じ状態で筋肉が収縮することをいう。
- ☑ 等尺性収縮は、手術後のリハビリテーションなどで有用である。
- ☑ 等張性収縮は筋の張力を一定にさせ、関節の可動を伴い筋長が変化する収縮をいう。

CHAPTER 11

3 筋組織と収縮機構

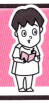

- 🧑 筋組織は、骨格筋・心筋・平滑筋の3種類に分類されると勉強しました。どうしてこんなに種類があるのでしょうかね。何か理由があるのでしょうか？

- 👨 もちろんあるわな。まず大事なポイント、**骨格筋**は四肢の筋肉や体幹の筋肉、**心筋**は心臓の筋肉、**平滑筋**は心臓以外の内臓全般の筋肉やな。これらはパワーや持続性、機能性がちゃうから体の部位に適材適所、用途に合った筋組織が使われるわけや。

- 🧑 そういうことですね。

- 👨 これら3つの筋は解剖生理学的にいろんな特徴がある。せやからしっかり分類できなあかんわけやな（表11.3-1）。まず、1つの分類としては、「**随意筋**」と「**不随意筋**」という分け方や。

- 🧑 知っています。「随意筋」とは自分の意思で動かせる筋肉で、「不

表11.3-1 3つの筋の特徴

	骨格筋	心筋	平滑筋
随意・不随意	随意	不随意	不随意
横紋	横紋筋	横紋筋	横紋なし
支配神経	体性神経 （運動神経）	自律神経	自律神経
構成細胞	骨格筋細胞	心筋細胞	平滑筋細胞
所在	主に外骨格	心臓	内臓、血管など

随意筋」は自分の意思では動かせない筋肉ですよね。

🐶 そうや。じゃあ骨格筋・心筋・平滑筋が各々どっちに分類されるか答えてみ。

👦 骨格筋は、自分の意思で動かせるから「随意筋」ですね。心筋は心臓、平滑筋は血管や心臓以外の内臓の筋肉で自分の意思では動かせないから「不随意筋」ですよね。

🐶 よっしゃ。ほな、その延長で、随意筋（骨格筋）は運動神経、不随意筋（心筋、平滑筋）は自律神経に支配されとるのも覚えといてな。

筋組織の構造上の分類

🐶 ほなら、次。各々の筋肉を顕微鏡で観察した時、どんな構造をしとるんかを思い出してほしい。つまり構造上の分類や。

👦 確かに、そのような分類があったような…。

🐶 ヒント。骨格筋と心筋は同じグループに分類され、平滑筋は別のグループに分類されとる。

👦 なんとなく、習ったような気がしてきました。

🐶 第2のヒントは、明帯と暗帯！

👦 あっ！　横紋の有無だ！　骨格筋と心筋を顕微鏡で見てみると明るい部分と暗い部分が交互にあって、それが横紋模様に見えます。平滑筋はそのような規則正しい並び方をしてないから見えません。

🐶 そういうこっちゃ！　せやから、骨格筋と心筋は**横紋筋**っちゅうわけやな。

筋収縮の仕組み

🐶 ほな、次に筋肉の収縮について勉強しよか。筋肉は、動くことが一番の機能やけど、動きとしては「収縮」と「弛緩（収縮していない状態）」しかないわな。

👦 わかりやすいですね。でも、そもそも筋肉はなぜ収縮できるのでしょう。勝手に収縮してピクピクするものなのですか？

🐶 筋肉が収縮するためには、原則、神経の命令がいるんや。

👧 骨格筋につながっているのは体性神経のうちの運動神経でしたよね。覚えていますよ。

👩 そうね。ちなみに、運動神経と筋肉が接触しているところを「神経筋接合部」と呼ぶのよ。

🐶 その神経筋接合部において、神経終末からアセチルコリンが放出されると、筋肉細胞に存在する受容体に結合する。ほなら、筋肉細胞に脱分極が引き起こされ、活動電位（興奮）が発生して「筋収縮」が引き起こされるってわけや。

👦 それそれ、そこが本当に複雑なのです。その「筋収縮」が今回いちばん聞きたいテーマです。

🐶 筋収縮で特に試験に出るのが骨格筋や。筋収縮についてもう少し詳しく説明するわな。坂本さん、お願いできるかな。

👩 はい。筋肉は筋膜という丈夫な結合組織性の膜で覆われているの。その中は筋線維（筋細胞）が束になっていて、筋線維の中（細胞の中）には筋原線維と呼ばれる筋肉の収縮の際の単位となるものが束になっているのよ。ちなみに、筋線維は人体を構成する細胞の中でも珍しく、多核細胞よ。

👦 筋線維やら筋原線維やらややこしい。筋原線維は筋線維という細胞の中にある線維ですね。トリのから揚げを食べたときに筋肉の線維状のものを観察できます。あれが筋線維ですね。

🐶 そうや。ほなら、太いフィラメントと細いフィラメントが筋原線維の構成要素ということは覚えとるか？

アクチンとミオシン

👦 えっ？　太いフィラメントと細いフィラメント？　アクチンとミオシンという2種類のタンパク質でできている、ってことは知っていました。どっちが太いんでしたっけ？

👩 アクチン線維が細い方で、ミオシン線維が太い方よ。

🧑 なんかいい覚え方はないですか？

🐶 アクチンはもともと活動的という意味のactiveに由来するんや。常日頃から活動的であれば、体型は細くなるやろ？ せやから細い方がアクチンや。

🧑 う〜ん、微妙な覚え方ですね。こっそり覚えておくほうがよさそうですね。

🐶 まぁ、そやな。それと、「太い・細い」も重要やけど、アクチンとミオシンの形状がちゃうことにも注意してほしいな。

👧 続けるわね。アクチンとミオシンは規則的に並んでいるので、それが「横紋」に見えることから「横紋筋」という名前がついたのよ。ミオシンは直線構造をしているのに対して、アクチンは、かなり独特の形をしているの（図11.3-1）。

🐶 そやな。表現するのが難しいけど、ある意味「櫛の歯」みたいやな。アクチンは「両側に歯のついた櫛」でそれが横に並んでる。その歯と歯の間にはまり込んでいる直線状のタンパク質がミオシンやな。

👧 はまり込んでいるといっても、通常「弛緩」しているときは、アクチ

図 11.3-1 アクチンとミオシン

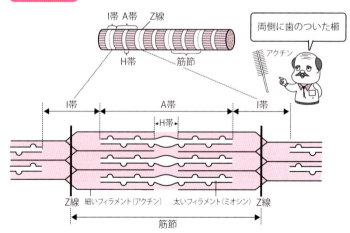

ンとミオシンは薄く重なり合う程度で、「収縮」が起こる時に深くはまり込むって感じね。これを「滑り込み（滑走）」と呼んでいるのよ。

🐶 この滑り込みっちゅう反応がちょっとややこしい。
アクチンとミオシンの間にトロポニンとトロポミオシンという分子があってな、両線維の滑り込みをジャマしとるんや。そこにカルシウムイオン（Ca^{2+}）が来るとトロポニンがずれて、ついでにトロポミオシンの位置も変化する。これでアクチンとミオシンが結合できるようになる。そこでミオシンがATPを分解したときに生じるエネルギーを使って"首振り運動"を行うことでアクチンを手繰り寄せ「滑り込み」が起こるといわれてるんや。

👧 Ca^{2+}はどこからくるのですか？

👩 筋小胞体よ。神経伝達物質が筋細胞に到達すると活動電位が発生し、その興奮が細胞内にある筋小胞体というCa^{2+}の貯蔵小器官の扉を開け、細胞内にCa^{2+}が放出されるのよ。

👦 つまり、筋肉に活動電位が伝わると、筋肉細胞の中の小胞体からCa^{2+}が放出されるってわけですね。次は心筋と平滑筋ですね。

🐶 実は、この2つも基本的な収縮の仕組みは骨格筋とほぼ同じなんや。アクチンとミオシンをもっており、アクチンとミオシンの「滑り込み」により収縮する。収縮にはCa^{2+}やATPが必要なことも同じなんや。

👦 えっ？　じゃあ、平滑筋と横紋筋の収縮の違いは何なのですか？

🐶 まず平滑筋は、横紋筋のようにアクチンとミオシンが規則正しく並んでへん。せやから"横紋"が確認できひんわけやけど、これが横紋筋のような一方向的な力強い収縮ができひんわけなんや。

👦 確かに、胃や小腸、大腸がそれほど力強く収縮しても困りますよね。痛そうだし。

不随意筋だけど、ペースメーカーを持つ

🐶 それと、心筋と平滑筋は自律神経に支配されとる不随意筋なんやけど、実は独自に「ペースメーカー」を担う細胞を持っとるんや。

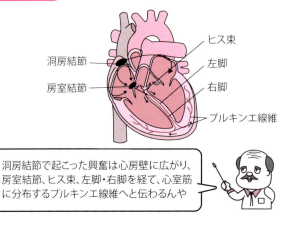

図 11.3-2 心臓の刺激伝導系

洞房結節で起こった興奮は心房壁に広がり、房室結節、ヒス束、左脚・右脚を経て、心室筋に分布するプルキンエ線維へと伝わるんや

🧒 ということは、神経とは別に動くための指令を起こす部位があるということですか？

🐼 そういうことや。心臓やったら右心房に「洞房結節」という部分があってな、ここから活動電位（電気的興奮）を起こして心臓全体に興奮が順次広がることで調和のとれた自律的な拍動が行えるようになってるわけや（図11.3-2）。

🧒 じゃあ、自律神経はいらないのですか？

🐼 いいや、いる。心拍数を上げたり、下げたり、体の状態に応じて変化させるわけやけど、そういうときに自律神経は効果を発揮するんや。交感神経は心拍数を上げたり収縮力を増強させたりする。副交感神経は逆に下げる働きかけをするんや。

👩 今の、心臓の自律的な拍動のことを「自動性」というのよ。自動性で動いている心臓は、いわば車のアイドリング状態のイメージね。そこにアクセル的な交感神経とブレーキ的な副交感神経が関与して心臓拍動の調節がなされるのよ。

🧒 なるほど。では、平滑筋のペースメーカーというのは？

🐼 平滑筋のとくに消化管や子宮の中に「ペースメーカー細胞」があっ

て、そこから発生した活動電位が平滑筋同士の結合を介して多数の細胞に伝播して収縮運動を起こすらしいんや。さらに平滑筋は、機械的刺激とりわけ伸展刺激を受けることでも独自の興奮を生じることがわかっとる。

確かに、物を食べたら、何も考えなくても、どんどん食べ物は流れていきますよね。腸が「僕が命令しなければ動かない」では困りますものね。

つまり、平滑筋も心臓と一緒で独自の収縮性を持ちつつ、自律神経からの「調節」も受けるってわけね。

まとめると、筋肉の種類を問わず筋細胞はアクチンとミオシンを持っとって、アクチンとミオシンの「滑り込み」により収縮するし、収縮にはCa^{2+}およびATPが必要やっちゅうことを覚えといてほしいな。

複雑ですけどよくわかりました。3種類の筋の分類、所在、収縮機構、とても参考になりました。ありがとうございます。

まとめやで！

筋組織と収縮機構

- ☑ 筋組織＝骨格筋＋平滑筋＋心筋
- ☑ 随意筋（体性神経支配）＝骨格筋、不随意筋（自律神経支配）＝心筋＋平滑筋
- ☑ 横紋筋＝骨格筋、心筋
- ☑ 筋の収縮が起こるには、筋への刺激（アセチルコリンなど）、筋細胞の活動電位発生、カルシウムイオン、ATPが必要である。
- ☑ アクチン線維とミオシン線維の滑り込み運動により筋収縮が起こる。
- ☑ 骨格筋は体性神経支配であるが、心筋と平滑筋は自律神経とは独立して独自に興奮を起こすペースメーカー細胞が備わる。

CHAPTER 11 運動器

3 筋組織と収縮機構

参考文献

　本書では以下に挙げる文献を中心に、その他インターネット等多くの情報を参考にさせていただきました。ここに感謝の意を表します。

- 系統看護学講座 解剖生理学、第9版（2015）、坂井建雄ほか、医学書院
- ナーシンググラフィカ 人体の構造と機能①、第4版（2018）、林正健二ほか、メディカ出版
- ネッター解剖学アトラス、原著第4版（2011）、Frank H. Netter（相磯貞和訳）、南江堂
- 人体の構造と機能、第2版（2003）、佐藤昭夫ほか、医歯薬出版
- 入門組織学、第2版（2015）、牛木辰男、南江堂
- 標準組織学、第5版（2015）、藤田尚男ほか、医学書院
- ムーア人体発生学、第6版（2001）、Moore and Persaud（瀬口春道監訳）、医歯薬出版
- 標準生理学、第7版（2009）、小澤瀞司ほか、医学書院
- キャンベル生物学、原著第11版（2018）、池内昌彦ほか、丸善出版
- イラスト解剖学、第9版（2017）、松村讓兒、中外医学社
- 図解 解剖学辞典、第3版（2017）、Begründet von Heinz Feneis（山田英智監訳　石川春律ほか訳）、医学書院
- 解剖学用語、第13版（2007）、日本解剖学会監修 解剖学用語委員会編集、医学書院
- 人体の中の自然科学、第1版（2017）、川畑龍史、東京教学社
- おもしろ解剖学読本、第4版（2004）、加藤征治ほか、金芳堂
- 好きになる解剖学、第1版（2003）、竹内修二、講談社
- 系統看護学講座 生化学、第13版（2015）、三輪一智ほか、医学書院
- 病気が見えるvol.5 血液、第2版（2017）、医療情報科学研究所、メディックメディア
- 病気が見えるvol.6 免疫・膠原病・感染症、第1版（2011）、医療情報科学研究所、メディックメディア
- 病気が見えるvol.8 腎・泌尿器、第1版（2012）、医療情報科学研究所、メディックメディア
- 新 病態生理できった内科学1 循環器疾患、第2版（2009）、村川裕二、医学教育出版社
- 新 病態生理できった内科学3 腎疾患、第2版（2010）、村川裕二ほか、医学教育出版社
- 新 病態生理できった内科学5 血液疾患、第2版（2009）、村川裕二、医学教育出版社
- 新 病態生理できった内科学6 免疫・アレルギー・膠原病、第2版（2010）、村川裕二、医学教育出版社

索引

●数字・欧文

I型肺胞上皮細胞 146
II型肺胞上皮細胞 146
A/G比 103
ANP 285
ATPサイクル 23
B細胞 40
Bリンパ球 40
DNA合成期 12
DNA合成準備期 12
EPO 35
G_0期 13
G_1期 12
G_2期 12
GCS 247
GFR 215
GIP 82
Hb 156
IgA 65, 81
IgD 66
IgE 66
IgG 65
IgM 66
JCS 247
M期 12
NKT細胞 40
NK細胞 40
Po_2 137
PTH 289
Rh 50
Rh式血液型 53
Rh式血液型不適合妊娠 54

So_2 137
Sao_2 143
Spo_2 143
SRY 307
S期 12
T細胞 40
Tリンパ球 40
Willisの動脈輪 200
α-アミラーゼ 74, 81
γ-グロブリン 102

●あ

アウエルバッハ神経叢 97
悪性貧血 37
アクチン 346
アスピリン 186
アセチルCoA 22
アセチルコリン 345
アブミ骨 330
アミノ酸 76
アミノペプチダーゼ 76
アミン型ホルモン 301
アランチウス管 316
アルブミン 99, 283
アンジオテンシンII 214

●い

胃液 81
胃性分泌相 82
胃相 82
一次止血 45
一次卵胞 311

一次卵母細胞 310
遺伝子型 47
胃抑制ペプチド 82
インパルス 224

●う
ウィルヒョウのリンパ節転移 179
ウォルフ管 306
右総頸動脈 197
ウラ試験 51
ウロキナーゼ 186
運動神経 233

●え
栄養血管 118
液性免疫 58
エコノミークラス症候群 184
エステル結合 76
エネルギー 17
　――通貨 17
エリスロポエチン 35
遠位 6
遠位尿細管 207
塩酸 82
炎症の4徴候 182
遠心性神経 234
延髄 245

●お
横隔神経 126
横隔膜 125
黄色骨髄 339
黄疸 44
横紋筋 125
オキシヘモグロビン 35

オプソニン効果 65
オモテ試験 51
音波 329

●か
外頸動脈 198
外耳 330
外側 6
外側脊髄視床路 269
外側皮質脊髄路 267
外転神経（Ⅵ）232
解糖系 22
外分泌 276
解剖学的正常位 4
外膜 95, 320
海綿質 337
外リンパ 331
カイロミクロン 92
蝸牛 331
蝸牛神経 333
顎下腺 80
拡散 149
拡張期 165
　――雑音 168
獲得免疫 57
核分裂 13
角膜 320
下行性伝導路 265
ガス交換 150
ガストリン 82
滑車神経（Ⅳ）232
活動電位 226
下方 5
ガラクトース 74
顆粒球 40

カルシウム 288
　──イオン 347
カルシトニン 289
感覚神経 233
間期 12
管腔内消化 85
冠状面 7
間接型ビリルビン 42
肝臓病 286
杆体 321
間脳 244
顔面神経（Ⅶ）232

●き
キアズマ 15
器官 8
器官系 8
器官形成期 261
基質 27
基質特異性 72
基底膜 146
キヌタ骨 330
機能血管 118
機能性心雑音 169
キモトリプシン 75
吸収 87
嗅神経（Ⅰ）232
求心性神経 234
橋 245
胸管 178
胸腔 7, 115
胸神経 233
強膜 320
胸膜腔 115
強膜静脈洞 320

局所電流 228
巨赤芽球性貧血 37
近位 6
近位尿細管 207
筋原線維 345
筋細胞 345
筋線維 345
筋層 95
筋層間神経叢 97
筋組織 25

●く
組み換え 15
クモ膜 252
クモ膜下腔 253
クモ膜顆粒 256
グラーフ卵胞 311
クラススイッチ 67
グリコシド結合 73
グルコース 74
くる病 291
グレーブス病 298
クロスマッチテスト 53
グロビン 35, 157
グロブリン 99, 102

●け
頸神経 233
経皮的動脈血酸素飽和度 143
結合組織 25
血小板 45
血栓溶解薬 186
血尿 215
原基 306
原子 9

索引

原始卵胞 311
減数分裂 14
原尿 206, 218

●こ
高エネルギーリン酸化合物 19
好塩基球 40
交感神経 94, 233, 301
抗凝固薬 186
抗原提示 58
後交通動脈 200
交差 15
虹彩 320
後索-内側毛帯路 269
交差適合試験 53
好酸球 40
酵素 71
梗塞 184
抗体 102
後大脳動脈 200
好中球 40
後腹膜臓器 106
後方 5
硬膜 252
膠様組織 28
抗利尿ホルモン 284
呼吸中枢 123
個体 9
骨格筋 343
骨吸収 289
骨形成 289
骨髄 337
骨組織 29
骨粗鬆症 291
骨軟化症 291

骨迷路 331
古皮質 243
鼓膜 330
コルチ器 333
コレシストキニン 83, 84

●さ
サーファクタント 147
再吸収 211
再生不良性貧血 37
最適pH 72
最適温度 72
再分極 227
細胞 8, 27
細胞間質 26
細胞質分裂 13
細胞周期 12
細胞性免疫 58
細胞内小器官 9
細網組織 28
左総頸動脈 197
三叉神経（Ⅴ）232
三尖弁 161
　——狭窄症 172
　——閉鎖不全症 171
酸素解離曲線 137
酸素分圧 137
酸素飽和度 137

●し
視覚 329
耳下腺 80
糸球体 205, 206
糸球体嚢 206
糸球体濾過量 215

始原生殖細胞 307
自己免疫性溶血性貧血 37
支持組織 25
視床 244
視床下部 244
耳小骨 330
矢状面 6
視神経（Ⅱ）232
視神経乳頭 321
自然免疫 57
室間孔 255
死の三徴候 246
ジペプチド 75
脂肪組織 29
弱毒生ワクチン 59
縦隔胸膜 113
集合管 207
収縮期 165
　──雑音 168, 170
終動脈 192
主細胞 82
主試験 53
受動輸送 225
受容体 300
シュレム管 320
条件反射 81
上行性伝導路 265
上行性網様体賦活系 245
上行大動脈 162
小脳 246
上皮組織 25
上方 5
漿膜 104
静脈角 177, 179
静脈管 316

静脈血 155
植物状態 250
ショ糖 74
自律神経 94, 233
シルビウス水道 255
腎盂 208
心外膜 160
心筋 343
心筋層 160
神経筋接合部 345
神経溝 258
神経叢 233
神経組織 25
心室中隔欠損症 171
滲出性 132
腎小体 206
腎性貧血 37
腎臓病 286
腎単位 207
心内膜 160
心拍数 165
新皮質 243
深部 6
心房性ナトリウム利尿ペプチド 285
親和性成熟 67

●す
随意筋 343
膵液 83
髄腔 337
水晶体 320
錐体 321
錐体外路 266
錐体路 266
水平面 7

索引

髄膜 252
スクラーゼ 74, 91
スクロース 74
ステロイドホルモン 301
滑り込み 347

●せ
精子 14
静止電位 224
精巣上体 279
精祖細胞 308
正のフィードバック 294, 296
赤色骨髄 339
脊髄 230
脊髄神経 232
脊柱管 7
セクレチン 82, 84
舌咽神経（IX）232
舌下神経（XII）232
舌下腺 80
赤血球 34, 42
全か無かの法則 227
前交通動脈 200
仙骨神経 233
前脊髄視床路 269
前大脳動脈 200
前庭 331
先天性心疾患 169
蠕動運動 96
前皮質脊髄路 267
浅部 6
前方 5
線溶系 186

●そ
臓器 8
造血幹細胞 338
臓側胸膜 113
臓側腹膜 105
僧帽弁 161
　　──狭窄症 172
　　──閉鎖不全症 171
側脳室 254
組織 8
疎性結合組織 27
ソマトスタチン 82

●た
体細胞分裂 12
第三脳室 254
代謝 20
代謝性アシドーシス 221
大十二指腸乳頭 83
体性神経 233
大唾液腺 80
大動脈 162
大動脈弁 161
　　──狭窄症 170
　　──閉鎖不全症 172
大脳 243
大脳辺縁系 244
大網 108
第四脳室 254
唾液 80
脱分極 226
単球 40
胆汁 83
タンパク尿 215

●ち

緻密質 337
チャネル 219, 225
中耳 330
中心窩 322
中枢神経 230
中大脳動脈 200
中脳 245
中脳水道 255
腸液 85
聴覚 329
聴覚中枢 333
腸肝循環 44
腸間膜 107
腸性分泌相 82
腸相 82
直接型ビリルビン 43
チン小帯 320

●つ

対合 14
椎骨動脈 198
ツチ骨 330

●て

低アルブミン血症 101
デオキシヘモグロビン 35
鉄 35
　——原子 157
鉄欠乏性貧血 36
電子伝達系 22
電磁波 329
デンプン 73

●と

頭蓋腔 7
導管 275
動眼神経（Ⅲ）232
等尺性収縮 340
頭性分泌相 81
頭相 81
等張性収縮 340, 342
動脈管開存症 171
動脈血 155
トキソイド 59
トランスフェリン 102
トリアシルグリセロール 76
トリグリセリド 76
トリプシン 75
トリペプチド 75
トロポニン 347
トロポミオシン 347
トロンビン 103

●な

内因子 82
内頸動脈 198
内耳 330
内耳神経（Ⅷ）232, 333
内臓求心性神経 234, 239
内分泌 276
内分泌腺 280
内リンパ 331
ナチュラルキラー細胞 40
軟骨組織 29
軟膜 252

●に

二次卵胞 311

索引

二次卵母細胞 310
乳化 77
乳糖 74
　　——不耐症 286
乳び槽 178
尿管 208
尿細管周囲毛細血管 205

●ね
ネフローゼ症候群 215
ネフロン 207
粘液 82
粘膜 95
粘膜下神経叢 96

●の
脳 230
脳回 259
脳幹 123, 245
脳幹網様体 245
脳溝 259
脳死 246
脳神経 232
脳脊髄液 253
脳底動脈 200
能動輸送 225
脳胞 259

●は
肺胸膜 113
肺静脈 162
背側腔 7
肺塞栓症 183
肺動脈 162
　　——血栓塞栓症 184

肺動脈弁 161
　　——狭窄症 170
　　——閉鎖不全症 172
肺胞腔 115, 146
肺胞上皮 146
廃用症候群 341
排卵 296, 311
バセドウ病 298
バソプレシン 284
パラソルモン 289
パルスオキシメータ 143
半規管 331

●ひ
尾骨神経 233
皮質延髄路 267
皮質核路 267
皮質脊髄路 268
ビタミンB_{12} 35
ビタミンD 290
非抱合型ビリルビン 42
表現型 47
標準酸素解離曲線 138
ビリルビン 42
貧血 36

●ふ
ファーター乳頭 83
フィブリン 103
フィブリノーゲン 99, 103
不応期 228
不活化ワクチン 59
腹腔 7
副交感神経 94, 233, 301
副細胞 82

副試験 53
副神経（XI）232
腹水 101
腹側腔 7
腹膜腔 106
浮腫 101
不随意筋 343
付属生殖腺 278
プチアリン 81
物質の血中濃度による調節機構 294, 297
ブドウ膜 320
負のフィードバック 294, 295
プラスミン 186
振り子運動 96
フルクトース 74
分極 226
吻合 192
分子 9
分節運動 96
分泌 211
分娩 296
分裂期 12
分裂準備期 12

●へ
平滑筋 343
壁細胞 82
壁側胸膜 113
壁側腹膜 105
ペプシノゲン 82
ペプシン 75
ペプチドホルモン 301
ヘム 35, 156
ヘモグロビン 35, 156

弁膜症 169
ヘンレのループ 207

●ほ
抱合型ビリルビン 43
ボーマン嚢 206
ボタロー管 317
ポリペプチド 75
ホルモン 276
ポンプ 219, 225

●ま
マイスネル神経叢 96
膜消化 74, 85
膜迷路 331
マクロファージ 40
マジャンディ孔 255
末梢神経 230
マルターゼ 74
マルトース 74, 90
マルピーギ小体 206

●み
ミオシン 346
ミセル 78
密性結合組織 28
脈絡叢 254
脈絡膜 320
ミュラー管 306

●む
無害性心雑音 169
無条件反射 81
無髄神経 229
ムチン 81

●め

迷走神経（X）232
メモリー細胞 59
免疫 56
免疫グロブリン 64

●も

盲点 321
網膜 320
網様体 245
毛様体 320
門脈 192
モンロー孔 255

●ゆ

有糸分裂 13
有髄神経 229
優性の法則 48
有毛細胞 331
輸出細動脈 205
輸入細動脈 205

●よ

葉酸 35
腰神経 233
腰椎穿刺 256

●ら

ラクターゼ 74, 91
ラクトース 74
ラセン器 333

卵円孔 317
卵子 14
卵祖細胞 308
卵胞 309
卵母細胞 309

●り

リゾチーム 81
リパーゼ 77
両眼視差 326
両方向伝導 228
リンパ管 175
リンパ球 40
リンパ節 175

●る

ルシュカ孔 255

●れ

レニン 214, 286
連続性雑音 168

●ろ

漏出性 132
濾過 210
ロングフライト症候群 184

●わ

ワーファリン 186
ワルトンのゼリー 29

●著者紹介

川畑 龍史（かわばた りゅうじ）　名古屋文理大学短期大学部食物栄養学科 教授
愛知学院大学健康科学部心身科学研究所 特任研究員

1978年　京都生まれ
2007年　大阪大学大学院医学系研究科博士課程修了 博士（医学）
　　　　国立長寿医療センター（研究所）博士研究員、専門学校大阪医専教員を経て、現職
　　　　宝塚シニアカレッジ、看護師国家試験予備校さわ研究所にて講師の経験あり
専門：解剖生理学、生化学、病理学、病態生理学
著書：『なんでやねん！根拠がわかる解剖学・生理学 要点50』（メディカ出版）、『ほんまかいな！根拠がわかる解剖学・生理学 要点39』（メディカ出版）、『人体の中の自然科学』（東京教学社）、『イラスト解剖生理学実験』（東京教学社）、『生体物質事典』（ソシム）、『人体MAPS』（コカネット連載）
趣味：食べ歩き（京都、大阪、神戸、名古屋を中心に）、料理

濱路 政嗣（はまじ まさつぐ）　京都大学医学研究科呼吸器外科学 講師

2001年　京都大学医学部卒業
2008年まで　日本国内（京都・静岡・滋賀・岐阜）で一般外科・心臓血管外科・呼吸器外科のトレーニングを受ける
2009〜2012年　メイヨークリニックの一般胸部外科・ハーバード大学附属ブリガムアンドウィメンズ病院の胸部外科に3年間臨床留学し、この間約850の手術症例を経験（臨床フェローとして勤務）
2016年　京都大学医学研究科呼吸器外科学 助教
2019年より　現職
　　　　進学塾鉄緑会大阪校英語科主任、大阪医専非常勤講師の経験あり
専門医：外科専門医、呼吸器外科専門医、博士（医学）
　　　　日米の研修医・専攻医の指導経験あり

twitter
https://twitter.com/vMnfkjiJhQHhofx
YouTube channel
https://www.youtube.com/@lungcancerandthymomachanne6835

なんでやねん！ 根拠がわかる
解剖学・生理学 要点 50

2018年10月1日発行　第1版第1刷©
2023年5月20日発行　第1版第4刷

著　者　川畑 龍史／濱路 政嗣

発行者　長谷川 翔

発行所　株式会社メディカ出版
　　　　〒532-8588
　　　　大阪市淀川区宮原 3－4－30
　　　　ニッセイ新大阪ビル16F
　　　　https://www.medica.co.jp/

編集担当　石上純子
装幀・イラスト　WATANABE Illustrations
印刷・製本　株式会社シナノ パブリッシング プレス

本書の複製権・翻訳権・翻案権・上映権・譲渡権・公衆送信権
（送信可能化権を含む）は、（株）メディカ出版が保有します。

ISBN978-4-8404-6573-1　　Printed and bound in Japan

当社出版物に関する各種お問い合わせ先（受付時間：平日9：00〜17：00）
●編集内容については、編集局 06-6398-5048
●ご注文・不良品（乱丁・落丁）については、お客様センター 0120-276-115